U0297232

编著◎吴少祯

中医四大经典
白|话|解|口|袋|本

黄帝内经素问
白话解（下册）

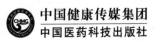

中国健康传媒集团

中国医药科技出版社

图书在版编目（CIP）数据

黄帝内经素问白话解/吴少祯编著.—北京：中国医药科技出版社，2021.6

（中医四大经典白话解口袋本）

ISBN 978 - 7 - 5214 - 2378 - 5

Ⅰ.①黄… Ⅱ.①吴… Ⅲ.①《素问》- 译文 Ⅳ.①R221.1

中国版本图书馆 CIP 数据核字（2021）第 054864 号

美术编辑 陈君杞

版式设计 友全图文

出版 **中国健康传媒集团** | 中国医药科技出版社

地址 北京市海淀区文慧园北路甲 22 号

邮编 100082

电话 发行：010 - 62227427 邮购：010 - 62236938

网址 www.cmstp.com

规格 880×1230mm $\frac{1}{64}$

印张 14 $\frac{7}{8}$

字数 431 千字

版次 2021 年 6 月第 1 版

印次 2021 年 6 月第 1 次印刷

印刷 三河市百盛印装有限公司

经销 全国各地新华书店

书号 ISBN 978 - 7 - 5214 - 2378 - 5

定价 45.00 元（上、下册）

获取新书信息、投稿、为图书纠错，请扫码联系我们。

内容提要

　　《黄帝内经》是我国现存医学文献中最早的一部典籍，由《素问》《灵枢》两部分组成，总计162篇，较全面地论述了中医学的基本理论、理论原则和学术思想，构建了中医学理论体系的框架，为中医学的发展奠定了基础。本书参考诸家注本，对《黄帝内经素问》进行白话解。全书共81篇，主要包括原文和白话解两部分，其中白话解通俗易懂，在词义、句式、词序上与经文相互对应，揭示了《黄帝内经素问》原文的奥旨，并以口袋书的方式呈现，便于携带。本书语言简洁明了，内容丰富实用，适合中医药院校学生、中医药从业者及广大中医药爱好者阅读。

前言

　　《黄帝内经》与《伤寒论》《金匮要略》《温病条辨》并称为中国传统医学四大经典著作。《黄帝内经》在以黄帝、岐伯、雷公的对话阐述病机病理的同时，主张不治已病治未病，同时主张养生、摄生、益寿、延年。书名虽冠名黄帝，以黄帝与其臣子问答的形式为体裁，但其作者并不是黄帝，而是古代医家假托轩辕黄帝之名联合所作，是数百年间众多医家经验、理论观点的总结和汇总。

　　《黄帝内经》的成书年代虽然观点不一，但至少初步形成于黄帝时代，最晚成书于西汉中晚期（公元前 91 年至前 32 年）。

　　《黄帝内经》分为《素问》与《灵枢》两部分。《素问》侧重于基本理论与原则，《灵枢》侧重于针灸、经络等。《素问》原为 9 卷，但其古书早已亡佚。后经唐代王冰订补，改编为 24 卷，计 81 篇，定名为《黄帝内经素问》。其后，又经宋代林亿校正，孙兆改误，称《重广补注黄帝内经素问》。

《黄帝内经素问》系统地反映了秦汉以前的医学成就，构建了中医理论体系的基本框架，以人与自然统一观、阴阳学说、五行学说、脏腑经络学说为主线，包含了从阴阳五行、藏象、诊法到治疗、养生等中医学内容的各个方面，集医理、医论、医方于一体，成为中医学发展的基石。

　　《黄帝内经素问》作为中医四大经典之一，几千年来在中医界有着崇高的地位，这是后世所有医书所不能取代的。该书问世以来，倍受历代医家重视，也是现今中医学者必读经典著作之一。但由于其成书较早，文字古奥，语句艰涩，极难使中医初学者理解掌握。为使现代读者更好地学习、理解此书，编者对《黄帝内经素问》进行了白话解析。编者参考多种版本，对原书进行了深入浅出的释义，在词义、句式、词序上与经文相互对应，力求使文句更加通俗易懂，更能准确地反映原旨。此外，本书开本小，便于携带，可供读者随时查阅、学习。

　　由于编者水平有限，疏漏之处在所难免，欢迎广大读者提出宝贵意见，以便今后修订改进。

编者

2021 年 3 月

目　录

目 录

目 录

经络论篇第五十七

[原文] 黄帝问曰：夫络脉之见也，其五色各异，青黄赤白黑不同，其故何也？

岐伯对曰：经有常色而络无常变也。

帝曰：经之常色何如？

岐伯曰：心赤，肺白，肝青，脾黄，肾黑，皆亦应其经脉之色也。

帝曰：络之阴阳，亦应其经乎？

岐伯曰：阴络之色应其经，阳络之色变无常，随四时而行也。寒多则凝泣，凝泣则青黑，热多则淖泽，淖泽则黄赤，此皆常色，谓之无病。五色具见者，谓之寒热。

帝曰：善。

[白话解] 黄帝问道：人体的络脉显露在外面，五色各不相同，有青色的、黄色的、赤色的、白色的、黑色的，这是为什么呢？

岐伯回答：经脉的颜色是固定不变的，而络脉

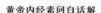

的颜色是不固定的。

黄帝说：经脉固定的颜色是怎样的呢？

岐伯说：心主赤色，肺主白色，肝主青色，脾主黄色，肾主黑色，经脉与脏腑相通。所以，经脉的颜色与内脏的主色是相对应的。

黄帝说：阴络与阳络，也与其经脉的主色相应吗？

岐伯说：阴络的颜色与其经脉相应，阳络的颜色则变化无常，它是随着四时的变化而变化的。寒气多则使体内的气血运行迟滞，因而络脉多出现青黑之色；热气多则使体内气血运行滑利加速，因而络脉多出现黄赤的颜色，这些颜色的变化都是正常的，是没有疾病的表现。如果人体络脉上五种颜色全部显露，这是过寒或过热所引起的变化，是疾病的表现。

黄帝说：很好！

气穴论篇第五十八

[**原文**] 黄帝问曰：余闻气穴三百六十五以应一岁，未知其所，愿卒闻之。

岐伯稽首再拜对曰：窘乎哉问也！其非圣帝，孰能穷其道焉，因请溢意尽言其处。

帝捧手逡巡而却曰：夫子之开余道也，目未见其处，耳未闻其数，而目以明，耳以聪矣。

岐伯曰：此所谓圣人易语，良马易御也。

帝曰：余非圣人之易语也，世言真数开人意，今余所访问者真数，发蒙解惑，未足以论也。然余愿闻夫子溢志尽言其处，令解其意，请藏之金匮，不敢复出。

岐伯再拜而起曰：臣请言之，背与心相控而痛，所治天突与十椎及上纪，上纪者胃脘也，下纪者关元也。背胸邪系阴阳左右，如此其病前后痛涩，胸胁痛而不得息，不得卧，上气短气偏痛，脉满起斜出尻脉，络胸胁支心贯膈，上肩加天突，斜下肩交

十椎下。脏俞五十穴，腑俞七十二穴，热俞五十九
穴，水俞五十七穴，头上五行行五，五五二十五穴，
中䯏两傍各五，凡十穴，大椎上两傍各一，凡二穴，
目瞳子浮白二穴，两髀厌分中二穴，犊鼻二穴，耳
中多所闻二穴，眉本二穴，完骨二穴，顶中央一穴，
枕骨二穴，上关二穴，大迎二穴，下关二穴，天柱
二穴，巨虚上下廉四穴，曲牙二穴，天突一穴，天
府二穴，天牖二穴，扶突二穴，天窗二穴，肩解二
穴，关元一穴，委阳二穴，肩贞二穴，喑门一穴，
脐一穴，胸俞十二穴，背俞二穴，膺俞十二穴，分
肉二穴，踝上横二穴，阴阳跷四穴，水俞在诸分，
热俞在气穴，寒热俞在两骸厌中二穴，大禁二十五，
在天府下五寸，凡三百六十五穴，针之所由行也。

[白话解] 黄帝问道：我听说人体上的气穴有
三百六十五个，与一年三百六十五天是相对应的，
但是不知道这些气穴所在的位置，我想听您详尽地
讲解一下。

岐伯叩头再拜回答：这个问题真的很让我为难
呀。如果不是圣帝，谁肯深入地研究这些深奥的道

理呢？因此，我将详尽地将这些气穴的部位都一一讲出来。

黄帝拱手谦逊退让地说：先生对我讲的道理，使我很受启发，虽然我还没有看到您要讲的事物，也没有听到您要讲的道理，但是已经使我耳聪目明，心领神会了。

岐伯说：这大概就是所谓的"圣人易语，良马易御"啊！

黄帝说道：我并不是容易接受意见和理解事物的圣人，世人说气穴的内容可以开阔人的思维，现在我所询问的是气穴的内容，主要是启发我的蒙昧和解除我的疑惑，还谈不上探讨什么深奥的道理。不过我希望能听先生详尽地将气穴的部位全都讲出来，使我能了解其中的意义，我一定把所学的知识收藏在金匮里，绝不轻易地展示给别人。

岐伯再拜后起来说：我现在就谈一谈吧。背部与心胸部互相牵引而疼痛，其治疗方法应取天突穴和第十椎下的中枢穴，以及上纪和下纪。上纪就是胃脘部的中脘穴，下纪就是关元穴。是因为背部在后为阳，心胸部在前为阴，胸背部的经脉斜系着连系阴阳左右，因此发病时可以出现前胸和背部相互牵引作痛而感到闭塞，胸胁部疼痛而不敢呼吸，不能平卧，呼吸急促，气上逆喘息，或偏于一侧疼痛等症状。如果经脉的邪气盛满则溢于络脉，这些络脉从尾骶部开始斜出，再连络到胸胁部，其分支入心而贯穿横膈，并上肩而到达天突，再斜下行过肩交会于背部第十椎之下，所以取此处穴位进行治疗。

五脏各有井、荥、输、经、合五个穴位，五五二十五个穴位，左右两侧共有五十个穴位；六腑各有井、荥、输、经、合、原六个穴位，六六三十六个穴位，左右两侧共有七十二个穴位；治疗热病的有五十九个穴位；治疗各种水病的有五十七个穴位。在头部有五行，每一行有五个穴位，五五二十五个穴位。五脏在背部脊椎两旁各有一个穴位，共十个穴位。大椎上面两旁各有一个穴位，共两个穴位。瞳子髎、浮白左右共四穴。两侧髀厌中有环跳穴二个穴位；頄鼻左右两个穴位；听宫左右两个穴位；眉根部攒竹左右两个穴位；完骨左右两个穴位；项部中央有风府一个穴位；枕骨处窍阴左右两个穴位；上关左右两个穴位；大迎左右两个穴位；下关左右两个穴位；天柱左右两个穴位；上巨虚、下巨虚左右共四个穴位；颊车左右两个穴位；天突一个穴位；天府左右两个穴位；天牖左右两个穴位；扶突左右两个穴位；天窗左右两个穴位；肩井左右两个穴位；关元一个穴位；委阳左右两个穴位；肩贞左右两个穴位；喑门一个穴位；肚脐中央神阙一个穴位；胸部有俞府、彧中、神藏、灵墟、神封、步廊六穴，左右共十二个穴位；背部有膈俞左右两个穴位；胸两旁的膺部有云门、中府、周荣、胸乡、天溪、食窦六个穴位，左右共十二个穴位；足外踝上有分肉左右二个穴位；交信、跗阳左右共四个穴位；照海、申脉左右共四个穴位。治疗各种水病的五十七个穴位，都在每条经脉的肌肉之间；治疗热病的五十九个穴位，都在每条经脉的经气汇聚之处；治疗寒热的腧穴，在左右两侧骸厌中有二个穴位。大禁之穴是天府下五寸处的五里穴。以上所说的三百六十五个穴位，都是针刺所用的穴位。

[原文] 帝曰：余已知气穴之处，游针之居，愿闻孙络溪谷，亦有所应乎？

岐伯曰：孙络三百六十五穴会，亦以应一岁，以溢奇邪，以通荣卫，荣卫稽留，卫散荣溢，气竭血著，外为发热，内为少气，疾泻无怠，以通荣卫，见而泻之，无问所会。

帝曰：善。愿闻溪谷之会也。

岐伯曰：肉之大会为谷，肉之小会为溪，肉分之间，溪谷之会。以行荣卫，以会大气。邪溢气壅，脉热肉败，荣卫不行，必将为脓，内销骨髓，外破大䐃，留于节凑，必将为败。积寒留舍，荣卫不居，卷肉缩筋，肋肘不得伸，内为骨痹，外为不仁，命曰不足，大寒留于溪谷也。溪谷三百六十五穴会，亦应一岁。其小痹淫溢，循脉往来，微针所及，与法相同。

帝乃辟左右而起，再拜曰：今日发蒙解惑，藏之金匮，不敢复出。乃藏之金兰之室，署曰气穴所在。

岐伯曰：孙络之脉别经者，其血盛而当泻者，亦三百六十五脉，并注于络，传注十二络脉，非独十四络脉也，内解泻于中者十脉。

[**白话解**] 黄帝说：我已经知道气穴的部位和用针的道理，我还想听听孙络与溪谷的情况，它们是不是也与什么相对应呢？

岐伯说：孙络与三百六十五个穴位相会合，同样与一年中的三百六十五天相对应。若邪气客于孙络，溢注于络脉而不入于经就会产生奇病，孙络向外联通皮毛，向内联通经脉，从而通行营卫，如果邪气客于孙络则会使营血、卫气停留而不通，使卫气消散于体外而虚损，使营血满溢于体内而停留于局部，出现既有发热，又有气虚的症状，因此治疗时应迅速针刺泻除邪气，不要迟疑延误，要使营血和卫气通达畅行。凡是见到有营血卫气停留于局部的情况就要泻除邪气，不必受是否穴位的限制。

黄帝说：很好。我想再听听溪骨的会合是怎样的。

岐伯说：人体较大肌肉的会合之处叫"谷"，较小肌肉的会合之处叫"溪"。肌肉之间，也就是

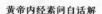

溪谷会合的部位，能够通行营血和卫气，会合宗气。如果邪气溢满，使人体正气壅滞，则会引起血脉发热，肌肉腐烂败坏，而营血卫气不能畅行，最终必将郁热腐败成为脓肿，向内深入则使骨髓败坏，向外蔓延则可以使大的肌肉腐溃。如果邪气留连于关节肌腠，必将使筋骨败坏形成严重病变。如果寒邪侵入人体，积留而不去，则营血和卫气不能正常运行，从而导致筋脉肌肉蜷缩，使四肢不得伸展，在体内则发生骨痹，在体表则引起肌肤麻木不仁，这是由于阳气虚损不足，寒气停留在溪谷所造成的病证。溪谷与三百六十五个穴位相会合，与一年的三百六十五天相对应。如果是邪气在皮毛孙络的"小痹"，则邪气沿着脉往来不定，可以用微针治疗，方法与刺孙络是一样的。

黄帝于是遣退左右的人，起身再拜说道：今天承蒙先生开导启发，解除了我的疑惑，应把这些内容收藏在金匮之中，而不轻易拿出来让别人看。并将金匮藏在金兰之室，题名叫作"气穴所在"。

岐伯说：孙络之脉是属于经脉分出来的别支，

如果孙络血盛满而应当用泻法，孙脉也有三百六十五脉，但都能回流于络脉之中，络脉再传注于十二脉络，那就不是单独十四络脉的范围了，若邪犯之从内解泻时，可取五脏之经，左右共十脉泻之。

气府论篇第五十九

[原文] 足太阳脉气所发者七十八穴：两眉头各一，入发至项三寸半，傍五，相去三寸，其浮气在皮中者凡五行，行五，五五二十五，项中大筋两傍各一，风府两傍各一，侠脊以下至尻尾二十一节十五间各一，五脏之俞各五，六腑之俞各六，委中以下至足小指傍各六俞。

足少阳脉气所发者六十二穴：两角上各二，直目上发际内各五，耳前角上各一，耳前角下各一，锐发下各一，客主人各一，耳后陷中各一，下关各一，耳下牙车之后各一，缺盆各一，掖下三寸，胁下至胠，八间各一，髀枢中，傍各一，膝以下至足小指次指各六俞。

足阳明脉气所发者六十八穴：额颅发际旁各三，面鼽骨空各一，大迎之骨空各一，人迎各一，缺盆外骨空各一，膺中骨间各一，侠鸠尾之外，当乳下三寸，侠胃脘各五，侠脐广三寸各三，下脐二寸侠之各三，气街动脉各一，伏兔上各一，三里以下至足中指各八俞，分之所在穴空。

手太阳脉气所发者三十六穴：目内眦各一，目外各一，颧骨下各一，耳郭上各一，耳中各一，巨骨穴各一，曲掖上骨穴各一，柱骨上陷者各一，上天窗四寸各一，肩解各一，肩解下三寸各一，肘以下至手小指本各六俞。

手阳明脉气所发者二十二穴：鼻空外廉项上各二，大迎骨空各一，柱骨之会各一，髃骨之会各一，肘以下至手大指次指本各六俞。

手少阳脉气所发者三十二穴：颧骨下各一，眉后各一，角上各一，下完骨后各一，项中足太阳之前各一，侠扶突各一，肩贞各一，肩贞下三寸分间各一，肘以下至手小指次指本各六俞。

[白话解] 足太阳膀胱经脉之气所通达灌注的有七十八个穴位：两眉头陷中的攒竹穴左右各有一个，从眉头直上入发际，当发际正中至前顶穴，其中有神庭穴、上星穴、囟会穴，共长三寸半，前顶穴居中央一行，两旁各有两行，连中央一行共有五

行，中央一行到外行的距离为三寸。太阳经脉之气
上浮于头部皮肤中，运行在头皮中的有五行，每行
有五个穴位，五五共二十五个穴位；下行至项中的
大筋两傍为天柱穴，左右各有一个穴位；风府穴两
旁各有一穴，即风池穴；夹脊自上而下至骶尾骨有
二十一节，其中十五个脊椎间两旁约一寸半处左右
各有一个穴位，肺俞、心俞、肝俞、脾俞、肾俞谓
之五脏俞，左右各有一个穴位，胃俞、三焦俞、胆
俞、大肠俞、小肠俞、膀胱俞谓之六腑俞，左右各
有一穴；从委中以下至足小趾旁，左右各有井、荥、
输、原、经、合六个穴位。

　　足少阳胆经脉之气所通达灌注的有六十二个穴
位：头角上左右各有一个穴位；两目瞳孔直上的发
际之内，左右各有五个穴位；两耳前角上左右各有
一个穴位；鬓发下左右各有一个穴位；上关穴左右
各有一个穴位；两耳后的陷凹中，左右各有一个穴位；
下关左右各有一个穴位；颊车穴左右各有一个穴位；
缺盆穴左右各有一个穴位；腋下三寸，左右各有三
个穴位，即渊腋穴、辄筋穴、天池穴；从胁下至季

肋，肋间左右各有一个穴位，即日月穴、章门穴、带脉穴、五枢穴、维道穴、居髎穴；髀枢中左右各一个穴位；膝以下至足第四趾的小趾侧各有井、荥、输、原、经、合六个穴位。

　　足阳明胃经脉之气所通达灌注的有六十八个穴位：额颅发际旁，左右各有三个穴位；颧骨下骨空中间，左右各有一个穴位；大迎穴在下颌角前之骨空陷中，左右各有一个穴位；在喉结旁的人迎穴，左右各有一个穴位；缺盆外的骨空陷中，左右各有一个穴位；胸膺中的骨空间陷中，左右各有一个穴位；夹在鸠尾穴之外，正在乳房下三寸，夹着胃脘部左右各有五个穴位；夹着脐部，横开二寸左右各有三个穴位；脐下二寸，左右各有三个穴位；气街穴在动脉跳动处，左右各有一个穴位；在伏兔穴上左右各有一个穴位；足三里以下到足中趾间，左右各有八个穴位，这些穴位都分布在骨空之中。

　　手太阳小肠经脉之气所通达灌注的有三十六个穴位：眼睛内角，左右各有一个穴位；眼睛外角，左右各有一个穴位；颧骨下左右各有一个穴位；耳

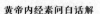

郭上左右各有一个穴位；耳中听宫穴，左右各有一个；巨骨穴左右各一个；曲腋上左右各有一个穴位；柱骨上陷中左右各有一个穴位；天窗穴之上四寸有窍阴穴，左右各一个；肩解部左右各有一个穴位；肩解部之下三寸处，左右各有一个穴位；肘部以下至小指端的爪甲根部各有井、荥、输、原、经、合六个穴位。

手阳明大肠经脉之气所通达灌注的有二十二个穴位：鼻孔的外侧，左右各有一个穴位；项部左右各有一个穴位；大迎穴在下颌骨空间中，左右各有一个；颈与肩相会处，左右各有一个穴位；肩髃穴左右各有一个；从肘部以下至手大指侧的二指间，左右各有井、荥、俞、原、经、合六个穴位。

手少阳三焦经脉之气所通达灌注的有三十二个穴位：颧骨下面，左右各有一个穴位；眉后左右各有一个穴位；耳前角上左右各有一个穴位；耳后完骨后下方，左右各有一个穴位；项部足太阳经之前，左右各有一个穴位；夹在扶突旁，左右各有一个穴位；肩贞穴左右各有一个；在肩贞穴之下三寸，在分肉之间，左右各有一个穴位；自肘部以下至手无名指之端爪甲根部各有井、荥、输、原、经、合六个穴位。

[原文] 督脉气所发者二十八穴：项中央二，发际后中八，面中三，大椎以下至尻尾及傍十五穴，至骶下凡二十一节，脊椎法也。

任脉之气所发者二十八穴：喉中央二，膺中骨陷中各一，鸠尾下三寸，胃脘五寸，胃脘以下至横骨六寸半一。腹脉法也。下阴别一，目下各一，下唇一，龂交一。

冲脉气所发者二十二穴：侠鸠尾外各半寸至脐寸一，侠脐下傍各五分至横骨寸一，腹脉法也。

足少阴舌下，厥阴毛中急脉各一，手少阴各一，阴阳跷各一，手足诸鱼际脉气所发者，凡三百六十五穴也。

[白话解] 督脉之经气所通达灌注的有二十八个穴位；项中央有二个穴位；从前发际到后发际，中行有八个穴位；面部的中央，从鼻至唇有三个穴

461

位；自大椎以下至尾骨旁共有十五个穴位。自大椎至骶骨共二十一节，这是计算脊椎骨来确定穴位的方法。

任脉之经气所通达灌注的有二十八个穴位：喉部中央有两个穴位；胸骨陷中有六个穴位；从鸠尾下三寸间有三个穴位；从中脘穴至脐中长五寸，其中有五个穴位；脐中至横骨毛际是六寸半，这之中有六个穴位。任脉在腹部共计十四个穴位。这是腹部取穴的方法。前后阴之间有会阴穴；两目之下左右各有一个穴位；下唇下有一个穴位；上齿缝有一个穴位。

冲脉之经气所通达灌注的有二十二个穴位：夹着鸠尾两侧旁开五分向下到脐一寸，左右各有六个穴位，左右共十二穴；夹脐旁开五分向下至横骨，左右各有五个穴位，共十六。每寸一个穴位，这是腹脉取穴的方法。

足少阴肾经脉之气所通达灌注的穴位：在舌下有两个穴位；足厥阴经脉之气所通达灌注的穴位：

在毛际中，左右各有一个穴位；手少阴在腕后，左右各有一个穴位；阴跷、阳跷，左右有一个穴位；四肢手足掌两旁的肌肉丰满隆起之处，都是经脉之气所通达灌注的部位。

以上共计三百六十五个穴位。

骨空论篇第六十

[原文] 黄帝问曰：余闻风者百病之始也，以针治之奈何？

岐伯对曰：风从外入，令人振寒，汗出头痛，身重恶寒，治在风府，调其阴阳，不足则补，有余则泻。大风颈项痛，刺风府，风府在上椎。大风汗出，灸谚语，谚语在背下侠脊傍三寸所，厌之令病者呼谚语，谚语应手。从风憎风，刺眉头。失枕在肩上横骨间，折使揄臂齐肘正，灸脊中。肭络季胁引少腹而痛胀，刺谚语。腰痛不可以转摇，急引阴卵，刺八髎与痛上，八髎在腰尻分间。鼠瘘寒热，还刺寒府，寒府在附膝外解营。取膝上外者使之拜，取足心者使之跪。

[白话解] 黄帝问道：我听说风邪是多种病的开始，怎样用针法来治疗呢？

岐伯回答：风邪从外面侵入人体，让人感到寒战，出汗并且头痛，身体沉重，恶寒，应该针刺风

464

府穴进行治疗，以调和阴阳。正气不足的虚证用补法，邪气有余的实证用泻法。如果感受严重的风邪，出现了颈项疼痛的症状，亦应针刺风府穴，风府穴在颈椎的第一椎上面。如果感受严重的风邪而汗出，应灸谚语穴，谚语穴在胸椎第六椎旁边三寸处，用手指按压这个穴位会使病人感到疼痛发出谚语的声音，按压谚语的手指会有跳动感。怕见风的人，针刺其眉头的攒竹穴。不能着枕的疾患，应取肩上横骨间的穴位治疗。若脊背折痛，不能伸舒，可摇其手臂，灸下垂齐肘尖的脊中以治之。眇络季胁引起的腹部疼痛胀气，应针刺谚语穴。腰痛不能扭转摇动，下引睾丸，要针刺八髎穴和疼痛的地方，八髎穴在腰尻骨间的孔隙中。鼠瘘病寒热往来，应针刺寒府穴，寒府穴在膝盖外侧骨缝中。取膝盖上外侧的孔穴时要使病人身体弯曲呈揖拜的样子，取足心涌泉穴时要使病人取跪的体位。

[原文] 任脉者，起于中极之下，以上毛际，循腹里上关元，至咽喉，上颐循面入目。冲脉者，起于气街，并少阴之经，侠脐上行，至胸中而散。

任脉为病,男子内结七疝,女子带下瘕聚。冲脉为病,逆气里急。督脉为病,脊强反折。督脉者,起于少腹以下骨中央,女子入系廷孔,其孔,溺孔之端也,其络循阴器合篡间,绕篡后,别绕臀,至少阴与巨阳中络者,合少阴上股内后廉,贯脊属肾,与太阳起于目内眦,上额交颠上,入络脑,还出别下项,循肩髆内,侠脊抵腰中,入循脊络肾;其男子循茎下至篡,与女子等;其少腹直上者,贯脐中央,上贯心入喉,上颐环唇,上系两目之下中央。此生病,从少腹上冲心而痛,不得前后,为冲疝。其女子不孕,癃痔遗溺嗌干。督脉生病治督脉,治在骨上,甚者在脐下营。

[**白话解**] 任脉起于中极穴之下,上至毛际,再循腹部经关元穴到咽喉,上颐面部到眼部。冲脉起于气街穴,和少阴肾经相并,侠脐左右上行,到胸部散开。任脉发生病变,男性腹内会结为各种疝病,女性为带下结块积聚。冲脉发生病变,就会气逆上冲,腹痛。督脉发生病变,脊柱会变得僵硬反折。督脉起于少腹下横骨的中央,女性内系廷孔,

廷孔就是尿道的外口。在这分出一只别络，循着阴户会合于会阴部，绕行于肛门外侧，再分支别行绕臀部到少阴，和太阳经中的络相合。少阴经从股内后廉而上，穿过脊柱连属于肾脏，又一别络与太阳经起于目内眦，上行至额交于颠顶，内入联络于脑，复还出循项下至肩髆内，挟脊抵腰中，入内循膂络到肾为止。男性督脉循阴茎下至会阴，这与女性相同。不同在于，此后它从少腹直上，穿过脐中央，再向上贯心入喉，上行至颐，环绕口唇，再上行系于两目之下中央。督脉发生病变，表现为气从少腹上冲至心而疼痛，无法大小便，这就是冲疝。发生在女性身上则会形成不孕、小便不利或遗尿、嗌干等症。督脉有病主要从督脉进行治疗，也可在横骨上的曲骨穴进行治疗；病情严重的，可以在脐下一寸的阴交穴进行治疗。

[原文] 其上气有音者治其喉中央，在缺盆中者。其病上冲喉者治其渐，渐者上侠颐也。蹇膝伸不屈治其楗。坐而膝痛治其机。立而暑解，治其骸关。膝痛，痛及拇指治其腘。坐而膝痛如物隐者，

治其关。膝痛不可屈伸，治其背内。连骺若折，治阳明中俞髎。若别，治巨阳少阴荥。淫泺胫酸，不能久立，治少阳之维，在外上五寸。辅骨上横骨下为楗，侠髋为机，膝解为骸关，侠膝之骨为连骸，骸下为辅，辅上为腘，腘上为关，头横骨为枕。

[白话解] 如果病人气逆上而呼吸有声的，治疗时取其喉部中央的天突穴，此穴在两缺盆的中间。病人气逆上冲于咽喉的，治疗时取其大迎穴，大迎穴在面部两旁夹颐之处。膝关节能伸不能屈，治疗时取其股部的经穴。坐下而膝痛，治疗时取其环跳穴。站立时膝关节热痛，治疗时取其膝关节处经穴。膝痛，疼痛牵引到踇趾，治疗时取其膝弯处的委中穴。坐下时犹如物体隐伏其中的，治疗时取承扶穴。膝痛而不能屈伸活动，治疗时取其背部足太阳经的腧穴。如果疼痛连及骺骨如折断一般，治疗时取阳明经中的俞髎三里穴；若是膝疼像与骺骨别离，应取足太阳和足少阴的荥穴治疗。浸渍水湿之邪日久而胫骨酸痛无力，不能久立，治疗时取少阳经的别络光明穴，光明穴在外踝上五寸。辅骨之上，腰

横骨之下叫"楗"，髋骨两侧环跳穴处叫"机"，膝部的骨缝叫"骸关"，侠膝两旁的高骨叫"连骸"，连骸下面叫"辅骨"，辅骨上面的膝弯叫"腘"，腘之上就是"关"，头后项部的横骨叫"枕骨"。

[原文] 水俞五十七穴者，尻上五行，行五，伏兔上两行，行五，左右各一行，行五，踝上各一行，行六穴。髓空在脑后三分，在颅际锐骨之下，一在龂基下，一在项后中复骨下，一在脊骨上空在风府上。脊骨下空，在尻骨下空。数髓空在面挟鼻，或骨空在口下当两肩。两髆肩空，在髆中之阳。臂骨空在臂阳，去踝四寸两骨空之间。股骨上空在股阳，出上膝四寸。骱骨空在辅骨之上端。股际骨空在毛中动下。尻骨空在髀骨之后，相去四寸。扁骨有渗理凑，无髓孔，易髓无空。

[白话解] 治疗水病的腧穴有五十七个：尻骨上有五行，每行各五穴；伏兔上方有两行，每行各有五穴；左右又各有一行，每行各五穴；足内踝上各一行，每行各六穴。髓穴在脑后分为三处，都在颅骨边际锐骨的下面，一处在下颌骨的下面，一处

在项后正中的复骨下面，一处在脊骨上空的风府穴
上面；脊骨下端的孔在尻骨下面的髓孔。在面部侠
鼻两旁有好几处髓孔，有的在口唇下方与两肩相平
的部位。两肩髃骨空在肩髃中的外侧。臂骨的骨空
在臂骨的外侧，离开手腕四寸，在两骨的空隙之间。
股骨上面的骨空在股骨外侧膝上四寸的地方。骱骨
的骨空在辅骨的上端。骨际的骨空在阴毛中的动脉
下面。尻骨的骨空在髀骨的后面四寸的地方。扁骨
有血脉渗透的纹理，没有骨髓的孔穴，骨髓通过渗
透腠理内外交流，所以没有髓孔。

[原文] 灸寒热之法，先灸项大椎，以年为壮
数，次灸橛骨，以年为壮数，视背俞陷者灸之，举
臂肩上陷者灸之，两季胁之间灸之，外踝上绝骨之
端灸之，足小指次指间灸之，腨下陷脉灸之，外踝
后灸之，缺盆骨上切之坚痛如筋者灸之，膺中陷骨
间灸之。掌束骨下灸之，脐下关元三寸灸之，毛际
动脉灸之，膝下三寸分间灸之，足阳明跗上动脉灸
之，颠上一灸之，犬所啮之处灸之三壮，即以犬伤
病法灸之，凡当灸二十九处。伤食灸之，不已者，

必视其经之过于阳者，数刺其俞而药之。

[**白话解**] 灸寒热证的方法是，先灸项后的大椎穴，根据病人年龄决定艾灸的壮数；其次灸尾骨的尾闾穴，也是以年龄决定艾灸的壮数。观察背俞有凹陷的地方用灸法；上举手臂在肩上有凹陷的地方用灸法；两侧的季胁之间，也就是京门穴用灸法；足外踝上绝骨穴处用灸法；足小趾与次趾之间用灸法；小腿腓肠肌凹陷处的承山穴用灸法；外踝后方昆仑穴用灸法；缺盆骨上方用手按如果坚硬如筋，在疼痛的地方用灸法；胸膺中的骨间凹陷处的天突穴用灸法；手腕部的横骨之下用灸法；脐下三寸的关元穴用灸法；脐下毛际边缘的动脉跳处的气冲穴用灸法；膝下三寸的足三里用灸法；足阳明经所行足跗上的冲阳穴处用灸法；头顶上百会穴也用灸法；被狗咬伤的，先在被咬处灸三壮，再按常规的治犬伤病法灸治。以上针灸治寒热证的部位共二十九处。因伤食引发寒热的也可以使用灸法，使用后病仍不愈的，必须仔细审察他的经脉，在阳邪过盛的地方，多针刺其附近的腧穴，同时再用药物进行治疗。

水热穴论篇第六十一

[原文] 黄帝问曰：少阴何以主肾，肾何以主水？

岐伯对曰：肾者至阴也，至阴者盛水也，肺者太阴也，少阴者冬脉也，故其本在肾，其末在肺，皆积水也。

帝曰：肾何以能聚水而生病？

岐伯曰：肾者胃之关也。关门不利，故聚水而从其类也。上下溢于皮肤，故为胕肿。胕肿者，聚水而生病也。

[白话解] 黄帝问道：少阴为什么主肾？肾又为什么主水？

岐伯回答：肾为阴中之阴，属于至阴之脏，至阴属水，所以肾是主水的脏器。肺为太阴，司气化而通调水道，肾属少阴，主水，少阴在冬季最旺盛。所以水之根本在肾，其标在肺，肺肾两脏都可能造成体内水液停聚而形成水肿。

黄帝又问道：肾为什么能积聚水液而生病？

岐伯回答：肾开窍于二阴，是胃的关卡，关闭不利，水液就要停聚而生病了。水液排泄不通，在人体上下泛溢于皮肤，所以形成浮肿。因此，所谓浮肿就是水液积聚而生的病。

[原文] 帝曰：诸水皆生于肾乎？

岐伯曰：肾者牝脏也，地气上者，属于肾，而生水液也，故曰至阴。勇而劳甚，则肾汗出，肾汗出逢于风，内不得入于脏腑，外不得越于皮肤，客于玄府，行于皮里，传为胕肿，本之于肾，名曰风水。所谓玄府者，汗空也。

[白话解] 黄帝又问道：各种水肿病都是由于肾病变而生成的吗？

岐伯说：肾脏是属阴的脏器。凡是由下而上的水气都属于肾，这是肾气蒸腾水液所化生的，所以肾叫作"至阴"。如果有人觉得自己身强体壮而过度劳力或房事不节，就会大汗淋漓，这种汗就源于肾；出汗时感受风邪，风邪从开泄之腠理侵入，汗孔骤闭，汗出不尽，汗向内无法进入脏腑，向外也

不得排泄于皮肤，于是稽留在玄府之中，在皮肤中流动，从而形成浮肿。此病的根本在于肾，病名叫"风水"。所谓玄府，就是汗孔。

[原文] 帝曰：水俞五十七处者，是何主也？

岐伯曰：肾俞五十七穴，积阴之所聚也，水所从出入也。尻上五行行五者，此肾俞。故水病下为胕肿大腹，上为喘呼，不得卧者，标本俱病，故肺为喘呼，肾为水肿，肺为逆不得卧，分为相输，俱受者水气之所留也。伏兔上各二行行五者，此肾之街也。三阴之所交结于脚也。踝上各一行行六者，此肾脉之下行也，名曰太冲。凡五十七穴者，皆藏之阴络，水之所客也。

[白话解] 黄帝问道：治疗水病的腧穴有五十七个，它们是什么脏器主管呢？

岐伯回答：与肾关联密切的五十七个穴位，是阴气所积聚的地方，也是水液从此出入的地方。尾骨以上有五行，每行五个穴位，中间一行是督脉，两旁的四行是足太阳膀胱经的经脉。水肿病可引起下部的浮肿和腹部胀大等症状，也可以引起上部的呼吸喘急、不能平卧等症状，这是肺与肾同时病变引起的。所以肺病表现为呼吸喘急，肾脏功能失常表现为水肿，肺病还表现为气逆，不得平卧；肺病与肾病的表现各不相同，但两者之间又相互影响，所以导致了水气停留于两脏。伏兔上方各有两行，每行五个穴位，这里是肾气通行的重要道路，它和肝、脾两经合成三条阴经交结于脚上。足内踝上方各有一行，每行六个穴位，这是肾的经脉下行于脚的部分，名叫太冲。以上共五十七个穴位，都藏在人体下部的脉络之中，也是水液容易停聚的地方。所以，治疗水肿病时，可以针刺这些穴位。

[原文] 帝曰：春取络脉分肉何也？

岐伯曰：春者木始治，肝气始生，肝气急，其风疾。经脉常深，其气少，不能深入，故取络脉分肉间。

帝曰：夏取盛经分腠何也？

岐伯曰：夏者火始治，心气始长，脉瘦气弱，阳气留溢，热熏分腠，内至于经，故取盛经分腠，绝肤而病去者，邪居浅也。所谓盛经者，阳脉也。

帝曰：秋取经俞何也？

岐伯曰：秋者金始治，肺将收杀，金将胜火，阳气在合，阴气初胜，湿气及体，阴气未盛，未能深入，故取俞以泻阴邪，取合以虚阳邪，阳气始衰，故取于合。

帝曰：冬取井荥何也？

岐伯曰：冬者水始治，肾方闭，阳气衰少，阴气坚盛，巨阳伏沉，阳脉乃去，故取井以下阴逆，取荥以实阳气。故曰：冬取井荥，春不鼽衄。此之谓也。

[白话解] 黄帝问道：春天针刺，为什么刺及络脉分肉就可以了？

岐伯说：春天是五行中木气主治的季节，在人体，与春季相应的肝气开始发生；肝气的特性是急躁，如变动的风一样迅疾，但是肝的经脉往往藏于深部，春天时风气始发，其气尚微，不能深入经脉，所以只要浅刺络脉分肉之间就可以了。

黄帝问道：夏天针刺，为什么取盛经和皮肤分腠呢？

岐伯说：夏天是五行中火气开始的季节，和夏季对应的心气开始生长壮大；所以脉气未盛，阳气充裕流溢于体表，向外熏蒸于分肉腠理，向内影响于经脉，所以针刺应当取盛经和皮肤腠理。针刺不要过深，只要透过皮肤而病就可痊愈，是因为邪气居于浅表部位的缘故。所谓盛经，是指充盈浮现在体表皮肤和肌肉之间的阳脉。

黄帝问道：秋天针刺，为什么要取经脉上的腧穴呢？

岐伯说：秋季是五行中金气主管的季节，秋气开始当令，肺气开始收敛肃杀，金气渐旺，此时人体的阳气在经脉的合穴。秋季阴气开始旺盛，遇湿邪侵犯人体，但由于阴气未至太盛，不能助湿邪深入，所以针刺各经的输穴以泻阴湿之邪，并取阳经的合穴以泻阳热之邪。由于阳气开始衰退而阴气未至太盛，所以要取合穴针刺。

黄帝说：冬天针刺，要取井穴和荥穴，又是为什么呢？

岐伯说：冬天是五行中水气主导的季节，肾气开始闭藏，阳气已经衰少，阴气更加旺盛，太阳之气浮沉于下，阳脉也相随沉伏，所以针刺要取阳经的井穴以抑降其阴逆之气，取阴经的荥穴以充实不足之阳气。所以说，冬天取井穴和荥穴，春天就不会流鼻涕和鼻血，就是这个道理。

[原文] 帝曰：夫子言治热病五十九俞，余论其意，未能领别其处，愿闻其处，因闻其意。

岐伯曰：头上五行行五者，以越诸阳之热逆也，大杼、膺俞、缺盆、背俞，此八者，以泻胸中之热也。气街、三里、巨虚、上下廉，此八者，以泻胃中之热也。云门、髃骨、委中、髓空，此八者，以泻四肢之热也。五脏俞傍五，此十者，以泻五脏之热也。凡此五十九穴者，皆热之左右也。

帝曰：人伤于寒而传为热何也？

岐伯曰：夫寒盛则生热也。

[白话解] 黄帝说：先生说过治疗热病的五十九个腧穴，我已经知道其大概，但还不知道这些腧穴的部位，希望您能告诉我它们的部位，并说明这些腧穴在治疗上的作用。

岐伯说：头上有五行，每行五个穴位，能泄越诸阳经上逆的热邪。大杼穴、中府穴、缺盆穴、风门穴这八个穴位，可以泻中府穴胸中的热邪。气街穴、足三里穴、上巨虚穴和下巨虚穴这八个穴位，可以泻胃中的热邪。云门穴、肩髃穴、委中穴、髓空穴这八个穴位，可以泻四肢的热邪。背部五脏俞的两旁各有五个穴位，以上共五十九个穴位，都是治疗热病的腧穴。

黄帝说：人感受了寒邪反而会传变为热病，这是什么原因？

岐伯说：物极必反，寒气亢盛到极点，就转变成热。

调经论篇第六十二

[原文] 黄帝问曰：余闻刺法言，有余泻之，不足补之，何谓有余？何谓不足？

岐伯对曰：有余有五，不足亦有五，帝欲何问？

帝曰：愿尽闻之。

岐伯曰：神有余有不足；气有余有不足；血有余有不足；形有余有不足；志有余有不足。凡此十者，其气不等也。

帝曰：人有精气津液，四肢九窍，五脏十六部，三百六十五节，乃生百病，百病之生，皆有虚实。今夫子乃言有余有五，不足亦有五，何以生之乎？

岐伯曰：皆生于五脏也。夫心藏神，肺藏气，肝藏血，脾藏肉，肾藏志，而此成形。志意通，内连骨髓，而成身形五脏。五脏之道，皆出于经隧，以行血气，血气不和，百病乃变化而生，是故守经隧焉。

[白话解] 黄帝问道：我看到刺法篇上说，病

为有余的用泻法，不足的用补法。但什么样是有余，什么样是不足呢？

岐伯回答：有余的情况有五种，不足的情况也有五种，您要问的是哪一种呢？

黄帝说：我希望能全部了解。

岐伯说：神，既有有余的情况，也有不足的情况；气，既有有余的情况，也有不足的情况；血，既有有余的情况，也有不足的情况；形，既有有余的情况，也有不足的情况；志，既有有余的情况，也有不足的情况。这些病理变化和表现是各不相同的。

黄帝说：人有精、气、津液、四肢、九窍、五脏、十六部、三百六十五节，以上部位都可能受到邪气侵犯产生疾病。而百病的发生，都有虚实的不同。现在先生说病有余有五种情况，不足也有五种情况，这些情况是怎样发生的呢？

岐伯说：这十种情况都是生于五脏。心藏神，肺藏气，肝藏血，脾藏肉，肾藏志，由五脏所藏的神、气、血、肉、志，组成了人的形体。但人体只有精神畅快，气血保持流通正常并与内部骨髓相联系，才能使身形与五脏成为一个整体。五脏相互联系的道路是经脉，通过经脉以运行血气，如果气血运行发生障碍，就会变化而发生各种疾病。所以必须保持经脉通畅，不失其常。

[原文] 帝曰：神有余不足何如？

岐伯曰：神有余则笑不休，神不足则悲。血气未并，五脏安定，邪客于形，洒淅起于毫毛，未入于经络也，故命曰神之微。

帝曰：补泻奈何？

岐伯曰：神有余，则泻其小络之血，出血勿之深斥，无中其大经，神气乃平。神不足者，视其虚络，按而致之，刺而利之，无出其血，无泄其气，以通其经，神气乃平。

帝曰：刺微奈何？

岐伯曰：按摩勿释，著针勿斥，移气于不足，神气乃得复。

[白话解] 黄帝说：神有余和神不足会表现出怎样的症状呢？

岐伯说：神有余表现为喜笑不止，神不足表现是常常悲哀。如果气血运行正常，没有偏聚于身体某一部位时，五脏安定，此时即使邪气侵犯人体也只能侵犯到形体的表层，病人感到轻微的寒栗，邪气尚未侵入较深层的经络之中，是轻微的病证。

　　黄帝说：怎样进行补泻呢？

　　岐伯说：对于神有余的病变，可用泻法针刺其小的经络使之出血，但不要针刺过深，不要开大针孔，不要刺中大的经络，神气自会平复。神不足则脉络必虚，应诊察虚络在什么地方，先用手按摩，使气血较为充盈，再用针刺方法导引调和气血，但不要使之出血，也不要使气外泄，只疏通经脉气血，神气就可以平复。

　　黄帝说：怎样对轻微的神病进行针刺呢？

　　岐伯说：按摩的时间要久一些，针刺时不要向里深推，使气血移于不足之处，神气就可以平复。

　　[原文] 帝曰：善。有余不足奈何？

　　岐伯曰：气有余则喘咳上气，不足则息利少气。血气未并，五脏安定，皮肤微病，命曰白气微泄。

帝曰：补泻奈何？

岐伯曰：气有余，则泻其经隧，无伤其经，无出其血，无泄其气。不足，则补其经隧，无出其气。

帝曰：刺微奈何？

岐伯曰：按摩勿释，出针视之，曰我将深之，适人必革，精气自伏，邪气散乱，无所休息，气泄腠理，真气乃相得。

[白话解] 黄帝说：讲得好。气有余和气不足会出现什么症状呢？

岐伯说：气有余就表现为咳嗽、气喘；气不足则表现为鼻塞、呼吸不利、气短等症状。如果气血运行正常而没有偏聚一侧，则五脏安定；如果有邪气侵袭，则邪气仅客于皮肤，使肺脏的功能活动受到轻度影响，造成肺气微泄，称为肺气微虚。

黄帝说：怎样进行补泻呢？

岐伯说：气有余的应当针刺表浅部位，但不要损伤机体大的经脉，不要使之出血，不要使其气泄。气不足的应补其经脉之气，不要使病人的气外泄。

黄帝说：怎样针刺治疗微邪呢？

岐伯说：针刺前，先在局部进行按摩，时间要久一些，然后拿出针来给病人看，并说："我准备要深刺。"但实际上，针刺时仍为浅刺。这样做是为了使其精气深注于内，邪气散乱于外，而无所留，邪气从腠理外泄，从而使人体的正气恢复正常。

[原文] 帝曰：善。血有余不足奈何？

岐伯曰：血有余则怒，不足则恐。血气未并，五脏安定，孙络外溢，则经有留血。

帝曰：补泻奈何？

岐伯曰：血有余，则泻其盛经出其血。不足，则视其虚经内针其脉中，久留而视，脉大，疾出其针，无令血泄。

帝曰：刺留血奈何？

岐伯曰：视其血络，刺出其血，无令恶血得入于经，以成其疾。

[白话解] 黄帝说：好。血有余和不足会出现什么症状呢？

岐伯说：血有余表现为容易发怒，血不足表现为容易恐惧。如果气血运行正常没有偏聚一侧，五

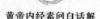

脏安定之时，即使邪气侵犯人体，也只是在体表的孙络。如果孙络阻塞不通，邪气外溢，就会流于经脉，经脉就会有血液留滞。

黄帝说：怎样进行补泻呢？

岐伯说：血有余的病变，应该针刺体表充血的脉络，以出其血。血不足的应该诊察经脉虚弱不足的部位，针刺经脉，久留其针，观察效果，等到虚弱的经脉充盛，即可迅速出针，但不要使其出血。

黄帝说：对于瘀血的病变怎么治疗呢？

岐伯说：诊察血络有瘀血的，刺出其血，不让瘀血进入大的经脉而形成其他疾病。

[原文] 帝曰：善。形有余不足奈何？

岐伯曰：形有余则腹胀泾溲不利。不足则四肢不用。血气未并，五脏安定。肌肉蠕动，命曰微风。

帝曰：补泻奈何？

岐伯曰：形有余则泻其阳经，不足则补其阳络。

帝曰：刺微奈何？

岐伯曰：取分肉间，无中其经，无伤其络，卫气得复，邪气乃索。

[白话解] 黄帝说：讲得好。形有余和形不足会出现什么症状呢？

岐伯说：形有余的则腹胀满，大小便不利；形不足的则四肢不能正常运动。如果气血运行正常，没有偏聚在某一局部，五脏安定，即使有邪气侵袭，也只是肌肉有微微蠕动的症状，这叫作微风。

黄帝说：怎样进行补泻呢？

岐伯说：形有余应当泻足阳明胃经的经脉，使邪气从内外泻；形不足的应当补足阳明胃经的络脉，使气血得以内聚。

黄帝说：轻微的病怎么治疗呢？

岐伯说：应当刺到肌肉，驱散邪气，但是不要刺伤经脉，也不要刺伤络脉，这样就能使卫气恢复，邪气消散。

[原文] 帝曰：善。志有余不足奈何？

岐伯曰：志有余则腹胀飧泄，不足则厥。血气未并，五脏安定，骨节有动。

帝曰：补泻奈何？

岐伯曰：志有余则泻然筋血者，不足则补其

复溜。

帝曰：刺未并奈何？

岐伯曰：即取之，无中其经，邪所乃能立虚。

[白话解] 黄帝说：好。志有余和志不足会出现什么症状呢？

岐伯说：志有余的就会出现腹胀、腹泻、完谷不化等症状；志不足的就会出现手足厥冷。如果气血运行正常，没有偏聚一侧，五脏安定，即使邪气侵袭，也只是在骨节间有如物鼓动一样的感觉。

黄帝说：怎样进行补泻呢？

岐伯说：志有余的应泻然谷穴，针刺出血；志不足的则应补复溜穴。

黄帝说：如果气血运行正常没有偏聚一侧，轻微的病变，应当怎样针刺呢？

岐伯说：应当在骨节有鼓动感时，立即进行针刺，但不要刺伤经脉，这样邪气就能很快被驱除掉。

[原文] 帝曰：善。余已闻虚实之形，不知其何以生。

岐伯曰：气血以并，阴阳相倾，气乱于卫，血逆于经，血气离居，一实一虚。血并于阴，气并于阳，故为惊狂。血并于阳，气并于阴，乃为炅中。血并于上，气并于下，心烦惋善怒。血并于下，气并于上，乱而喜忘。

帝曰：血并于阴，气并于阳，如是血气离居，何者为实？何者为虚？

岐伯曰：血气者，喜温而恶寒，寒则泣不能流，温则消而去之，是故气之所并为血虚，血之所并为气虚。

帝曰：人之所有者，血与气耳。今夫子乃言血并为虚，气并为虚，是无实乎？

岐伯曰：有者为实，无者为虚，故气并则无血，血并则无气，今血与气相失，故为虚焉。络之与孙脉俱输于经，血与气并则为实焉。血之与气并走于上，则为大厥，厥则暴死，气复反则生，不反则死。

[白话解] 黄帝说：好。关于虚实的症状我已经知道了，但还不了解它是怎样发生的。

岐伯说：虚实的发生，是由于病邪的入侵造成气血运行紊乱，阴阳之间失去协调而有所偏倾，气

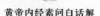

的分布发生混乱，血逆于经，血气偏离正常位置，便形成一虚一实的现象。如果血偏聚在属阴的五脏，气偏聚属阳的六腑，则发生惊狂。血偏聚属阳的体表，气偏聚属阴的体内，会出现体内发热。血偏聚人体上部，气偏聚人体下部，则心烦闷容易发怒。血偏聚人体下部，气偏聚人体上部，会出现精神恍惚健忘的现象。

黄帝说：血偏聚在阴，气偏聚在阳，像这样血气偏离了正常位置的，什么样是实？什么样是虚呢？

岐伯说：血和气都是喜温暖而恶寒冷的，因为寒冷使气血滞涩而流行不畅，温暖则可使滞涩的气血消散而流行。所以气所并之阴血就会虚少，血所并之处阳气会不足。

黄帝说：人身的重要物质是血和气。现在先生说血病是虚，气病也是虚，难道没有实证吗？

岐伯说：多余的就是实，缺乏的就是虚。所以阳气集聚，则血液相对虚；血液集聚，则阳气相对虚。血和气各离其所不能相济就是虚证。人身络脉和孙脉的气血均输注于经脉，如果气血集聚在经脉中，就成为实证了。如果血和气都逆行停聚在人体头部，就会发生大厥病，能够使人突然昏厥如同暴死。这种病如果气血能得以及时下行，则可以恢复正常，否则就要死亡。

[原文] 帝曰：实者何道从来？虚者何道从去？虚实之要，愿闻其故。

岐伯曰：夫阴与阳皆有俞会。阳注于阴，阴满之外，阴阳均平，以充其形，九候若一，命曰平人。夫邪之生也，或生于阴，或生于阳。其生于阳者，得之风雨寒暑。其生于阴，得之饮食居处，阴阳喜怒。

帝曰：风雨之伤人奈何？

岐伯曰：风雨之伤人也，先客于皮肤，传入于孙脉，孙脉满则传入于络脉，络脉满则输于大经脉，血气与邪并客于分腠之间，其脉坚大，故曰实。实者外坚充满不可按之，按之则痛。

帝曰：寒湿之伤人，奈何？

岐伯曰：寒湿之中人也，皮肤不收，肌肉坚紧，荣血泣，卫气去，故曰虚。虚者聂辟气不足，按之则气足以温之，故快然而不痛。

帝曰：善。阴之生实奈何？

岐伯曰：喜怒不节，则阴气上逆，上逆则下虚，下虚则阳气走之，故曰实矣。

帝曰：阴之生虚奈何？

岐伯曰：喜则气下，悲则气消，消则脉虚空，因寒饮食，寒气熏满，则血泣气去，故曰虚矣。

[白话解] 黄帝说：实证是怎么形成的？虚证又是怎样形成的呢？形成虚和实的道理，希望能听您讲一讲。

岐伯说：阴经和阳经都有气血灌注而形成的穴位，可以互相沟通。如果阳经的气血灌注于阴经，阴经的气血盛满则充溢于外，通过这样的调节，保持阴阳平调，形体得到充足的气血滋养，九候的脉象也表现一致，这就是正常的人。邪气侵犯人体产生病变，有的先发于阴经而后影响到阳经，有的先发于阳经而后影响到阴经。疾病发于阳经的，都是感受了风雨寒暑邪气的侵袭；疾病发于阴经的，都是由于饮食不节、起居失常、房事过度、喜怒无常所致。

黄帝说：风雨之邪是怎样伤人的呢？

岐伯说：风雨之邪伤人，是先侵入皮肤，由皮肤而传入于孙脉，孙脉满则传入于络脉，络脉满则输注于大经脉。病邪和人体的气血合并停留在肌肉和皮肤之间，脉搏必坚实而大，所以叫作实证。实证病变局部表面多坚实充满，不可以触按，按压会有痛感。

黄帝说：寒湿之邪是怎样伤人的呢？

岐伯说：寒湿之邪气伤人，使人皮肤收缩，肌肉坚紧，血液凝涩运行不畅，卫气离去，所以叫作虚证。虚证多见皮肤松弛而有褶皱，卫气不足，血液凝涩运行不畅，所以病人喜欢按摩，按摩后气血通畅，感到温暖，病人觉得舒服而不疼痛。

黄帝说：讲得好。阴经所发生的实证是怎样的呢？

岐伯说：人如果喜怒不加节制，就会使阴气向上逆行，阴气上逆则人体的下部就会空虚，阳气乘虚而入，所以叫作实证。

黄帝说；阴经所发生的虚证是怎样的呢？

岐伯说：人如果喜乐过度，心气涣散而下行，过度悲哀肺气消散，造成血行迟缓，脉道空虚；如果再食寒凉饮食，寒气充满于体内，血液运行涩滞不畅则阳气受损，所以叫作虚证。

[原文] 帝曰：经言阳虚则外寒，阴虚则内热，阳盛则外热，阴盛则内寒，余已闻之矣，不知其所由然也。

岐伯曰：阳受气于上焦，以温皮肤分肉之间，令寒气在外，则上焦不通，上焦不通，则寒气独留于外，故寒栗。

帝曰：阴虚生内热奈何？

岐伯曰：有所劳倦，形气衰少，谷气不盛，上焦不行，下脘不通。胃气热，热气熏胸中，故内热。

帝曰：阳盛生外热奈何？

岐伯曰：上焦不通利，则皮肤致密，腠理闭塞，玄府不通，卫气不得泄越，故外热。

帝曰：阴盛生内寒奈何？

岐伯曰：厥气上逆，寒气积于胸中而不泻，不泻则温气去寒独留，则血凝泣，凝则脉不通，其脉盛大以涩，故中寒。

[白话解] 黄帝说：古医经上所说：阳虚就会产生外寒，阴虚就会产生内热，阳盛则产生外热，阴盛则产生内寒。我已听说过了，但不知是什么原因产生的。

岐伯说：人体的阳气，都是从上焦输送分布来的，用来温暖和养护皮肤肌肉，现在寒气从外部侵袭，使上焦的阳气不能通达体表，这样寒气留在皮肤肌肉，因而发生恶寒战栗。

黄帝说：阴虚产生内热是怎样的呢？

岐伯说：过度劳倦则伤脾，脾虚不能运化，形体和气都会耗损虚弱，也不能输布水谷精微至上焦，糟粕也不能顺利排泄，滞留在胃，长时间则化热，热气上熏于胸中，所以发生内热。

黄帝说：阳盛产生外热是怎样的呢？

岐伯说：如果上焦不通畅，就会导致皮肤紧密，腠理闭塞，汗孔不通，这样阳气不得发泄，积郁在体表，所以发生外热。

黄帝说：阴盛产生内寒是怎样的呢？

岐伯说：如果寒气上逆，寒气积于胸中而不能下泄，寒气不泻，那么阳气就会耗伤，寒气独留，使血液运行凝涩不畅，经脉也会阻塞不通，脉搏盛大而涩，所以成为内寒。

[原文] 帝曰：阴与阳并，血气以并，病形以成，刺之奈何？

岐伯曰：刺此者取之经隧，取血于营，取气于卫，用形哉，因四时多少高下。

帝曰：血气以并，病形以成，阴阳相倾，补泻奈何？

岐伯曰：泻实者气盛乃内针，针与气俱内，以开其门，如利其户，针与气俱出，精气不伤，邪气乃下，外门不闭，以出其疾，摇大其道，如利其路，是谓大泻，必切而出，大气乃屈。

帝曰：补虚奈何？

岐伯曰：持针勿置，以定其意，候呼内针，气出针入，针空四塞，精无从去，方实而疾出针，气入针出，热不得还，闭塞其门，邪气布散，精气乃得存，动气候时，近气不失，远气乃来，是谓追之。

[白话解] 黄帝说：阴、阳、气、血偏聚，疾病已经形成时，怎样进行刺治呢？

岐伯说：针刺治疗这种疾病，应取其经脉。血的病变，调理治疗要深刺；气的病变，调理治疗用浅刺法，同时还要根据病人形体的肥瘦高矮、四时气候的寒热温凉，决定针刺次数的多少，取穴部位的高下。

黄帝说：如果气血已经发生合并，疾病已形成，阴阳失去平衡，针刺治疗应怎样用补法和泻法呢？

岐伯说：用泻法治疗实证时，应在气盛的时候进针，即在病人吸气时进针，使针与气同时入内，刺其腧穴以开邪出之门户，并在病人呼气时出针，使针与邪气同时外出，这样可使精气不伤，邪气得以外泄；在针刺时还要注意针孔不要闭塞，以排泄邪气，应摇大其针孔，而通利邪出之道路，这叫作大泻，出针时先以左手轻轻切按针孔周围，然后迅速出针，这样亢盛的邪气即可穷尽。

黄帝说：怎样补虚呢？

岐伯说：用手持针后，不要立即刺入，要先安定病人情绪，等病人呼气时进针，即气出针入，针刺入后不要摇动，使针孔周围紧密与针体连接，使精气无隙外泄，当经气至针下并有充实之感时，迅速出针，但要在病人吸气时出针，气入针出，使针下所至的热气不能内还，出针后立即按闭针孔使精气得以保存。留针待经气到来时，要耐心等待，这样才能使经气充实，使以至之气不致散失，远处未至之气可以到来，这样就叫作补法。

[原文] 帝曰：夫子言虚实者有十，生于五脏，五脏五脉耳。夫十二经脉皆生其病，今夫子独言五脏。夫十二经脉者，皆络三百六十五节，节有病必被经脉，经脉之病，皆有虚实，何以合之？

岐伯曰：五脏者，故得六腑与为表里，经络支节，各生虚实，其病所居，随而谓之。病在脉，调之血；病在血，调之络；病在气，调之卫；病在肉，调之分肉；病在筋，调之筋；病在骨，调之骨。燔针劫刺其下及与急者；病在骨，焠针药熨；病不知所痛，两跷为上；身形有痛，九候莫病，则缪刺之；

痛在于左而右脉病者，巨刺之。必谨察其九候，针道备矣。

[白话解] 黄帝说：先生说虚证和实证共有十种，都是发生于五脏，但五脏只有五条经脉，而人体十二经脉，每经都能发生疾病，先生为什么只单独谈了五脏？况且十二经脉又都联络三百六十五节，每节都可能发病，疾病也必然波及到经脉，经脉所发生的疾病，又都有虚有实，这些虚证和实证，又怎样和五脏的虚证和实证相结合呢？

岐伯说：五脏和六腑，本有其表里关系。经络和肢节，各有其所发生的虚证和实证，应根据其病变所在，随其病情的虚实变化，给予适当的治疗。如果病在脉，治疗时调理血；病在血，治疗时调理络脉；病在气，治疗时调理其卫气；病在肌肉，治疗时调理肌肉；病在筋，治疗时调理筋；病在骨，治疗时调理骨。病在筋，也可用燔针刺其病处及筋脉挛急之处；病在骨，也可用火针或药熨法治疗；病人不知道疼痛，可以刺阳跷、阴跷二脉；身有疼痛，但九候之脉没有病象，则用缪刺法进行治疗。

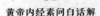

如果疼痛在左侧，而右脉有病态表现，则用巨刺法进行治疗。总之，必须仔细地诊察三部九候的脉象，根据病情，运用针刺进行调治。只有这样，针刺的技术才能算完备。

缪刺论篇第六十三

[原文] 黄帝问曰：余闻缪刺，未得其意，何谓缪刺？

岐伯对曰：夫邪之客于形也，必先舍于皮毛，留而不去，入舍于孙脉，留而不去，入舍于络脉，留而不去，入舍于经脉，内连五脏，散于肠胃，阴阳俱感，五脏乃伤，此邪之从皮毛而入，极于五脏之次也，如此则治其经焉。今邪客于皮毛，入舍于孙络，留而不去，闭塞不通，不得入于经，流溢于大络，而生奇病也。夫邪客大络者，左注右，右注左，上下左右与经相干，而布于四末，其气无常处，不入于经俞，命曰缪刺。

帝曰：愿闻缪刺，以左取右，以右取左奈何？其与巨刺何以别之？

岐伯曰：邪客于经，左盛则右病，右盛则左病，亦有移易者，左痛未已而右脉先病，如此者，必巨刺之，必中其经，非络脉也。故络病者，其痛与经脉缪处，故命曰缪刺。

[白话解] 黄帝问道：我听说有一种缪刺法，但不知道它的意义，究竟什么叫作缪刺呢？

岐伯回答：一般情况下病邪侵袭人体，必先侵入皮毛；如果停留不去，就进入孙脉之中，再停留不去，就进入络脉之中，如果还是停留不去，就进入经脉，并向内延及五脏，流散到肠胃之中；这时表里都受到邪气侵袭，五脏就要受伤。这是邪气从皮毛而入，最终影响到五脏的次序，这种情况就应当治其经穴。如果邪气从皮毛侵入，进入孙脉、络脉之后，停留不去，这是由于络脉闭塞不通，邪气不能经过络脉侵入经脉，于是就流溢于大络之中，从而生成一些异常疾病。邪气侵入大络之后，会从左边流窜到右边，从右边流窜到左边，或上或下，或左或右，但只影响到络脉而不能进入经脉之中，从而随大络流布到四肢。邪气流窜无定处，也不能进入经脉腧穴，这种情况所采用的刺法就叫作缪刺。

黄帝问道：我想听听缪刺左病右取、右病左取的道理是怎样的？它与巨刺法有什么区别？

岐伯说：邪气侵袭到经脉，左侧邪气盛则右侧发病，右侧邪气盛则左侧发病；但也有左右相互转移的，如左边疼痛尚未好转，而右边经脉也出现病变，像这样的情况，就必须用巨刺法，刺中其经脉，而不是刺中络脉。因为络脉病，其痛与经脉病的疼痛部位不同，所以叫缪刺。

[原文] 帝曰：愿闻缪刺奈何？取之何如？

岐伯曰：邪客于足少阴之络，令人卒心痛暴胀，胸胁支满，无积者，刺然骨之前出血，如食顷而已，不已，左取右，右取左，病新发者，取五日已。邪客于手少阳之络，令人喉痹舌卷，口干心烦，臂外廉痛，手不及头，刺手中指次指爪甲上，去端如韭叶各一痏，壮者立已，老者有顷已，左取右，右取左，此新病数日已。邪客于足厥阴之络，令人卒疝暴痛，刺足大指爪甲上，与肉交者各一痏，男子立已，女子有顷已，左取右，右取左。邪客于足太阳之络，令人头项肩痛，刺足小指爪甲上，与肉交者各一痏，立已，不已，刺外踝下三痏，左取右，右取左，如食顷已。邪客于手阳明之络，令人气满胸中，喘息而支胠，胸中热，刺手大指次指爪甲上，去端如韭叶各一痏，左取右，右取左，如食顷已。

[白话解] 黄帝说：我想知道缪刺怎样进行，怎样用于治疗病人？

岐伯说：邪气侵入足少阴经的络脉，使人突然发生心痛、腹部胀满、胸胁部支撑胀闷。如果没有积聚形成，针刺然谷穴出血，大约一顿饭的时间，病情就可以缓解；如果尚未好转，可采取左病刺右、右病刺左的方法进行治疗。如果是新发的疾病，针刺治疗五天就可痊愈。邪气侵入手少阳经的络脉，使人发生咽喉疼痛痹塞、舌卷、口干、心中烦闷、手臂外侧疼痛、抬手不能至头等症状，针刺手小指侧的次指指甲上方，距离指甲如韭菜叶宽的关冲穴，各刺一次。身体强壮的人，可立刻缓解；年老体弱的人，稍过一会儿也会好转。用左病刺右、右病刺左的方法，这是指新发的病，几天就可痊愈。邪气侵袭足厥阴经的络脉，使人突然发生疝气，剧烈疼痛，应针刺足大趾爪甲上与皮肉交接处的大敦穴，左右各刺一次。男子能够立刻缓解，女子稍过一会儿也会有所好转。左侧有病的则取右侧，右侧有病的则取左侧。邪气侵袭足太阳经的络脉，使人发生头项、肩部疼痛，应针刺足小趾爪甲上与皮肉交接处的至阴穴，各刺一次，立刻就会缓解。如果没有缓解，再刺外踝下的金门穴三次，采用左病刺右、右病刺左的方法，大约一顿饭的时间就会好转。邪气侵袭手阳明经的络脉，使人发生胸中气满，喘息而胁肋部撑胀，胸中发热，应针刺手大指侧的次指指甲上方，距离指甲如韭菜叶宽的商阳穴，各刺一次。采用左病刺右，右病刺左的方法，大约一顿饭的时间就会好转。

[**原文**] 邪客于臂掌之间，不可得屈，刺其踝后，先以指按之痛，乃刺之，以月死生为数，月生一日一痏，二日二痏，十五日十五痏，十六日十四痏。邪客于足阳跷之脉，令人目痛从内眦始，刺外踝之下半寸所各二痏，左刺右，右刺左，如行十里顷而已。人有所堕坠，恶血留内，腹中满胀，不得前后，先饮利药，此上伤厥阴之脉，下伤少阴之络。刺足内踝之下，然骨之前血脉出血，刺足跗上动脉，

不已，刺三毛上各一痏，见血立已，左刺右，右刺
左。善悲惊不乐，刺如右方。

[白话解] 邪气侵入臂掌之间，使其关节不能
弯曲，应针刺手腕后方，先以手指按压，找到痛处，
再针刺。根据月亮的圆缺确定针刺的次数，例如月
亮由缺变圆时，初一刺一针，初二刺二针，以后逐
日加一针，直到十五日加到十五针，十六日又减为
十四针，以后逐日减一针。邪气侵入足部的阳跷脉，
使人发生眼睛疼痛，从内眦开始，应针刺外踝下面
约半寸的申脉穴，各刺一针。采用左病刺右、右病
刺左的方法，大约如人步行十里路的时间就可以痊
愈。人由于堕坠跌伤，瘀血停留体内，使人发生腹
部胀满，大小便不通，应先服通便导瘀的药物。这
是由于坠跌损伤了上部的厥阴经之脉，也损伤了下
部的少阴经之络，可针刺足内踝之下然骨穴之前的
络脉出血，再刺足背上动脉处的冲阳穴。如果病情
没有缓解，再针刺足大趾三毛处的大敦穴各一次，
出血后会立即缓解。左侧的病痛则针刺右侧的穴位，
右侧的病痛则应针刺左侧的穴位。假如病人出现善

悲善惊、郁郁不乐的现象，针刺治疗的方法同上。

[原文] 邪客于手阳明之络，令人耳聋，时不闻音。刺手大指次指爪甲上去端如韭叶各一痏，立闻，不已，刺中指爪甲上与肉交者，立闻，其不时闻者，不可刺也。耳中生风者，亦刺之如此数，左刺右，右刺左。

凡痹往来行无常处者，在分肉间痛而刺之，以月死生为数，用针者，随气盛衰，以为痏数，针过其日数则脱气，不及日数则气不泻，左刺右，右刺左，病已止，不已，复刺之如法，月生一日一痏，二日二痏，渐多之，十五日十五痏，十六日十四痏，渐少之。

[白话解] 邪气侵入手阳明经的络脉，就可能使人产生耳聋的症状，会间断性地失去听觉，应针刺手大指侧的次指指甲上方，距离指甲如韭菜叶宽的商阳穴各一次，一般说来，病人立刻就可以恢复听觉；如果病人没有恢复听觉，可以再刺中指爪甲上与皮肉交接处的中冲穴，即可马上听到声音。如果是完全失去听力，就不可用针刺治疗了。如果耳

中鸣响，如有风声，也可采取上述方法进行针刺治疗。采用左病刺右、右病刺左的方法。

凡是痹证疼痛走窜，无固定地方的，就随疼痛所在而针刺肌肉之间，根据月亮盈亏变化确定针刺的次数。针刺时，还要根据邪气的盛衰情况来确定用针的次数。如果用针次数超过其相应的日数，就会损耗人的正气，如果达不到相应的日数，邪气又不得以泻除。采用左病刺右、右病刺左的方法，疾愈即停止针刺。如果仍没有痊愈，再按上述方法进行针刺治疗。月亮新生的初一刺一针，初二刺二针，以后逐日加一针，至十五日时针刺十五针，十六日又减为十四针，以后逐日减一针。

[**原文**] 邪客于足阳明之经，令人鼽衄上齿寒，刺足中指次指爪甲上，与肉交者各一痏，左刺右，右刺左。邪客于足少阳之络，令人胁痛不得息，咳而汗出，刺足小指次指爪甲上，与肉交者各一痏，不得息立已，汗出立止，咳者温衣饮食，一日已，左刺右，右刺左，病立已，不已，复刺如法。邪客于足少阴之络，令人嗌痛不可内食，无故善怒，气

上走贲上，刺足下中央之脉各三痏，凡六刺，立已，左刺右，右刺左。嗌中肿，不能内唾，时不能出唾者，缪刺然骨之前，出血立已，左刺右，右刺左。

[**白话解**] 邪气侵入足阳明经的络脉，使人发生鼻塞、鼻出血、上齿寒冷等症状。治疗时，应针刺足中趾侧的次趾爪甲上方与皮肉交接处的厉兑穴，各针刺一次。采用左病刺右、右病刺左的方法。邪气侵入足少阳经的络脉，使人胁痛而呼吸不畅，咳嗽而汗出，应针刺足小趾侧的次趾爪甲上方与皮肉交接处的窍阴穴，各针刺一次，呼吸不畅的症状会立刻得到缓解，汗出的症状也可以很快停止；如果有咳嗽的病人，要注意衣服和饮食的温暖，这样一天就可以痊愈。采用左病刺右、右病刺左的方法，一般情况下，疾病很快就可痊愈。如果仍未痊愈，再按上述方法进行针刺。邪气侵入足少阴经的络脉，使人咽喉疼痛，不能进饮食，并且无故发怒，自觉腹部有气上冲到贲门之上的症状。对于这种疾病的治疗，可针刺足心的涌泉穴，左右各三针，共六针，症状可立刻得以缓解。左侧有病的针刺右侧，右侧

有病的则针刺左侧。如果病人咽喉肿痛，不能进食，不能下咽唾液，痰涎也不能咯出，此时要针刺然骨前面的穴位，使之出血，则病人很快就会得以痊愈，采用左病刺右、右病刺左的方法。

[原文] 邪客于足太阴之络，令人腰痛，引少腹控䏚，不可以仰息，刺腰尻之解，两胂之上，是腰俞，以月死生为痛数，发针立已，左刺右，右刺左。邪客于足太阳之络，令人拘挛背急，引胁而痛，刺之从项始数脊椎挟脊，疾按之应手如痛，刺之傍三痏，立已。邪客于足少阳之络，令人留于枢中痛，髀不可举，刺枢中以毫针，寒则久留针，以月死生为数，立已。治诸经刺之，所过者不病，则缪刺之。耳聋，刺手阳明，不已，刺其通脉出耳前者。齿龋，刺手阳明，不已，刺其脉入齿中，立已。邪客于五藏之间，其病也，脉引而痛，时来时止，视其病，缪刺之于手足爪甲上，视其脉，出其血，间日一刺，一刺不已，五刺已。缪传引上齿，齿唇寒痛，视其手背脉血者去之，足阳明中指爪甲上一痏，手大指次指爪甲上各一痏，立已，左取右，右取左。

[**白话解**] 如果邪气侵入足太阴经的络脉，使人腰痛连及少腹，牵引至胁下，不能挺胸呼吸，可以针刺腰尻部骨缝当中及两旁肌肉上的下髎穴，针刺次数，要根据月亮圆缺来确定，出针后，病会立刻缓解，采用左病刺右、右病刺左的方法。邪气侵入足太阳经的络脉，则会使人背部拘急，牵引胁肋部疼痛。针刺的时候，应从项后部开始沿着脊骨两旁向下按压，在病人感到疼痛处的周围针刺三针，病人的症状会立刻得到缓解。邪气侵入足少阳经的络脉，使人股部环跳穴处疼痛，腿骨不能举动，可以毫针刺其环跳穴。如果寒气较重，可留针久一些，根据月亮盈亏的情况来确定针刺的次数，则病人很快就会得以痊愈。治疗各经疾病用针刺的方法，如果经脉所经过的部位未见病变，就应用缪刺法。耳聋病人，应针刺手阳明经的商阳穴。如果不见好转，再针刺其经脉走行于耳前的听会穴。患有龋齿的病人，可以针刺手阳明经的商阳穴。如果不见好转，再针刺通行于齿中的经络，一般会立即见效。邪气侵入到五脏之间，其病变表现为经脉牵引作痛，时

痛时止，根据其病的情况，在其手足爪甲上的井穴进行缪刺法。选择血液瘀滞的络脉，刺出其血，隔日刺一次。如果针刺一次没有好转，那么针刺五次也会有所好转。手若阳明的病邪交错传入足阳明经而牵引上齿，出现唇齿寒冷疼痛，可在其手背上经脉有瘀血的地方进行针刺，使其出血。然后针刺足阳明胃经在足二趾趾甲的厉兑穴，再针刺手食指指甲上的商阳穴各一次，疾病很快就会得以好转。采用左病刺右、右病刺左的方法。

[原文] 邪客于手足少阴太阴足阳明之络，此五络皆会于耳中，上络左角，五络俱竭，令人身脉皆动，而形无知也，其状若尸，或曰尸厥。刺其足大指内侧爪甲上，去端如韭叶，后刺足心，后刺中指爪甲上各一痏，后刺手大指内侧，去端如韭叶，后刺手心主，少阴锐骨之端各一痏，立已，不已，以竹管吹其两耳，鬄其左角之发，方一寸燔治，饮以美酒一杯，不能饮者灌之，立已。

[白话解] 邪气侵入到手少阴心经、手太阴肺经、足少阴肾经、足太阴脾经和足阳明胃经的络脉，

这五经的络脉都聚会于耳中，并上绕左耳上面的额角，若这五条络脉的脉气全都衰竭，就会使人全身的经脉振动，但形体却无知觉，就像死尸一样，有人把它叫作尸厥。此时应当针刺足大趾内侧距离爪甲约韭菜叶宽的隐白穴，再针刺足心的涌泉穴，然后针刺足中趾爪甲上的厉兑穴各一次，然后再针刺手大指内侧距离爪甲韭菜叶宽的少商穴，然后再针刺手少阴经在掌后锐骨端的神门穴。以上穴位各针刺一次，一般情况下，病人会立刻清醒。如果没有好转，就用竹管向病人两耳之中吹气，并把病人左边头角上的头发剃下来，取一方寸左右，烧制为末，用好酒一杯冲服，如因失去知觉而不能饮服，可将药酒强行灌入病人口中，病人很快就可恢复过来。

［原文］凡刺之数，先视其经脉，切而从之，审其虚实而调之。不调者经刺之，有痛而经不病者缪刺之，因视其皮部有血络者尽取之，此缪刺之数也。

［白话解］一般来说，凡是针刺治病的方法，先要根据所病的经脉，切按推寻，审察虚实而进行

调治；如果病人经脉气血不调，可用巨刺的方法治疗；如果病人感到疼痛而经脉没有病变，可采用缪刺的方法治疗。观察病人皮肤是否有充血显露的络脉，若有则应全部针刺，使之出血，这就是缪刺的方法。

四时刺逆从论篇第六十四

[**原文**] 厥阴有余病阴痹，不足病生热痹，滑则病狐疝风，涩则病少腹积气。少阴有余病皮痹隐轸，不足病肺痹，滑则病肺风疝，涩则病积溲血。太阴有余病肉痹寒中，不足病脾痹，滑则病脾风疝，涩则病积心腹时满。阳明有余病脉痹身时热，不足病心痹，滑则病心风疝，涩则病积时善惊。太阳有余病骨痹身重，不足病肾痹，滑则病肾风疝，涩则病积善时颠疾。少阳有余病筋痹胁满，不足病肝痹，滑则病肝风疝，涩则病积时筋急目痛。

[**白话解**] 厥阴之气过盛，就会发生阴痹；厥阴之气不足则发生热痹；厥阴脉滑利则患狐疝风；厥阴脉涩滞则形成少腹积气的病证。少阴之气有余，可以发生皮痹和瘾疹；少阴之气不足则发生肺痹；少阴脉过于滑利，说明邪气有余，邪气侵入肺脏，形成肺风疝；少阴脉涩滞，说明心气不足，脉中气血运行缓慢涩滞，形成积聚，血液运行发生紊乱则

515

出现尿血。太阴之气有余，可以发生肉痹和寒中；太阴之气不足则发生脾痹；太阴脉滑利，说明湿气侵入脾脏且较重，病人会患脾风疝；太阴脉涩滞则出现积聚和心腹时有胀满等病证。阳明之气有余，可以发生脉痹，身体时有发热；阳明之气不足则发生心痹；阳明脉过于滑利，说明邪气亢盛，使人患有心风疝；阳明脉涩滞则说明气血不足，易发生积聚和时常惊恐的病变。太阳之气有余，可以发生骨痹，病人身体沉重；太阳之气不足则发生肾痹；太阳脉过于滑利则患肾风疝；太阳脉涩滞则发生积聚病，且不时发生颠顶部疾病。少阳之气有余，可以发生筋痹和胁肋部满闷等病证；少阳之气不足则发为肝痹；少阳脉滑，则患肝风疝；少阳脉涩滞，则易发生积聚病以及筋脉拘急、眼目疼痛等病变。

[原文] 是故春气在经脉，夏气在孙络，长夏气在肌肉，秋气在皮肤，冬气在骨髓中。

帝曰：余愿闻其故。

岐伯曰：春者，天气始开，地气始泄，冻解冰释，水行经通，故人气在脉。夏者，经满气溢，入

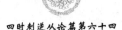

孙络受血，皮肤充实。长夏者，经络皆盛，内溢肌中。秋者，天气始收，腠理闭塞，皮肤引急。冬者盖藏，血气在中，内著骨髓，通于五脏。是故邪气者，常随四时之气血而入客也，至其变化不可为度，然必从其经气，辟除其邪，除其邪则乱气不生。

[白话解] 所以春天人的气血在经脉，夏天人的气血在孙络，长夏人的气血在肌肉，秋天人的气血在皮肤，冬天人的气血在骨髓中。

黄帝说：我想听听其中的道理。

岐伯说：春季，天之阳气开始升发，地之阴气也开始发泄，冰冻逐渐融化消释，河水流动，所以人的气血也集中在经脉中流行。夏季，经脉中气血旺盛而流溢于孙络，孙络接受了气血，皮肤也得以充实润泽。长夏，经脉和络脉中的气血都很旺盛，所以能充分地灌溉润泽于肌肉之中。秋季，天气开始收敛，腠理随之而闭塞，皮肤也收缩紧密起来。冬季主闭藏，人身的气血收藏在内，聚集于骨髓，流通于五脏。所以邪气也往往随着四时气血的变化而侵入人体相应的部位，引起不同的病变。邪气侵入人体产生的各种变化，是难以预测的。所以，必须顺应四时经气的变化进行调治，驱除侵入的邪气，那么气血调和就不会发生逆乱了。

[原文] 帝曰：逆四时而生乱气奈何？

岐伯曰：春刺络脉，血气外溢，令人少气；春刺肌肉，血气环逆，令人上气；春刺筋骨，血气内著，令人腹胀。夏刺经脉，血气乃竭，令人解㑊；夏刺肌肉，血气内却，令人善恐；夏刺筋骨，血气上逆，令人善怒。秋刺经脉，血气上逆，令人善忘；秋刺络脉，气不外行，令人卧不欲动；秋刺筋骨，血气内散，令人寒栗。冬刺经脉，血气皆脱，令人目不明；冬刺络脉，内气外泄，留为大痹；冬刺肌肉，阳气竭绝，令人善忘。凡此四时刺者，大逆之病，不可不从也，反之，则生乱气相淫病焉。故刺不知四时之经，病之所生，以从为逆，正气内乱，与精相薄，必审九候，正气不乱，精气不转。

帝曰：善。

[白话解] 黄帝问道：针刺违反了四时的规律

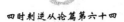

而导致气血逆乱是怎样的?

岐伯回答:春天误刺络脉,会使气血向外散溢,使人出现少气无力的症状;春天误刺肌肉,会使气血循环逆乱,导致人体之气上逆;春天误刺筋骨,会使气血停留在内,使人出现腹胀。夏天误刺经脉,会使气血衰竭,使人出现疲倦、懈惰无力的症状;夏天误刺肌肉,会使人气血内虚,易恐惧;夏天误刺筋骨,会使人气血上逆,容易发怒。秋天误刺经脉,会使人气血上逆,容易忘事;秋天误刺络脉,会使人体阳气不能运行于体表,所以病人会出现嗜睡而不想活动;秋天误刺筋骨,会使气血耗散于内,发生寒战。冬天误刺经脉,会使气血虚脱,不能滋养双眼,出现视物不明等症状;冬天误刺络脉,使气血外泄,体内血行不畅而形成大痹病;冬天误刺肌肉,会使阳气竭绝于外,使人心神失养而出现忘事的症状。凡是逆于四时规律的刺法,都会使气血逆乱而发生大病。所以,必须遵从四时变化而进行针刺。否则,就会正气紊乱,气血失调,扰乱人体生理功能而发生病变。所以，针刺不懂得四时经气的盛衰和疾病之所以产生的道理，并且没有顺应四时的变化规律，就会助长邪气，削弱正气，使邪气与正气相争而发生疾病。所在在针刺时，一定要仔细审察三部九候的脉象变化，并结合四时经气的变化，给予适当的治疗，正气才不会逆乱，邪气也不会与正气相争了。

黄帝说：讲得好。

[原文] 刺五脏，中心一日死，其动为噫。中肝五日死，其动为语。中肺三日死，其动为咳。中肾六日死，其动为嚏欠。中脾十日死，其动为吞。刺伤人五脏必死，其动，则依其脏之所变候知其死也。

[白话解] 如果针刺误中了五脏，将会造成严重的后果。如果刺中心脏，一天左右就要死亡，会出现频发噫气的症状；如果刺中肝脏，五天左右就要死亡，会有多语的表现；如果刺中肺脏，三天左右就要死亡，会出现咳嗽的症状；如果刺中肾脏，

六天左右就要死亡，会有喷嚏和哈欠的症状；如果刺中脾脏，十天左右就要死亡，出现不自主吞咽的症状。刺伤了人体五脏，一般都会导致死亡，所伤之脏不同则症状各异，因此可以根据不同的症状来测知死亡的日期。

标本病传论篇第六十五

[原文] 黄帝问曰：病有标本，刺有逆从奈何？

岐伯对曰：凡刺之方，必别阴阳，前后相应，逆从得施，标本相移，故曰有其在标而求之于标，有其在本而求之于本，有其在本而求之于标，有其在标而求之于本。故治有取标而得者，有取本而得者，有逆取而得者，有从取而得者。故知逆与从，正行无问，知标本者，万举万当，不知标本，是谓妄行。

夫阴阳逆从标本之为道也，小而大，言一而知百病之害，少而多，浅而博，可以言一而知百也。以浅而知深，察近而知远，言标与本，易而勿及。

治反为逆，治得为从。先病而后逆者治其本，先逆而后病者治其本，先寒而后生病者治其本，先病而后生寒者治其本，先热而后生病者治其本，先热而后生中满者治其标，先病而后泄者治其本，先泄而后生他病者治其本，必且调之，乃治其它病，先病而后先中满者治其标，先中满而后烦心者治其本。人有客气有同气。小大不利治其标，小大利治其本。病发而有余，本而标之，先治其本，后治其标。病发而不足，标而本之，先治其标，后治其本。谨察间甚，以意调之，间者并行，甚者独行。先小大不利而后生病者治其本。

[白话解] 黄帝问道：疾病有标和本的分别，刺法有逆和从的不同，是怎么回事？

岐伯回答：一般而言针刺的准则，必须辨别其阴阳属性，联系其前后关系，恰当地运用逆治和从治，灵活地处理治疗中的标本先后关系。所以说，有的病在标就治标，有的病在本就治本，有的病在本却治标，有的病在标却治本。在治疗上，有治标而缓解的，有治本而见效的，有逆治而痊愈的，有从治而成功的。所以懂得了逆治和从治的原则，就能够进行正确的治疗，而不必再有顾虑。如果透彻地认识疾病的标病和本病，以及标本之间的轻重缓急，治疗时就能做到万无一失；如果不知标本，治疗时必然会盲目错乱。

关于阴阳、逆从、标本的道理，看起来很小，而应用的价值却很大。掌握其中的道理，就能触类旁通，知道许多疾病的危害，即由少而知多，由浮浅而深博，言一而知百。但是以浅知深，察近而知远，以及标本的道理，说起来比较容易，而临床运用起来就比较困难了。

不懂得标本的道理，治疗时违反了标本的原则，称为逆；知道标本的道理，治疗时顺应标本的原则，称为从。先患某病而后发生气血逆乱的，应当治其先病之本；先有气血逆乱而后发生病变的，应当治其气血之本。先有寒证而后发生病变的，应当治其先病之寒；先有病而后生寒证的，应当治其先病。先有热证而后发生病变的，应当治其先病之热；先有热证而后出现腹部胀满的，应当治其腹胀之标。先有某病而后出现泄泻，应当治其先病；先有泄泻而后发生疾病的，应当先治其泄泻，必须先把泄泻调治好，然后再治疗其他疾病。先患某病而后发生腹部胀满的，应当治其腹胀之标；先患腹部胀满而后出现心烦的，先治其腹胀之本。人有由新感外邪而生病的，也有由体内邪气致病的。但不管新感之邪还是体内之邪，凡是出现大小便不利，要先通利大小便以治其标，大小便通利则治其本病。疾病发作表现为有余，就用本而标之的治法，即先祛邪以治其本，然后调理气血阴阳以治其标；疾病发作表现为正气不足，采用标而本之的治法，即先固护正气防止虚脱以治其标，后祛除邪气以治其本。必须谨慎地观察疾病的轻重深浅以及标本缓急的不同，用心调理；凡病轻的，处于缓解期的，可以标本同治；凡病重的，处于发作期的，应当采用专一的治本或治标的方法。另外，如果先有大小便不利而后发生其他疾病的，应当先治大小便不利的本病。

[原文] 夫病传者，心病先心痛，一日而咳，三日胁支痛，五日闭塞不通，身痛体重，三日不已死，冬夜半，夏日中。肺病喘咳，三日而胁支满痛，一日身重体痛，五日而胀，十日不已死，冬日入，夏日出。肝病头目眩胁支满，三日体重身痛，五日而胀，三日腰脊少腹痛胫酸，三日不已死，冬日入，夏早食。脾病身痛体重，一日而胀，二日少腹腰脊

痛胫酸，三日背膂筋痛小便闭，十日不已死，冬入
定，夏晏食。肾病少腹腰脊痛胻酸，三日背膂筋痛
小便闭，三日腹胀，三日两胁支痛，三日不已死，
冬大晨，夏晏晡。胃病胀满，五日少腹腰脊痛胻酸，
三日背膂筋痛小便闭，五日身体重，六日不已死，
冬夜半后，夏日昳。膀胱病小便闭，五日少腹胀，
腰脊痛胻酸，一日腹胀，一日身体痛，二日不已死，
冬鸡鸣，夏下晡。诸病以次相传，如是者，皆有死
期，不可刺。间一藏止，及至三四藏者，乃可刺也。

[白话解] 疾病的传变，是先传其所胜之脏。
心脏有病先出现心痛，如果不愈，过一日病邪就会
传到肺脏并引起咳嗽；再过三日病邪传入肝脏，胁
肋部位胀痛；再过五日病传入脾脏，大便闭塞不通，
身体疼痛沉重；如果再过三日不愈，五脏受损就要
死亡，冬天死于半夜，夏天死于中午。肺脏有病，
先出现喘咳的症状，如果不愈，三日病邪就会传到
肝脏，出现胁肋胀满疼痛的症状；肝病不愈，再过
一日病邪传到脾脏，则身体沉重疼痛；脾病不愈，
再过五日病邪传到胃腑，胃气不和，就出现腹胀疼

痛。再过十日不愈，就要死亡，冬天死于日落之时，夏天死于日出之时。肝脏有病就会出现头痛目眩、胁肋胀满，如果不愈，三日后病邪传到脾脏而出现身体沉重疼痛；脾病不愈再过五日病邪传到胃腑，出现腹胀；再过三日病邪传到肾脏，产生腰脊少腹疼痛、小腿发酸的症状；再过三日不愈，就要死亡，冬天死于日落之时，夏天死于吃早饭之时。脾脏有病出现身体沉重疼痛，如果不愈，一日后病邪就会传入于胃腑，发生腹胀症状；再过二日病邪会传到肾脏，出现小腹和腰椎疼痛、小腿肌肉发酸等症状；再过三日病邪传入膀胱，出现背脊筋骨疼痛、小便不通的症状；再过十日不愈，就要死亡，冬天死于申时之后，夏天死于寅时之后。肾脏有病就会出现小腹腰脊疼痛、小腿肌肉发酸等症状，三日不愈则病邪传入膀胱，引起背脊筋骨疼痛、小便不通；再过三日不愈，病邪传入于胃腑，出现腹胀的症状；再过三日病邪传于肝脏，出现两胁胀痛的症状；再过三日不愈，就要死亡，冬天死于天亮，夏天死于黄昏。胃有病则出现脘腹胀满的症状，如果不愈，五日后病邪传于肾脏，小腹腰脊疼痛，小腿肌肉发酸；再过三日病邪传入膀胱，引发背脊筋骨疼痛、小便不通；再过五日病邪传于脾脏，致使身体沉重；再过六日不愈就要死亡，冬天死于半夜之后，夏天死于午后。膀胱发病则出现小便不通的症状，五日后病邪传于肾脏，发生少腹胀满、腰脊疼痛、小腿肌肉发酸的症状；再过一日病邪传入于胃腑，出现腹胀的症状；再过一日病邪传于脾脏，身体疼痛；再过二日不愈，就要死亡，冬天死于半夜后，夏天死于下午。各种疾病按次序相传，正如上面所说的，都有一定的死期，不可以用针刺治疗；如果没有按照上述次序传变，而是间隔一脏或者间隔三四脏传变，病尚轻浅，还是可以采用针刺治疗的。

天元纪大论篇第六十六

[原文] 黄帝问曰：天有五行御五位，以生寒暑燥湿风；人有五脏化五气，以生喜怒思忧恐。论言五运相袭而皆治之，终朞之日，周而复始，余已知之矣，愿闻其与三阴三阳之候奈何合之？

鬼臾区稽首再拜对曰：昭乎哉问也。夫五运阴阳者，天地之道也，万物之纲纪，变化之父母，生杀之本始，神明之府也，可不通乎！故物生谓之化，物极谓之变，阴阳不测谓之神，神用无方谓之圣。夫变化之为用也，在天为玄，在人为道，在地为化，化生五味，道生智，玄生神。神在天为风，在地为木；在天为热，在地为火；在天为湿，在地为土；在天为燥，在地为金；在天为寒，在地为水。故在天为气，在地成形，形气相感而化生万物矣。然天地者，万物之上下也；左右者，阴阳之道路也；水火者，阴阳之征兆也；金木者，生成之终始也。气有多少，形有盛衰，上下相召而损益彰矣。

[白话解] 黄帝问道：天有木、火、土、金、水五行，它的作用分布于东、西、南、北、中五个方位，从而产生寒、暑、燥、湿、风等气候变化；人有五脏生五志之气，从而产生喜、怒、思、忧、恐等情志变化。《素问·六节藏象论》中提到，五运之气相互承袭，各有其所主治的季节，到了一年终结的时候，又重新开始，循环无端。这些道理我已经知道了。我还想再听一听关于五运和三阴三阳是怎样结合的呢？

鬼臾区再次跪拜回答：您提的这个问题很高明啊。五运和阴阳是自然界运动变化的根本规律，是自然万物的总纲，是事物发展变化的基础和生长、毁灭的本源，是宇宙间无穷尽的变化所在，这些道理哪能不通晓呢？事物的开始发生叫作"化"；事物发展到极点叫作"变"；难以探测的阴阳变化叫作"神"；能够掌握和运用这种变化规律的人叫作"圣"。自然界中阴阳变化的作用，在天则表现为深远无穷，而为主宰万物的无限力量；在人则表现为能够正确认识和运用这些规律，而适应自然界的一

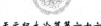
切变化；在地则表现为万物的生长发育。物质的生化而产生五味，人们认识了自然的规律，就能够产生智慧，天地阴阳主宰万物，产生无穷尽的变化。自然界深奥微妙的运动变化，会产生无穷无尽的现象，如在天为无形之风，在地为有形之木；在天为无形之热，在地为有形之火；在天为无形之湿，在地为有形之土；在天为无形之燥，在地为有形之金；在天为无形之寒，在地为有形之水。所以在天为无形之气，在地为有形之质。形和气相互感召，就能变化和产生万物。所以，天覆于上，地载于下，天地是万物的上下；阳升于左，阴降于右，所以左右是阴阳的道路；水属阴，火属阳，所以水火是阴阳的象征；万物生发于属木的春季，成熟于属金的秋季，所以金木是生成的终始。在天的无形之气有多有少，在地的有形之质有盛有衰，上下形气互相感召，事物太过和不及的变化都显露了出来。

[原文] 帝曰：愿闻五运之主时也如何？

鬼臾区曰：五气运行，各终期日，非独主时也。

帝曰：请问其所谓也。

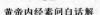
鬼臾区曰：臣积考《太始天元册》文曰：太虚廖廓，肇基化元，万物资始，五运终天，布气真灵，总统坤元，九星悬朗，七曜周旋。曰阴曰阳，曰柔曰刚，幽显既位，寒暑弛张，生生化化，品物咸章。臣斯十世，此之谓也。

[白话解] 黄帝说：我想听听关于五运分主四时是怎么回事呢？

鬼臾区说：五运各能主一年，不是单独只主某一时令。

黄帝说：请您讲一讲其中的道理。

鬼臾区说：我考查过《太始天元册》一书，书中提到：广阔无边的天空，是生化物质的基础和本源，是万物资生的开始，五运行于天道，周而复始。它还布施天地真元之气，是总统万物生长的根源，明朗的九星悬照天空，发光的七曜按周天之度旋转，于是万物就有了阴阳的变化，就有了柔刚的不同性质，昼夜有明亮与黑暗的交替，四时有寒冷暑热的次序。这样生生不息，变化无穷，万物的不同形象都表现出来。我家祖传已经十代了，就是研究前面

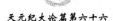

提到的这些问题的。

[原文] 帝曰：善。何谓气有多少，形有盛衰？

鬼臾区曰：阴阳之气各有多少，故曰三阴三阳也。形有盛衰，谓五行之治，各有太过不及也。故其始也，有余而往，不足随之；不足而往，有余从之，知迎知随，气可与期。应天为天符，承岁为岁直，三合为治。

[白话解] 黄帝说：讲得好。那么请问什么是气有多有少，形有盛有衰呢？

鬼臾区说：阴气和阳气各有多少的不同，所以有一阴、二阴、三阴和一阳、二阳、三阳的区别。形有盛有衰，是指天干所主的运气，分别有太过和不及的区别。如果开始是太过的阳年，随之而来的是不及的阴年；反之，如果是不及的阴年，随之而来的是太过的阳年。明白了太过与不及的往来规律，那么对一年中运气的盛衰情况，就可以预先知道。凡是主一年之运与司天之气相符的，就称为天符；一年之运与年支的五行相同的，就称为岁直；一年之运与司天之气、年支的五行均相合的，称为三合。

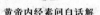

[原文] 帝曰：上下相召奈何？

鬼臾区曰：寒暑燥湿风火，天之阴阳也，三阴三阳上奉之。木火土金水火，地之阴阳也，生长化收藏下应之。天以阳生阴长，地以阳杀阴藏。天有阴阳，地亦有阴阳。木火土金水火，地之阴阳也，生长化收藏。故阳中有阴，阴中有阳。所以欲知天地之阴阳者，应天之气，动而不息，故五岁而右迁，应地之气，静而守位，故六期而环会，动静相召，上下相临，阴阳相错，而变由生也。

[白话解] 黄帝说：天气和地气是怎样互相感召的呢？

鬼臾区说：寒、暑、燥、湿、风、火，是天的阴阳，三阴三阳与其相应。木、火、土、金、水，是地的阴阳，生长化收藏与其相应。上半年天气主之，春夏为天之阴阳，主生主长；下半年地气主之，秋冬为地之阴阳，主杀主藏。天气有阴阳，地气也有阴阳。木火土金水就是地的阴阳，主生长化收藏。天地之气上下相合，则阳中有阴，阴中有阳。所以想要知道天地阴阳的变化情况，就必须知道五行与

天干相配合是运转不息的，并且每五年轮转一周，自东向西运转；也必须要知道六气与地支相配合是运转不息的，它们各守其位，每六年而环周一次。由于动和静之间互相感召，天气和地气互相交错，而产生了天地之间无穷无尽的变化。

[原文] 帝曰：上下周纪，其有数乎？

鬼臾区曰：天以六为节，地以五为制。周天气者，六期为一备；终地纪者，五岁为一周。君火以明，相火以位。五六相合而七百二十气为一纪，凡三十岁；千四百四十气，凡六十岁，而为一周，不及太过，斯皆见矣。

[白话解] 黄帝说：天气和地气，循环周旋，有没有定数呢？

鬼臾区说：司天之气，以六为常数，司地之气，以五为常数。司天之气，六年循环一周，称为一备；司地之气，五年循环一周，称为一周。因为君火主宰神明，只有相火主运气，所以运有五，气有六。六气和五运互相结合，七百二十个节气，为一纪，共三十年；一千四百四十个节气，共六十年而成为一周。在这六十年中，气运的太过和不及，都可以清楚地知道了。

[原文] 帝曰：夫子之言，上终天气，下毕地纪，可谓悉矣。余愿闻而藏之，上以治民，下以治身，使百姓昭著，上下和亲，德泽下流，子孙无忧，传之后世，无有终时，可得闻乎？

鬼臾区曰：至数之机，迫迮以微，其来可见，其往可追，敬之者昌，慢之者亡，无道行弘，必得天殃，谨奉天道，请言真要。

帝曰：善言始者，必会于终，善言近者，必知其远，是则至数极而道不惑，所谓明矣。愿夫子推而次之，令有条理，简而不匮，久而不绝，易用难忘，为之纲纪，至数之要，愿尽闻之。

鬼臾区曰：昭乎哉问！明乎哉道！如鼓之应桴，响之应声也。臣闻之，甲己之岁，土运统之；乙庚之岁，金运统之；丙辛之岁，水运统之；丁壬之岁，木运统之；戊癸之岁，火运统之。

[白话解] 黄帝说：先生所谈论的，上通天气，下达地理，可以说是十分详尽了。我愿把听到的知

识珍藏起来，上以解百姓疾苦，下以保自身健康，使百姓也都明白这些道理，上下和睦亲爱，德泽广泛流行，并能传之于子孙后世，永远没有终了的时候。您能再把如何应用这个道理来防治疾病给我讲一讲吗？

鬼臾区说：五运六气的演化有一定的规律，它是精密而深切的，它的未来，可以预见，它的过去，可以追溯。遵从这些规律，就能繁荣昌盛，违背这些规律，就要损折夭亡；不遵守这些规律，而只按个人的意志去行事，必然会遭受灾祸。所以，必须谨慎地遵照和适应运气变化的规律。现在请让我讲一讲其中主要的道理。

黄帝说：善于谈论事理起始的人，也必然知道事物的结局；善于谈论现状的人，也必然通晓未来的发展。这样，运气的道理虽很深远，却能够理解其中的道理而不至于被迷惑，这就是所谓明了的意思。请先生把这些道理进一步推理，使它有条不紊、简明扼要，以使其永久流传而不至绝亡、容易掌握而不会被人忘记。对于运气的纲要，我想听您详细

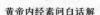
地讲一讲。

鬼臾区说：您说的道理很明白，提的问题也很高明，如同鼓槌敲击在鼓上发出的声音立即得到回响一样。我听说过，凡是甲年、己年都是土运治理，乙年、庚年都是金运治理，丙年、辛年都是水运治理，丁年、壬年都是木运治理，戊年、癸年都是火运治理。

[原文] 帝曰：其于三阴三阳，合之奈何？

鬼臾区曰：子午之岁，上见少阴；丑未之岁，上见太阴；寅申之岁，上见少阳；卯酉之岁，上见阳明；辰戌之岁，上见太阳；巳亥之岁，上见厥阴。少阴所谓标也，厥阴所谓终也。厥阴之上，风气主之；少阴之上，热气主之；太阴之上，湿气主之；少阳之上，相火主之；阳明之上，燥气主之；太阳之上，寒气主之。所谓本也，是谓六元。

帝曰：光乎哉道！明乎哉论！请著之玉版，藏之金匮，署曰《天元纪》。

[白话解] 黄帝说：三阴三阳与六气是如何配合的呢？

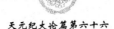

鬼臾区说：子年、午年是少阴司天，丑年、未年是太阴司天，寅年、申年是少阳司天，卯年、酉年是阳明司天，辰年、戌年是太阳司天，巳年、亥年是厥阴司天。地支十二，始于子，终于亥，所以少阴是起首，厥阴是终结。厥阴司天，风气主令；少阴司天，热气主令；太阴司天，湿气主令；少阳司天，相火主令；阳明司天，燥气主令；太阳司天，寒气主令。风、热、湿、火、燥、寒是三阴三阳的本元，所以叫作六元。

黄帝说：这是多么明白的道理啊！您讲得又是多么清楚啊！我将把它刻在玉版上，珍藏在金匮里，题上名字，叫作"天元纪"。

五运行大论篇第六十七

[原文] 黄帝坐明堂，始正天纲，临观八极，考建五常，请天师而问之曰：论言天地之动静，神明为之纪；阴阳之升降，寒暑彰其兆。余闻五运之数于夫子，夫子之所言，正五气之各主岁尔，首甲定运，余因论之。鬼臾区曰：土主甲己，金主乙庚，水主丙辛，木主丁壬，火主戊癸。子午之上，少阴主之；丑未之上，太阴主之；寅申之上，少阳主之；卯酉之上，阳明主之；辰戌之上，太阳主之；巳亥之上，厥阴主之。不合阴阳，其故何也？

岐伯曰：是明道也，此天地之阴阳也。夫数之可数者，人中之阴阳也，然所合，数之可得者也。夫阴阳者，数之可十，推之可百，数之可千，推之可万。天地阴阳者，不以数推以象之谓也。

帝曰：愿闻其所始也。

岐伯曰：昭乎哉问也！臣览《太始天元册》文，丹天之气经于牛女戊分，黅天之气经于心尾己

分，苍天之气经于危室柳鬼，素天之气经于亢氐昴毕，玄天之气经于张翼娄胃。所谓戊己分者，奎壁角轸，则天地之门户也。夫候之所始，道之所生，不可不通也。

[**白话解**] 黄帝坐在明堂之中，开始厘正天之纲纪，观察八方的地势，研究五气运行的常规，并请教岐伯，向他问道：在医学著作中提到，天地的运动变化，是以自然界中变化莫测的物象为纲纪；阴阳的升降，可以通过寒暑往来的变更，显示出其中的征兆。我也听先生讲过五运的规律，但先生所讲的仅是五运之气分别各主一岁的情况。关于六十甲子，从甲子配合开始的问题，我曾与鬼臾区进行了讨论。鬼臾区说，土运主甲己年，金运主乙庚年，水运主丙辛年，木运主丁壬年，火运主戊癸年。子年与午年是少阴司天，丑年与未年是太阴司天，寅年与申年是少阳司天，卯年与酉年是阳明司天，辰年与戌年是太阳司天，巳年与亥年是厥阴司天。这些与以前所论的阴阳概念不相符，这是什么原因呢？

岐伯说：这其中的道理很明显，五运六气是阐释天地阴阳变化的规律。可以数得清的阴阳是人体中的阴阳，人体中的脏腑、气血、阴精阳气的相合关系，是可以计算出来的。阴阳变化的推演，可以从十推演至百，由千推演及万，所以天地阴阳的变化，不能用数字去推演，只能从自然万象的变化中去推求。

黄帝说：我想听听运气学说是怎样创始的。

岐伯说：您问得很高明啊。我曾看到《太始天元册》中记载，赤色的火气，横布在牛、女二宿及西北方的戊位之间；黄色的土气，横布在心、尾二宿及东南方的己位之间；青色的木气，横布在危、室二宿与柳、鬼二宿之间；白色的金气，横布在亢、氐二宿与昴、毕二宿之间；黑色的水气，横布在张、翼二宿与娄、胃二宿之间。而戊位，即为奎、壁二宿所在之处；己位，即为角、轸二宿所在之处。奎、壁正当秋分时，日渐短，气渐寒，角、轸正当春分时，日渐长，气渐暖，所以是天地阴阳的门户。这是推演气候的开始、自然规律的所在，不可以不明白啊。

[原文] 帝曰：善。论言天地者，万物之上下，左右者，阴阳之道路，未知其所谓也？

岐伯曰：所谓上下者，岁上下见阴阳之所在也。左右者，诸上见厥阴，左少阴右太阳；见少阴，左太阴右厥阴；见太阴，左少阳右少阴；见少阳，左阳明右太阴；见阳明，左太阳右少阴；见太阳，左厥阴右阳明。所谓面北而命其位，言其见也。

帝曰：何谓下？

岐伯曰：厥阴在上则少阳在下，左阳明右太阴；少阴在上则阳明在下，左太阳右少阳；太阴在上则太阳在下，左厥阴右阳明；少阳在上则厥阴在下，左少阴右太阳；阳明在上则少阴在下，左太阴右厥阴；太阳在上则太阴在下，左少阳右少阴；所谓面南而命其位，言其见也。上下相遘，寒暑相临，气相得则和，不相得则病。

帝曰：气相得而病者何也？

岐伯曰：以下临上，不当位也。

[白话解] 黄帝说：讲得好。在《天元纪大论》中提到：天地是万物的上下，左右是阴阳的道路，

不知道是什么意思。

岐伯说：这里所说的"上下"指的是该年的司天、在泉，从中可以见到阴阳所在的位置。所说的"左右"指的是司天的左右间气，如厥阴司天，左间是少阴，右间是太阳；少阴司天，左间是太阴，右间是厥阴；太阴司天，左间是少阳，右间是少阴；少阳司天，左间是阳明，右间是太阴；阳明司天，左间是太阳，右间是少阳；太阳司天，左间是厥阴，右间是阳明。这里说的左右，是面向北方所见的位置。

黄帝说：什么叫作在泉？

岐伯说：厥阴司天，则少阳在泉，在泉的左间是阳明，右间是太阴；少阴司天，则阳明在泉，在泉的左间是太阳，右间是少阳；太阴司天，则太阳在泉，在泉的左间是厥阴，右间是阳明；少阳司天，则厥阴在泉，在泉的左间是少阴，右间是太阳；阳明司天，则少阴在泉，在泉的左间是太阴，右间是厥阴；太阳司天，则太阴在泉，在泉的左间是少阳，右间是少阴。这里所说的左右，是面向南方所见的

位置。客气和主气相互交感，客气轮流加临主气之上，如果客主两气相得则平和，不相得则生病。

黄帝说：如果客主两气相得而生病，这是什么原因呢？

岐伯说：这是因为上下关系颠倒造成的，仍属不当其位，所以引起疾病。

[原文] 帝曰：动静何如？

岐伯曰：上者右行，下者左行，左右周天，余而覆会也。

帝曰：余闻鬼臾区曰：应地者静。今夫子乃言下者左行，不知其所谓也，愿闻何以生之乎？

岐伯曰：天地动静，五行迁复，虽鬼臾区其上候而已，犹不能遍明。夫变化之用，天垂象，地成形，七曜纬虚，五行丽地。地者，所以载生成之形类也。虚者，所以列应天之精气也。形精之动，犹根本之与枝叶也，仰观其象，虽远可知也。

帝曰：地之为下否乎？

岐伯曰：地为人之下，太虚之中者也。

帝曰：冯乎？

岐伯曰：大气举之也。燥以干之，暑以蒸之，风以动之，湿以润之，寒以坚之，火以温之。故风寒在下，燥热在上，湿气在中，火游行其间，寒暑六入，故令虚而生化也。故燥胜则地干，暑胜则地热，风胜则地动，湿胜则地泥，寒胜则地裂，火胜则地固矣。

[**白话解**] 黄帝说：天地的动静是怎样的呢？

岐伯说：天在上，自东而西，向右运行；地在下，自东而西，向左运行，左右旋转一周为一年的时间，然后又回到原来的位置。

黄帝说：我听鬼臾区说，地之气是静止而不动的。现在先生却说，在下的在泉之气是向左运行的，不明白您的意思，我想听听是什么道理。

岐伯回答：天地阴阳的运动和静止，五行之气的递迁和往复，是十分复杂的，鬼臾区虽然知道天体的运行情况，但是没有全面的了解。天地变化的作用，天空中显示的是日月星象，地形成了有形的物质。日月五星围绕在太空之中，五行之气附着在大地之上，所以地载各类有形的物质，天空悬列日

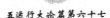

月五星。大地上的物质与天空中精气的运动，就像根本和枝叶的关系。虽然距离很远，但通过对形象的观察，仍然可以晓得他们的情况。

黄帝问道：大地是不是在下面呢？

岐伯回答：应该说大地是在人的下面，在太空之中。

黄帝问道：它在太空中间依靠的是什么呢？

岐伯回答：依靠的是太空间的大气把它托举起来。燥气使它干燥，暑气使它蒸发，风气使它动荡，湿气使它滋润，寒气使它坚实，火气使它温暖。所以风寒之气在下，燥热之气在上，湿气在中，火气游行于诸气之间。一年之内，风、寒、暑、湿、燥、火六气，下临于大地，大地受六气的影响而化生万物。所以燥气太过，大地就会干燥；暑气太过，大地就会炽热；风气太过，大地就会动荡；湿气太过，大地就会泥泞；寒气太过，大地就会坼裂；火气太过，大地就会坚固。

[原文] 帝曰：天地之气，何以候之？

岐伯曰：天地之气，胜复之作，不形于诊也。

《脉法》曰：天地之变，无以脉诊。此之谓也。

帝曰：间气何如？

岐伯曰：随气所在，期于左右。

帝曰：期之奈何？

岐伯曰：从其气则和，违其气则病。不当其位者病，迭移其位者病，失守其位者危，尺寸反者死，阴阳交者死。先立其年，以知其气，左右应见，然后乃可以言死生之逆顺。

[白话解] 黄帝说：司天、在泉之气，对人的影响，从脉象上怎样观察呢？

岐伯说：司天、在泉之气，胜气和复气的发作，在人体的脉象上是诊察不出来的。《脉法》上说：司天、在泉之气的变化，无法从脉象上进行诊察。说的就是这个意思。

黄帝说：间气会有怎样的反映呢？

岐伯说：可以随着每年间气应于左右手的脉搏去测知。

黄帝说：怎样进行诊察呢？

岐伯说：脉气与岁气相应的则平和，脉气与岁

气相违的则生病。如果脉气不在其位而见于他位，就要引起疾病；脉气位置左右颠倒，就要引起疾病；相应之脉位反见于克贼脉象的，说明病情危重；两手尺脉和寸脉相反的，就要死亡；左右脉发生的变化互相交错，也会死亡。在诊察脉象时，首先要确立每年的司天、在泉，才能知岁气与脉象相应的正常情况，明确左右间气应当出现的位置，然后才可以预测人的生死和病情的逆顺。

[原文] 帝曰：寒暑燥湿风火，在人合之奈何？其于万物何以生化？

岐伯曰：东方生风，风生木，木生酸，酸生肝，肝生筋，筋生心。其在天为玄，在人为道，在地为化。化生五味，道生智，玄生神，化生气。神在天为风，在地为木，在体为筋，在气为柔，在脏为肝。其性为暄，其德为和，其用为动，其色为苍，其化为荣，其虫毛，其政为散，其令宣发，其变摧拉，其眚为陨，其味为酸，其志为怒。怒伤肝，悲胜怒；风伤肝，燥胜风；酸伤筋，辛胜酸。

[白话解] 黄帝说：寒、暑、燥、湿、风、火

六气，是怎样与人体相配合的？对于万物的生化，又有什么关系呢？

岐伯说：东方应春而生风，春风能使木类生长，木气产生酸味，酸味滋养肝脏，肝脏的气血能滋养筋，筋为肝木所生，木生火，所以筋又能滋养心脏。六气在天，深远无边，在人为认识事物的变化规律，在地为万物生化不息。生化然后能产生五味；认识了事物的规律，然后能产生智慧；深远无边的天，生成变化莫测的神，生化作用产生了原始之气。神的变化，在天为风，在地为木，在人体为筋，在气为柔和，在脏为肝。它的性质为温暖，它的品德为平和，它的功用为动，它的色为青色，它的生化为繁荣，在动物中属有毛的一类，它的作用为升散，它的时令特点为宣散柔和。风木之气的异常变动，使万物摧折败坏。它所造成的灾害，使草木陨落。在味道为酸，在情志为怒。怒能伤肝，悲哀能抑制怒气；风气能伤肝，燥气能克制风气；酸味能伤筋，辛味能克制酸味。

[原文] 南方生热，热生火，火生苦，苦生心，

心生血，血生脾。其在天为热，在地为火，在体为脉，在气为息，在脏为心。其性为暑，其德为显，其用为躁，其色为赤，其化为茂，其虫羽，其政为明，其令郁蒸，其变炎烁，其眚燔焫，其味为苦，其志为喜。喜伤心，恐胜喜；热伤气，寒胜热；苦伤气，咸胜苦。

[白话解] 南方应夏而生热，热盛则生火，火气能生苦味，苦味养心，滋养心脏，心脏能产生血液，火生土，所以血液能滋养脾脏。神的变化，在天为热，在地为火，在人体为脉。它在气使万物生长繁茂，在脏为心。它的性质为暑热，它的品德为光华显明，它的功用为躁动，它的颜色为赤色，它的生化为茂盛，在动物中属羽毛一类，它的作用是光明普照，它的时令特点是盛热蒸腾。火热之气的异常变化，是炎热灼烁。它所造成的灾害，可以产生大火焚烧。在味道为苦，在情志为喜。喜能伤心，恐惧能抑制喜气；火热能伤气，寒气能克制热气；苦味能伤气，咸味能克制苦味。

[原文] 中央生湿，湿生土，土生甘，甘生脾，

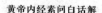

脾生肉，肉生肺。其在天为湿，在地为土，在体为肉，在气为充，在脏为脾。其性静兼，其德为濡，其用为化，其色为黄，其化为盈，其虫倮，其政为谧，其令云雨，其变动注，其眚淫溃，其味为甘，其志为思。思伤脾，怒胜思；湿伤肉，风胜湿；甘伤脾，酸胜甘。

[白话解] 中央应长夏而生湿，湿能生土，土气能产生甘味，甘味入脾，能滋养脾脏，脾脏能滋肌肉，土生金，所以脾气通过肌肉而滋养肺脏。神的变化，在天为湿，在地为土，在人体为肉，在气使物体充盈，在脏为脾。它的性质安静能兼容万物，它的品德为濡润，它的功用为生化，它的颜色为黄色，它的生化使万物盈满，在动物为倮体类，它的作用为安静，它的时令特点为布化云雨。湿土之气的异常变化，是容易发生暴雨或淫雨连绵。它所造成的灾害，为大水流溢，堤坝崩溃。在味道为甘，在情志为思。思能伤脾，愤怒能抑制思虑；湿气太过能伤肌肉，风气能克制湿气；甘味能伤脾，酸味能克制甘味。

[原文] 西方生燥，燥生金，金生辛，辛生肺，肺生皮毛，皮毛生肾。其在天为燥，在地为金，在体为皮毛，在气为成，在脏为肺，其性为凉，其德为清，其用为固，其色为白，其化为敛，其虫介，其政为劲，其令雾露，其变肃杀，其眚苍落，其味为辛，其志为忧。忧伤肺，喜胜忧；热伤皮毛，寒胜热；辛伤皮毛，苦胜辛。

[白话解] 西方应秋而生燥，燥能生金，金气能生辛味，辛味入肺而能滋养肺脏，肺能滋养皮毛，金生水，肺气通过皮毛又能滋养肾脏。神的变化，在天为燥，在地为金，在人体为毛，在气使万物收成，在脏为肺。它的性质清凉，它的品德洁净，它的功用特点为坚固，它的颜色为白色，它的生化使万物收敛，在动物为甲介一类，它的作用刚劲有力，它的时令特点为雾露。燥金之气的异常变动，为肃杀摧残，它所造成的灾害，是苍老陨落。在味道为辛，在情志为忧愁。忧能伤肺，喜能抑制忧愁；热气能伤皮毛，寒气能克制热气；辛味能伤皮毛，苦味能克制辛味。

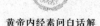

[原文] 北方生寒，寒生水，水生咸，咸生肾，肾生骨髓，髓生肝。其在天为寒，在地为水，在体为骨，在气为坚，在脏为肾。其性为凛，其德为寒，其用为□，其色为黑，其化为肃，其虫鳞，其政为静，其令□□，其变凝冽，其眚冰雹，其味为咸，其志为恐。恐伤肾，思胜恐；寒伤血，燥胜寒；咸伤血，甘胜咸。五气更立，各有所先，非其位则邪，当其位则正。

[白话解] 北方应冬而生寒，寒能生水，水气能生咸味，咸味入肾而能滋养肾脏，肾能滋养骨髓，水生木，所以骨髓能滋养肝脏。神的变化，在天为寒，在地为水，在人体为骨，在气使物体坚实，在脏为肾。它的性质为清冷，它的品德为寒冷，它的功用特点为闭藏，它的颜色为黑色，它的生化使万物肃静，在动物属鳞虫一类，它的作用为澄清冰冷，它的时令特点为寒凝。寒水之气的异常变动，是水冰气寒，它所造成的灾害，是冰雹非时而降。在味道为咸，在情志为恐。恐能伤肾，思能抑制恐惧；寒能伤血，燥热能克制寒气；咸味伤血，甘味能

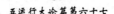

克制咸味。五行之气在四时交替更换主时，分别所主，非其所主时，可以成为邪气，在其所主时，就是正气。

[原文] 帝曰：病生之变何如？

岐伯曰：气相得则微，不相得则甚。

帝曰：主岁何如？

岐伯曰：气有余，则制己所胜而侮所不胜；其不及，则己所不胜侮而乘之，己所胜轻而侮之。侮反受邪，侮而受邪，寡于畏也。

帝曰：善。

[白话解] 黄帝问道：邪气致病所发生的变化是怎样的呢？

岐伯回答：来气与主时之令相合，则病情轻微；来气与主时之令不相合，则病情严重。

黄帝说：五气主岁是怎样的呢？

岐伯说：五运之气太过，不仅能制约自己所克制的气，而且又能欺侮本来克制自己的气；五运之气不及，使克制自己的气对自己的克制加重，而且自己所能克制的气也轻视自己，反而侵犯自己。凡是欺侮他气者，自己也会受到邪气的伤害，这是因为它无所忌惮，盛极必衰，必会被别气所乘。

黄帝说：讲得好。

六微旨大论篇第六十八

[原文] 黄帝问曰：呜呼远哉！天之道也，如迎浮云，若视深渊，视深渊尚可测，迎浮云莫知其极。夫子数言谨奉天道，余闻而藏之，心私异之，不知其所谓也。愿夫子溢志尽言其事，令终不灭，久而不绝，天之道可得闻乎？

岐伯稽首再拜对曰：明乎哉问天之道也！此因天之序，盛衰之时也。

[白话解] 黄帝说：啊！关于天的变化规律，是多么深远，好像仰望空中的浮云，又好像俯视深渊一样。深渊虽深，但仍可以被测知，而仰望浮云则不知它的终极之处。先生多次谈到，要小心谨慎地遵循天地阴阳的变化规律，我听到以后，都铭记在心，但是心里常感到疑惑，不明白其中的道理。请先生详尽地讲讲其中的道理，使它永远地流传下去，不致灭绝。您可以把它的规律讲给我听吗？

岐伯再次行礼后回答：您提的问题很高明。这是由于运气秩序的变更，表现出来自然气象的盛衰变化。

[原文] 帝曰：愿闻天道六六之节，盛衰何也？

岐伯曰：上下有位，左右有纪。故少阳之右，阳明治之；阳明之右，太阳治之；太阳之右，厥阴治之；厥阴之右，少阴治之；少阴之右，太阴治之；太阴之右，少阳治之。此所谓气之标，盖南面而待也。故曰：因天之序，盛衰之时，移光定位，正立而待之，此之谓也。少阳之上，火气治之，中见厥阴；阳明之上，燥气治之，中见太阴；太阳之上，寒气治之，中见少阴；厥阴之上，风气治之，中见少阳；少阴之上，热气治之，中见太阳；太阴之上，湿气治之，中见阳明。所谓本也，本之下，中之见也，见之下，气之标也，本标不同，气应异象。

[白话解] 黄帝问道：我想听听关于六气循环盛衰的情况是怎样的？

岐伯回答：六气司天在泉，有一定的位置，左右间气有一定的规则定位。所以少阳的右方，是阳明主司；阳明的右方，是太阳主司；太阳的右方，

是厥阴主司；厥阴的右方，是少阴主司；少阴的右方，是太阴主司；太阴的右方，是少阳主司。这就是所说的六气之标，是以面向南方来定位的。所以说，天之六气按照一定的顺序循环运动，产生了时令的盛衰变化，这种变化要通过观察日影移动的刻度来确定位置。说的就是这个道理。少阳司天，火气主司，少阳与厥阴相表里，所以厥阴为中气；阳明司天，燥气主司，阳明与太阴相表里，所以太阴为中气；太阳司天，寒气主司，太阳与少阴相表里，所以少阴为中气；厥阴司天，风气主司，厥阴与少阳相表里，所以少阳为中气；少阴司天，热气主司，少阴与太阳相表里，所以太阳为中气；太阴司天，湿气主司，太阴与阳明相表里，所以阳明为中气。这就是所谓本元之气，本元之气的下面是中气，中气的下面是六气之标，由于本标不同，从六气应病来看，所反映的病情也不一样。

[原文] 帝曰：其有至而至，有至而不至，有至而太过，何也？

岐伯曰：至而至者和；至而不至，来气不及也；

未至而至，来气有余也。

帝曰：至而不至，未至而至如何？

岐伯曰：应则顺，否则逆，逆则变生，变则病。

帝曰：善。请言其应。

岐伯曰：物生其应也，气脉其应也。

[白话解] 黄帝说：六气与时令的关系，有时令到而气候也到的，有时令到而气候未到的，有时令未到而气候先到的，这是为什么呢？

岐伯说：时令到而气候也到的，为和平之年；时令到而气候未到的，是应至之气有所不及；时令未到而气候先到的，是应至之气有余。

黄帝说：时令到而气候未到的，时令未到而气候先到的会怎样呢？

岐伯说：时令与六气相应是为顺，时令与六气不相应是为逆，逆就要发生反常的变化，反常的变化就会导致疾病的发生。

黄帝说：讲得好，请您再讲一讲相应的情况。

岐伯说：万物对六气的感应，表现其生长的情况。六气对于人体的影响，从脉象上可以反映出来。

[原文] 帝曰：善。愿闻地理之应六节气位何如？

岐伯曰：显明之右，君火之位也；君火之右，退行一步，相火治之；复行一步，土气治之；复行一步，金气治之；复行一步，水气治之；复行一步，木气治之；复行一步，君火治之。相火之下，水气承之；水位之下，土气承之；土位之下，风气承之；风位之下，金气承之；金位之下，火气承之；君火之下，阴精承之。

帝曰：何也？

岐伯曰：亢则害，承乃制。制则生化，外列盛衰；害则败乱，生化大病。

[白话解] 黄帝说：讲得好。我想听您讲讲六气与地理位置是怎样相应的呢？

岐伯回答：显明正当春分之时，它的右边，为少阴君火主治之位；君火的右边，再退行一步，为少阳相火主治之位；再退行一步，为太阴湿土主治之位；再退行一步，为阳明燥金主治之位；再退行一步，为太阳寒水主治之位；再退行一步，为厥阴风木主治之位；再退行一步，为少阴君火主治之位。六气各有相克之气，相火的下面，水气承之而制约相火；水位的下面，土气承之而制约水气；土位的下面，风气承之而制约土气；风位的下面，金气承之而制约风气；金位的下面，火气承之而制约金气；君火的下面，阴精承之而制约君火。

黄帝说：这是什么原因呢？

岐伯说：六气亢盛，就会克制其所胜，侮其所不胜，损害万物的生机。只有加以制约，才能有正常的生化过程。在四时之气中表现为气盛者必衰，衰者必盛，如果六气过亢，而无制约之气，就会引起气候紊乱失常，使生化受到严重损害，从而产生病变。

[原文] 帝曰：盛衰何如？

岐伯曰：非其位则邪，当其位则正，邪则变甚，正则微。

帝曰：何谓当位？

岐伯曰：木运临卯，火运临午，土运临四季，金运临酉，水运临子，所谓岁会，气之平也。

帝曰：非位何如？

岐伯曰：岁不与会也。

帝曰：土运之岁，上见太阴；火运之岁，上见少阳、少阴；金运之岁，上见阳明；木运之岁，上见厥阴；水运之岁，上见太阳，奈何？

岐伯曰：天之与会也，故《天元册》曰天符。

帝曰：天符岁会何如？

岐伯曰：太一天符之会也。

帝曰：其贵贱何如？

岐伯曰：天符为执法，岁位为行令，太一天符为贵人。

帝曰：邪之中也奈何？

岐伯曰：中执法者，其病速而危；中行令者，其病徐而持；中贵人者，其病暴而死。

帝曰：位之易也，何如？

岐伯曰：君位臣则顺，臣位君则逆。逆则其病近，其害速；顺则其病远，其害微。所谓二火也。

[白话解] 黄帝说：气的盛衰是怎样的呢？

岐伯说：每年所属的地支，恰好在五方正位上，叫作"当其位",反之称为"非其位"。非其位的是邪气,当其位的是正气。邪气引起的变化严重,正气引起的变化轻微。

黄帝说:怎样叫当其位呢?

岐伯说:例如木运遇到卯位,火运遇到午位,土运遇到辰、戌、丑、未位,金运遇到酉位,水运遇到子位,为中运之气与年之方位五行之气相同,也就是所说的岁会。岁会之年,为和平之气。

黄帝说:非其位是怎样的呢?

岐伯说:就是中运之气与年之方位五行之气不相符。

黄帝说:土运之年,遇到太阴司天;火运之年,遇到少阳、少阴司天;金运之年,遇到阳明司天;木运之年,遇到厥阴司天;水运之年,遇到太阳司天,这是怎样的呢?

岐伯说:这是中运之气与司天之气相会。所以《天元册》中叫作天符。

黄帝说:既是天符,又是岁会的年份会是怎样的呢?

岐伯说：这叫作太一天符。

黄帝说：它们有什么贵贱的不同吗？

岐伯说：天符犹如执法，岁会犹如行令，太一天符犹如贵人。

黄帝说：邪气中人发病时，三者有什么不同吗？

岐伯说：感受执法之邪，发病快速而危重；感受行令之邪，发病缓慢而持久；感受贵人之邪，发病急剧而多死。

黄帝说：主气、客气位置互换时，又是怎样的呢？

岐伯说：君位客气居于臣位主气之上的为顺，臣位客气居于君位主气之上的为逆。逆者发病迅速而且危害较大，顺者发病缓慢而且危害轻微。这里主要是指君火、相火位置变化而言的。

[原文] 帝曰：善。愿闻其步何如？

岐伯曰：所谓步者，六十度而有奇，故二十四步积盈百刻而成日也。

帝曰：六气应五行之变何如？

岐伯曰：位有终始，气有初中，上下不同，求之亦异也。

帝曰：求之奈何？

岐伯曰：天气始于甲，地气治于子，子甲相合，命日岁立，谨候其时，气可与期。

[白话解] 黄帝说：讲得好。我想听听关于步的情况是怎样的？

岐伯说：所谓一步，就是指六十日有零的时间，每年是六步，所以在二十四步中，即四年内，积每年刻度的余数共为一百刻，就成为一日。

黄帝说：六气应于五行的变化是怎样的呢？

岐伯说：每一气所占的位置，是有始有终的，一气中又分为初气和中气，由于天气和地气的不同，所以推算起来，也就有了差异。

黄帝说：怎样推算呢？

岐伯说：天气从天干的甲开始，地气从地支的子开始，子和甲结合起来，就叫岁立。谨密地注意交气的时间，六气变化的情况，就可以推求出来。

[原文] 帝曰：愿闻其岁六气，始终早晏何如？

岐伯曰：明乎哉问也！甲子之岁，初之气，天

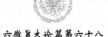

数始于水下一刻，终于八十七刻半；二之气，始于
八十七刻六分，终于七十五刻；三之气，始于七十
六刻，终于六十二刻半；四之气，始于六十二刻六
分，终于五十刻；五之气，始于五十一刻，终于三
十七刻半；六之气，始于三十七刻六分，终于二十
五刻。所谓初六，天之数也。乙丑岁，初之气，天
数始于二十六刻，终于一十二刻半；二之气，始于
一十二刻六分，终于水下百刻；三之气，始于一刻，
终于八十七刻半；四之气，始于八十七刻六分，终
于七十五刻；五之气，始于七十六刻，终于六十二
刻半；六之气，始于六十二刻六分，终于五十刻。
所谓六二，天之数也。丙寅岁，初之气，天数始于
五十一刻，终于三十七刻半；二之气，始于三十七
刻六分，终于二十五刻；三之气，始于二十六刻，
终于一十二刻半；四之气，始于一十二刻六分，终
于水下百刻；五之气，始于一刻，终于八十七刻半；
六之气，始于八十七刻六分，终于七十五刻。所谓
六三，天之数也。丁卯岁，初之气，天数始于七十
六刻，终于六十二刻半；二之气，始于六十二刻六

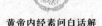

分，终于五十刻；三之气，始于五十一刻，终于三十七刻半；四之气，始于三十七刻六分，终于二十五刻；五之气，始于二十六刻，终于一十二刻半；六之气，始于一十二刻六分，终于下水百刻。所谓六四，天之数也。次戊辰岁，初之气，复始于一刻，常如是无已，周而复始。

[白话解] 黄帝说：我想听听关于不同年份，六气的开始和终止的时间早晚是怎样的？

岐伯说：您提的这个问题很高明。甲子之年，初之气，天时的刻数，开始于漏水下一刻，终止于八十七刻五分；二之气，开始于八十七刻六分，终止于七十五刻；三之气，开始于七十六刻，终止于六十二刻五分；四之气，开始于六十二刻六分，终止于五十刻；五之气，开始于五十一刻，终止于三十七刻五分；六之气，开始于三十七刻六分，终止于二十五刻。这就是所说的第一个六步，天时开始和终止的刻数。乙丑年，初之气，天时的刻数，开始于二十六刻，终止于十二刻五分；二之气，开始于十二刻六分，终止于一百刻；三之气，开始于一

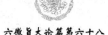

刻，终止于八十七刻五分；四之气，开始于八十七刻六分，终止于七十五刻；五之气，开始于七十六刻，终止于六十二刻五分；六之气，开始于六十二刻六分，终止于五十刻。这就是所说的第二个六步，天时开始和终止的刻数。丙寅之年，初之气，天时的刻数，开始于五十一刻，终止于三十七刻五分；二之气，开始于三十七刻六分，终止于二十五刻；三之气，开始于二十六刻，终止于十二刻五分；四之气，开始于十二刻六分，终止于一百刻；五之气，开始于一刻，终止于八十七刻五分；六之气，开始于八十七刻六分，终止于七十五刻；这就是所说的第三个六步，天时开始和终止的时间。丁卯之年，初之气，天时的刻数，开始于七十六刻，终止于六十二刻五分；二之气，开始于六十二刻六分，终止于五十刻；三之气，开始于五十一刻，终止于三十七刻五分，四之气，开始于三十七刻六分，终止于二十五刻；五之气，开始于二十六刻，终止于十二刻五分；六之气，开始于十二刻六分，终止于一百刻。这就是所说的第四个六步，天时开始和终止的刻数。

依次相推便是戊辰年，又开始于一刻，按常规不间断上述次序，周而复始地循环着。

[原文] 帝曰：愿闻其岁候何如？

岐伯曰：悉乎哉问也！日行一周，天气始于一刻，日行再周，天气始于二十六刻，日行三周，天气始于五十一刻，日行四周，天气始于七十六刻，日行五周，天气复始于一刻，所谓一纪也。是故寅午戌岁气会同，卯未亥岁气会同，辰申子岁气会同，巳酉丑岁气会同，终而复始。

[白话解] 黄帝说：我想听听每年的计算方法。

岐伯说：您问得很详尽。太阳运行一周，就是一年。太阳运行第一周时，六气开始于水下一刻；太阳运行于第二周时，六气开始于二十六刻；太阳运行于第三周时，六气开始于五十一刻；太阳运行于第四周时，六气开始于七十六刻；太阳运行于第五周时，六气又开始于一刻。太阳运行四周，也就是经过四年，称为一纪。所以寅、午、戌三年，岁时与六气相同，卯、未、亥三年，岁时与六气相同，辰、申、子三年，岁时与六气相同，巳、酉、丑三

年，岁时与六气相同，周流不息，循环无端。

[原文] 帝曰：愿闻其用也。

岐伯曰：言天者求之本，言地者求之位，言人者求之气交。

帝曰：何谓气交？

岐伯曰：上下之位，气交之中，人之居也。故曰：天枢之上，天气主之；天枢之下，地气主之；气交之分，人气从之，万物由之。此之谓也。

[白话解] 黄帝说：我想听听六步的运用。

岐伯说：谈论天气的变化，必须知道六气的本元；谈论地气的变化，应该掌握六气主时的步位；谈论人体的变化，要明确天地之气相交对人体产生的影响。

黄帝说：什么是天地之气相交呢？

岐伯说：天气居于上位，地气居于下位，上下交互的地方，就是叫作气交，人类所居之处在天地气交之中。所以说，天枢以上，天气主之，天枢以下，地气主之；在气交之处，从气顺从天地之气的变化，万物由此而生。就是这个道理。

[原文] 帝曰：何谓初中？

岐伯曰：初凡三十度而有奇？中气同法。

帝曰：初中何也？

岐伯曰：所以分天地也。

帝曰：愿卒闻之。

岐伯曰：初者地气也，中者天气也。

帝曰：其升降何如？

岐伯曰：气之升降，天地之更用也。

帝曰：愿闻其用何如？

岐伯曰：升已而降，降者谓天；降已而升，升者谓地。天气下降，气流于地，地气上升，气腾于天。故高下相召，升降相因，而变作矣。

[白话解] 黄帝说：什么是初气、中气呢？

岐伯说：初气有三十天有零。中气也是这样。

黄帝说：为什么要分初气和中气呢？

岐伯说：这是为了区别天气与地气。

黄帝说：我想听您详尽地讲讲。

岐伯说：初气为地气，中气为天气。

黄帝说：它们的升降是怎样的呢？

岐伯说：气的升降，是天气和地气互相作用的结果。

黄帝说：我想听听它们的互相作用是怎样的？

岐伯说：地气可以上升，但升到极点就要下降，下降是天气的作用；天气可以下降，但降到极点就要上升，上升是地气的作用。天气下降，气流荡于地；地气上升，气蒸腾于天。由于天气和地气的相互感召，上升和下降的相互为因，就产生了自然的一切运动和变化。

[原文] 帝曰：善。寒湿相遘，燥热相临，风火相值，其有闻乎？

岐伯曰：气有胜复，胜复之作，有德有化，有用有变，变则邪气居之。

帝曰：何谓邪乎？

岐伯曰：夫物之生从于化，物之极由乎变，变化之相薄，成败之所由也。故气有往复，用有迟速，四者之有，而化而变，风之来也。

帝曰：迟速往复，风所由生，而化而变，故因盛衰之变耳。成败倚伏游乎中何也？

岐伯曰：成败倚伏生乎动，动而不已则变作矣。

帝曰：有期乎？

岐伯曰：不生不化，静之期也。

帝曰：不生化乎？

岐伯曰：出入废则神机化灭，升降息则气立孤危。故非出入，则无以生长壮老已；非升降，则无以生长化收藏。是以升降出入，无器不有。故器者生化之宇，器散则分之，生化息矣。故无不出入，无不升降。化有小大，期有近远，四者之有，而贵常守，反常则灾害至矣。故曰：无形无患，此之谓也。

帝曰：善。有不生不化乎？

岐伯曰：悉乎哉问也！与道合同，惟真人也。

帝曰：善。

[白话解] 黄帝说：讲得好。寒气与湿气相遇，燥气与热气相接，风气与火气相逢，其中有没有异常变化？

岐伯说：六气都有太过的胜气和胜极而复的复气，胜气和复气的不断发生，就产生了六气的特性

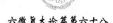

和生化作用，也就有异常的变化，异常变化就会产生邪气。

黄帝说：什么是邪气？

岐伯说：物体的新生，是从化而来，物体到极点，是由变而成，变和化的互相斗争与转化，是事物成长进而衰败的根本原因。由于气有往来进退，作用有缓慢与迅速，由于有往复和迟速不同的作用，就产生了化和变，并发生了六气的变化。

黄帝说：气有迟速往复，所以发生六气的变化，有化有变，是由于气的盛衰变化所致。成长和衰败相互为因，已经潜藏于事物之中，这是什么原因呢？

岐伯说：成败互因的关键在于运动，不断的运动，就会发生不断的变化。

黄帝说：运动有没有静止的时候呢？

岐伯说：停止生化，处于相对稳定的时期，静止的时间就到了。

黄帝说：有停止生化的时候吗？

岐伯说：事物是不断运动与不断生化的。如果出入的功能停止，则阴阳变化的神机将会毁灭；如

果升降的作用停息，则一切生气将要消亡。因此，没有出入，也就不会有发生、成长、壮实、衰老与灭亡；没有升降，也就不会有发生、成长、变化、收敛与闭藏。所以升降出入，是任何事物都具备的。因而物体就像是生化之器，如果器物的形体不存在了，则升降出入就要停止，生化之机也就停止了。因此说，天地万物，都存在升降出入的运动。只不过，生化有大小的不同，时间有远近的区别，不管大小远近，必须保持一定的规律，否则就要发生灾害。所以没有形态，也就无所谓灾害了，就是这个意思。

黄帝说：讲得好。有没有不生不化的人呢？

岐伯说：您问得很详尽。能够结合自然规律而适应其变化的，只有真人。

黄帝说：讲得好。

气交变大论篇第六十九

[原文] 黄帝问曰：五运更治，上应天暮，阴阳往复，寒暑迎随，真邪相薄，内外分离，六经波荡，五气倾移，太过不及，专胜兼并，愿言其始，而有常名，可得闻乎？

岐伯稽首再拜对曰：昭乎哉问也！是明道也。此上帝所贵，先师传之，臣虽不敏，往闻其旨。

帝曰：余闻得其人不教，是谓失道，传非其人，慢泄天宝。余诚菲德，未足以受至道；然而众子哀其不终，愿夫子保于无穷，流于无极，余司其事，则而行之奈何？

岐伯曰：请遂言之也。《上经》曰：夫道者，上知天文，下知地理，中知人事，可以长久，此之谓也。

帝曰：何谓也？

岐伯曰：本气位也。位天者，天文也。地位者，地理也。通于人气之变化者，人事也。故太过者先天，不及者后天，所谓治化而人应之也。

[白话解] 黄帝问道：五运之气交替，与周天三百六十五度相应，阴阳消长往复，寒暑转化不息，真气与邪气斗争，人体内外阴阳之气不得统一，六经的血气动荡不安，五脏的本气失去平衡。运气太过则一气独胜，运气不及则所胜与所不胜二气合并侵犯。我希望听您讲一讲怎样推算五运的太过与不及，以及五运的规律？

岐伯再次行礼后回答：您问得很好，这是应该明白的道理，它一直被历代帝王所重视，也是我的先师传授下来的。我的学问虽然很肤浅，但过去曾听老师讲过这些道理。

黄帝说：我听说，如果遇到适当的人而不教给他，就会使学术的相传受影响，称为失道；如果把重要的理论传授给不适当的人，是轻视学术、不负责任的表现。我虽然没有很高的修养，未必符合接受和掌握这个重要理论的要求，但我有同情百姓们伤于疾病而夭亡的心。因此，为了保全百姓的生命并使学术永久流传，请先生把理论讲出来，我一定按照规矩来做，您看怎么样？

岐伯说：让我详细地讲给您听。《上经》中说：研究医学之道的人，要上知天文，下知地理，中知人事，只有这样，医学理论才能保持长久，就是这个道理。

黄帝又问：这是什么意思？

岐伯回答：就是根据运气主治的定位，研究它的规律。天气的位置，是指天文学；地气的位置，是指地理学；通晓人气变化的，是指人事。因而五运太过，气候会先于时令而至；五运不及，气候会晚于时令而至。所以说，天地的运动有正常的变化，而人体的活动也随之有相应的变化。

[原文] 帝曰：五运之化，太过何如？

岐伯曰：岁木太过，风气流行，脾土受邪。民病飧泄食减，体重烦冤，肠鸣腹支满，上应岁星。甚则忽忽善怒，眩冒颠疾。化气不政，生气独治，云物飞动，草木不宁，甚而摇落，反胁痛而吐甚，冲阳绝者死不治，上应太白星。

[白话解] 黄帝问道：五运气化太过，是怎样

的情况呢？

岐伯说：木运太过，风气流行，木胜克土，所以脾土受其侵害。人们多患泄泻、饮食减少、肢体沉重无力、烦闷抑郁、肠鸣腹胀等病证，这是由于木气太过的缘故。在天上应于木星格外光明。如果风气过于亢盛，反而会伤害肝脏，出现容易发怒，并伴有头昏眼花等头部症状。这是土气无权，不能发挥正常作用，而木气独胜的现象。由于木气太盛，致使天上的云雾在飞腾，地上的草木动摇不定，甚至树倒草偃，人体出现胁部疼痛、呕吐不止。如果胃经的冲阳脉断绝，大多会因无法治疗而死亡。木气太盛，则受到金气的制约，与此相应，天上的金星就会格外明亮。

[原文] 岁火太过，炎暑流行，肺金受邪。民病疟，少气咳喘，血溢血泄、注下，溢燥耳聋，中热肩背热，上应荧惑星。甚则胸中痛，胁支满胁痛，膺背肩胛间痛，两臂内痛，身热骨痛而为浸淫。收气不行，长气独明，雨水霜寒，上应辰星。上临少阴少阳，火燔焫，水泉涸，物焦槁，病反谵妄狂越，

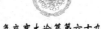

咳喘息鸣，下甚血溢泄不已，太渊绝者死不治，上应荧惑星。

[白话解] 火运太过，暑热流行，火胜克金，所以肺脏受其侵害。人们多患疟疾、呼吸少气、咳嗽气喘、吐血衄血、便血、尿血、水泻如注、咽喉干燥、耳聋、胸及肩背部发热等疾病。在天上相应的火星则格外光亮。如果火热之气过于亢盛，人体会出现胸中疼痛、胁下胀痛、胸背肩胛间等部位疼痛，两臂内侧疼痛，身热肤痛，骨节疼痛，发生浸淫疮等症状。这是金气不振，火气独旺，就会有寒水之气制约它，所以出现雨冰霜寒的变化，与此相应，天上的水星显得格外光亮。如果遇到少阴或少阳司天的年份，火热之气更加亢盛，如燃烧烤灼，以致水源干涸，植物焦枯。火热上迫心神，出现谵语妄动，咳嗽气喘，喉中痰鸣，火热迫于下部则出现便血不止。如果肺经的太渊脉断绝，大多会因无法治疗而死亡。在天上与火星相应，也格外明亮。

[原文] 岁土太过，雨湿流行，肾水受邪。民病腹痛，清厥意不乐，体重烦冤，上应镇星。甚则

581

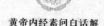
肌肉萎，足痿不收，行善瘈，脚下痛，饮发中满食减，四肢不举。变生得位，藏气伏，化气独治之，泉涌河衍，涸泽生鱼，风雨大至，土崩溃，鳞见于陆，病腹满溏泄肠鸣，反下甚而太溪绝者死不治，上应岁星。

[白话解] 土运太过，雨湿之气流行，肾脏受其侵害。所以人们出现腹部疼痛、四肢厥冷、情绪忧郁、身体困重而烦闷等症状。由于土气太过，所以天上相应的土星，显得格外光明。土气太过，会伤及脾脏，出现肌肉枯萎，两足痿弱不能行动，抽掣挛痛，或者形成痰饮，水饮之邪积于体内而发生胀满，饮食减少，四肢无力，不能举动等症状。如果遇土气过于亢盛，过分制约水气，使水气无权，土气独旺，因此会出现泉水喷涌，河水高涨，本来干涸的池泽也会出现鱼类。湿土之气亢盛，则会受到风木之气的制约，因而出现风雨暴至，使堤岸崩溃，河水泛滥，陆地上可出现鱼类。人们会发生腹部胀满、大便溏泄、肠鸣、泄泻不止等症状。如果肾经的太溪脉绝，多会因无法治疗而死亡。由于土

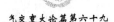

气太过，就会有木气来制约它，与此相应，天上的木星显得格外光明。

[原文] 岁金太过，燥气流行，肝木受邪。民病两胁下少腹痛，目赤痛眦疡，耳无所闻。肃杀而甚，则体重烦冤，胸痛引背，两胁满且痛引少腹，上应太白星。甚则喘咳逆气，肩背痛，尻阴股膝髀腨胻足皆病，上应荧惑星。收气峻，生气下，草木敛，苍干雕陨，病反暴痛，胠胁不可反侧，咳逆甚而血溢，太冲绝者死不治，上应太白星。

[白话解] 金运太过，燥气流行，所以肝木受到其侵害。人们多患两胁及少腹疼痛，目赤而痛，眼角溃烂，两耳不能听到声音。如果金气的收敛作用过盛，就会出现身体沉重而烦闷，胸部疼痛并牵引及背部，两胁胀满并牵引少腹等症状。由于金运太过，所以天上相应的金星，显得格外光亮。如果金气太过，反而会伤及肺脏，出现喘息咳嗽，呼吸困难，肩背疼痛，尾骶、前后阴、大腿、膝关节、髋关节、小腿肌肉、小腿骨骼以及足部等处发生病变。金气亢盛，受到火热之气的制约，与此相应，

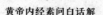

天上的火星则显得格外明亮。金气收敛太过，木气
受到克制，所以草木的生气不足，枝叶枯干凋落。
在人体上出现胁肋急剧疼痛，不能翻身，咳嗽气喘，
甚至吐血衄血等症状。如果肝经的太冲脉断绝，多
会因无法治疗而死亡。此时，天上相应的金星，也
会显得格外光亮。

[原文] 岁水太过，寒气流行，邪害心火。民
病身热烦心躁悸，阴厥上下中寒，谵妄心痛，寒气
早至，上应辰星。甚则腹大胫肿，喘咳，寝汗出憎
风，大雨至，埃雾朦郁，上应镇星。上临太阳，则
雨冰雪，霜不时降，湿气变物，病反腹满肠鸣，溏
泄食不化，渴而妄冒，神门绝者死不治，上应荧惑
辰星。

[白话解] 水运太过，则寒气流行，所以心火
受到其侵害。人们多患有发热、心悸、烦躁、四肢
逆冷、全身发冷、谵语妄动、心痛等病证。寒冷之
气过早到来，与此相应，天上的水星显得明亮光明。
如果寒水之气亢盛，反而会伤及肾脏，出现腹部肿
大、足胫浮肿、气喘咳嗽、盗汗、恶风等症状。由

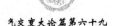

于水气太过，就会受到土湿之气的制约，所以出现大雨下降、尘雾迷蒙，郁结于天地之间。与此相应，天上的土星显得格外光亮。如果遇到太阳寒水司天，寒气过盛则冰雹霜雪不时下降，湿气过盛，使万物改变形态。人们多患腹中胀满、肠鸣溏泄、饮食不消化、口渴、眩晕、神识不清等病证。如果心经的神门脉绝，多会因无法治疗而死亡。此时，天上的火星昏暗，而水星明亮。

[原文] 帝曰：善。其不及何如？

岐伯曰：悉乎哉问也！岁木不及，燥乃大行，生气失应，草木晚荣，肃杀而甚，则刚木辟著，柔萎苍干，上应太白星，民病中清，胠胁痛，少腹痛，肠鸣溏泄，凉雨时至，上应太白星，其谷苍。上临阳明，生气失政，草木再荣，化气乃急，上应太白、镇星，其主苍早。复则炎暑流火，湿性燥，柔脆草木焦槁，下体再生，华实齐化，病寒热疮疡痱胗痈痤，上应荧惑、太白，其谷白坚。白露早降，收杀气行，寒雨害物，虫食甘黄，脾土受邪，赤气后化，心气晚治，上胜肺金，白气乃屈，其谷不成，咳而眊，上应荧惑、太白星。

[白话解] 黄帝说：讲得好。五运不及的情况是怎样的呢？

岐伯回答：您问得真详细！木运不及，燥金之气就会旺盛，木的生气不能按时到来，所以草木繁荣也较晚。肃杀之气亢盛，会使坚硬的树木枝条干枯，使柔嫩的草木枯萎青干。与此相应，天上的金星格外明亮。人们多患中气虚寒、胠胁部疼痛、少腹疼痛、肠鸣腹泻等病证。在气候方面，因为金气太过，所以冷雨不时下降。此时，天上的金星十分明亮，在谷类则呈青色而不能成熟。如果遇到阳明司天，金气抑木，木气失却了正常作用。由于木虚不能制约土气，而土气兴起，则草木再度繁荣，所以开花结果的过程非常急促。与此相应，在天上的金、土二星显得十分明亮。金气太盛，就会有火气来制约它，会出现炎热如火的暑气，湿润的万物因而变得干燥，柔嫩草木因而枯焦，但是枝叶从根部重新生长，开花结实并见，在短促的时间内完成全部的生化过程。在人体则炎热之气郁于皮毛，多发

生寒热、疮疡、痱、疹、痈、痤等病证。天上的火星格外明亮，而金星则变得昏暗。五谷受金气的制约，不能成熟。阳明司天，金气偏盛，白霜提早下降，秋收肃杀之气流行，寒雨连绵不断，损害万物，味甘色黄的谷物，多生虫蛀。在人体则表现为脾土受邪。金气亢盛，受到火气的制约。火气因金气衰弱而成复气，所以生化功能推迟，心火旺盛也较晚，火气克金，金气受到抑制，使得谷物不能成熟，在人体则表现为咳嗽、流鼻涕等病证。在天上相应的金星与火星，显得格外明亮。

[原文] 岁火不及，寒乃大行，长政不用，物荣而下，凝惨而甚，则阳气不化，乃折荣美，上应辰星。民病胸中痛，胁支满，两胁痛，膺背肩胛间及两臂内痛，郁冒蒙昧，心痛暴喑，胸腹大，胁下与腰背相引而痛，甚则屈不能伸，髋髀如别，上应荧惑、辰星，其谷丹。复则埃郁，大雨且至，黑气乃辱，病骛溏腹满，食饮不下，寒中肠鸣，泄注腹痛，暴挛痿痹，足不任身，上应镇星、辰星，玄谷不成。

[白话解] 火运不及，寒气就会旺盛，夏天生长之气不能发挥作用，植物生长低垂而不繁茂。阴寒之气过盛，则阳气不能生化，万物的繁荣生机就会受到摧毁。与此相应，天上的水星就显得格外明亮。人们出现胸中疼痛，两胁胀满疼痛，胸部、背部、肩胛之间及两臂内侧都感到疼痛，头晕昏蒙，心痛，突然失语，胸腹胀大，两胁下与腰背牵引疼痛，严重时出现筋脉屈曲不伸的病证。与此相应，天上的火星变得昏暗而水星十分明亮。与火气相应的红色谷物也不能成熟。火被水抑，寒水之气太盛，就会受到土气的制约，湿土之气蒸腾为云，所以大雨不时而降。水气受到抑制，所以出现大便溏泄、腹部胀满、饮食不下、腹中寒冷鸣响、大便泄泻如注、腹中疼痛、四肢突然拘挛痿软麻痹、两足不能支撑身体等病证。所以，天上的水星昏暗，而土星却十分明亮。与水气相应的黑色谷物，也不能成熟。

[原文] 岁土不及，风乃大行，化气不令，草木茂荣，飘扬而甚，秀而不实，上应岁星。民病飧泄霍乱，体重腹痛，筋骨繇复，肌肉瞤酸，善怒，

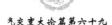

藏气举事，蛰虫早附，咸病寒中，上应岁星、镇星，其谷黅。复则收政严峻，名木苍雕，胸胁暴痛，下引少腹，善太息，虫食甘黄，气客于脾，黅谷乃减，民食少失味，苍谷乃损，上应太白、岁星。上临厥阴，流水不冰，蛰虫来见，脏气不用，白乃不复，上应岁星，民乃康。

[白话解] 土运不及，风气因而流行，土气失去生化作用，草木虽然茂盛繁荣，但华秀而不能结实。与此同时，天上的木星则格外明亮。人体多见消化不良所致的腹泻、霍乱、肢体沉重、腹痛、筋骨动摇、肌肉跳动酸疼、容易发怒等脾虚肝郁的症状。寒水之气失制而亢盛，因而虫类提早伏藏，人们多发生里寒之病。由于土气被木气制约，所以天上相应的木星格外明亮，而土星则变得昏暗。与土气相应的黄色谷类也不能成熟。木气亢盛，就会有金气制约它，于是秋收之气严峻，出现一派肃杀峻烈之气，坚固的树木也要枝叶凋谢。在人体，出现胸胁急剧疼痛，向下牵引少腹，频频叹息等症状。凡是味甘色黄的谷物会被害虫蛀食。邪气客于脾脏，

致使人们饮食减少，食而无味。金气胜木，所以青色的谷物受到损害。与此相应，天上的金星十分明亮，而木星则变得昏暗。如遇厥阴司天，相火在泉，则流水不能结冰，本来早已冬眠的虫类，重新又活动起来。等到秋冬之时，木气已平，所以也没有金气报复，天上的木星也不昏暗，人们康健无病。

[原文] 岁金不及，炎火乃行，生气乃用，长气专胜，庶物以茂，燥烁以行，上应荧惑星。民病肩背瞀重，鼽嚏血便注下，收气乃后，上应太白星，其谷坚芒。复则寒雨暴至，乃零冰雹霜雪杀物，阴厥且格，阳反上行，头脑户痛，延及囟顶，发热，上应辰星，丹谷不成，民病口疮，甚则心痛。

[白话解] 金运不及，火热之气与木之生气就变得旺盛，同时火的长气专胜，所以万物因而茂盛，气候干燥炎热。与此同时，天上的火星格外光亮。人们多患肩背沉重、鼻塞流涕、打喷嚏、便血、泄泻如注等病证。秋收之气不能及时而至，所以天上的金星变得昏暗，而火星则格外明亮。白色的谷类也不能成熟。火气过盛，就会有寒水之气制约它，

于是寒雨暴至，然后降落冰雹霜雪，杀害万物。在人体，阴气厥逆而格拒，使阳气浮越于上，所以出现头后部疼痛并牵连头顶，身体发热。天上的水星十分明亮，而火星则变得昏暗，所以与火气相应的红色谷类也不能成熟。心火上炎，致使口舌生疮，甚至发生心痛。

[原文] 岁水不及，湿乃大行，长气反用，其化乃速，暑雨数至，上应镇星。民病腹满身重，濡泄寒疡流水，腰股痛发，腘腨股膝不便，烦冤足痿清厥，脚下痛，甚则胕肿，藏气不政，肾气不衡，上应辰星，其谷秬。上临太阴，则大寒数举，蛰虫早藏，地积坚冰，阳光不治，民病寒疾于下，甚则腹满浮肿，上应镇星，其主黅谷。复则大风暴发，草偃木零，生长不鲜，面色时变，筋骨并辟，肉瞤瘛，目视肮肮，物疏璺，肌肉胗发，气并鬲中，痛于心腹，黄气乃损，其谷不登，上应岁星。

[白话解] 水运不及，湿土之气因而流行，水不治火，火气反而旺盛，天气炎热，暴雨频繁，万物的生化迅速。与此相应，天上的土星格外明亮。

人们多患腹胀、身体困重、大便溏泄、疮疡脓水稀薄、腰股疼痛、下肢关节活动不利、烦闷抑郁、两足痿弱清冷、脚底疼痛，甚至足背浮肿等病证。这是由于土气旺盛而制约水气，使冬藏之气不能发挥作用，肾气失去平衡所致。此时，天上的土星格外明亮，而水星则变得昏暗。与水气相应的黑色谷类也不能成熟。如果遇到太阴司天，寒水在泉，则寒气频频侵袭，虫类很早就冬眠，地上的积水结成坚固的厚冰。阳气伏藏，太阳也不能发挥它温暖的作用。在人体，多发生下半身的寒性疾病，甚至腹满浮肿。与此相应，天上的土星格外明亮，而火星则变得昏暗，与土气相应的黄色谷类也不能成熟。土气过盛，就会有风木之气制约它，因而出现大风暴发，草类倒伏，树木凋零，植物失去了润泽的气象。人的面色也会变得萎黄而无光泽，筋骨拘急疼痛，活动不利，肌肉跳动抽掣，两眼昏花，视觉不明或失常，甚至出现复视，肌肉发生风疹，胸膈之气壅滞，而心腹疼痛。这是因为木气太过，土气受伤，因而黄色谷类难以成熟。与此相应，天上的木星格外明亮，而土星则变得昏暗。

[原文] 帝曰：善。愿闻其时也。

岐伯曰：悉哉问也！木不及，春有鸣条律畅之化，则秋有雾露清凉之政，春有惨凄残贼之胜，则夏有炎暑燔烁之复，其眚东，其藏肝，其病内舍胠胁，外在关节。

火不及，夏有炳明光显之化，则冬有严肃霜寒之政，夏有惨凄凝冽之胜，则不时有埃昏大雨之复，其眚南，其藏心，其病内舍膺胁，外在经络。

土不及，四维有埃云润泽之化，则春有鸣条鼓拆之政，四维发振拉飘腾之变，则秋有肃杀霖霪之复，其眚四维，其藏脾，其病内舍心腹，外在肌肉四肢。

金不及，夏有光显郁蒸之令，则冬有严凝整肃之应，夏有炎烁燔燎之变，则秋有冰雹霜雪之复，其眚西，其藏肺，其病内舍膺胁肩背，外在皮毛。

水不及，四维有湍润埃云之化，则不时有和风生发之应，四维发埃昏骤注之变，则不时有飘荡振拉之复，其眚北，其藏肾，其病内舍腰脊骨髓，外在谿谷踹膝。

夫五运之政，犹权衡也，高者抑之，下者举之，化者应之，变者复之，此生长化成收藏之理，气之常也，失常则天地四塞矣。故曰：天地之动静，神明为之纪，阴阳之往复，寒暑彰其兆。此之谓也。

[白话解] 黄帝说：好。希望听您讲一讲五运之气主时的变化情况。

岐伯说：您问得真详细啊！木运不及的年份，如果春天气候和缓，鸟语花香，那秋天也就有雾露润泽而凉爽的正常气候；如果木气受到金气的克制，春天出现寒冷惨凄的景象，那么到了夏天就有特别炎热的气候。这些都是木气不及所引起的，所以灾害往往发生在东方；在人体与肝脏相应，所以其病在内发生在胠胁部，在外发生在筋骨关节处。

火运不及的年份，如果夏天气候平和，那冬天也就有霜降严寒的正常气候；如果火气不及而受水气克制，夏天就会见到萧条凄惨严寒的气候变化。水寒之气太盛，则有湿土之气制约它，到了长夏，会有湿气郁蒸、天空昏蒙不清、大雨倾盆的气候变

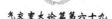

化。这些都是火气不及引起的，所以灾害往往发生在南方；在人体与心脏相应，所以其病在内发生在胸胁部，在外发生在经络处。

土运不及的年份，如果气候平和，春、夏、秋、冬四季之末的各十八日，都会有湿润之气，那么春天也就会有和暖的正常气候；如果土气不及，而木气克制，那么在四季之末，就会有狂风飞扬、草木折断的异常气候，秋天也就有久雨不止的气候变化。这些都是由于土气不及引起的，所以灾害往往发生在东南、西南、东北、西北四隅；在人体与脾脏相应，所以其病在内发生在心腹，在外发生在肌肉四肢处。

金运不及的年份，如果夏天有草木茂盛，光明炎热的正常景象，那么冬季也就有冰冻寒冷的正常气候；如果金气不足，受到火气的克制，夏天会出现如火烧灼的炎热气候，秋天也就会有冰雹霜雪的异常气候。这些都是由于金气不及所引起的，所以灾害往往发生在西方；在人体与肺脏相应，所以其病在内发生在胸胁肩背部，在外发生在皮毛处。

水运不及的年份，如果气候平和，在四季之末都会有湿润之气发生，以利于万物，如果水运不及，受到土气克制，那么四季之末就会出现天空昏暗、暴雨如注的异常气候。由于土气太盛，风木之气制约它，则出现大风飘扬、折断草树的情况。这些都是由于水气不及所引起的，所以灾害往往发生在北方；在人体与肾脏相应，所以其病在内发生在腰脊骨髓部，在外发生在腧穴、膝关节及小腿肌肉处。

五运之气的太过与不及，如同权衡之器，太过的加以抑制，不及的加以扶助。正常的变化则有正常的感应；反常的变化，就会有相应之气的产生，促使其恢复正常。这是生长化收藏的道理，是四时气候应有的规律，如果失去了这些规律，天地之气升降运动就会闭塞不通。所以说，天地的动静，虽然无形可察，但是会以日月星辰的运动变化作为标志；阴阳消长的变化，也可以从四时寒暑的变迁中显示出它的征兆，就是这个道理。

[**原文**] 帝曰：夫子之言五气之变，四时之应，可谓悉矣，夫气之动乱，触遇而作，发无常会，卒

然灾合，何以期之？

岐伯曰：天气之动变，固不常在，而德化政令灾变，不同其候也。

帝曰：何谓也？

岐伯曰：东方生风，风生木，其德敷和，其化生荣，其政舒启，其令风，其变振发，其灾散落。南方生热，热生火，其德彰显，其化蕃茂，其政明曜，其令热，其变销烁，其灾燔焫。中央生湿，湿生土，其德溽蒸，其化丰备，其政安静，其令湿，其变骤注，其灾霖溃。西方生燥，燥生金，其德清洁，其化紧敛，其政劲切，其令燥，其变肃杀，其灾苍陨。北方生寒，寒生水，其德凄沧，其化清谧，其政凝肃，其令寒，其变凓冽，其灾冰雪霜雹。是以察其动也，有德有化，有政有令，有变有灾，而物由之，而人应之也。

[白话解] 黄帝说：先生讲五气与四时气候的相应关系，可以说很详尽了。然而五气的动乱是互相遇合而发生的，常可发生灾害，而这些是突然产生的，没有规律可循，那么这些异常的变动，怎样

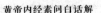

才能预测呢？

岐伯说：五气的变动，固然没有一定的规律，然而它们正常的德、化、政、令和异常的灾、变，却具有不同的反应。

黄帝又问：这是什么意思呢？

岐伯回答：风是生于东方的，风能使木气旺盛。木的特性是布散柔和之气；它的生化作用是使万物滋生荣盛；它行使的职权是使万物舒展宣通，它的表现是风气。它发生的异常变化是发散太过而动荡不宁，它引起的灾害是使草木振摇。热气是生于南方的，热能使火气旺盛。火的特性是光明照耀；它的生化作用是使万物繁荣茂盛；它行使的职权是明亮光耀，它的表现是热气。它发生的异常变化是酷热难耐，它引起的灾害是焚烧万物。湿气是生于中央的，湿能使土气旺盛。土的特性是蒸腾滋润；它的生化作用是使万物充实丰满；它行使的职权是安静，它的表现是湿气。它发生的异常变化是暴风骤雨而降，它引起的灾害是久雨不止，堤防崩溃。燥是生于西方的，燥能使金气旺盛。金的特性是清洁凉爽；它的生化作用是紧缩收敛；它行使的职权是强劲急迫，它的表现是燥气。它发生的异常变化是肃杀万物，它引起的灾害是使草木干枯凋落。寒是生于北方的，寒能使水气旺盛。水的特性是寒冷的；它的生化作用是清静而安谧的；它行使的职权是凝固严厉，它的表现是寒气。它发生的异常变化是剧烈的严寒和冰冻，它引起的灾害是冰雹霜雪。所以，观察五气的运动变化，了解它们的特性、作用、职权、表现以及变动、灾害等情况，就可以知道万物的生长变化，同样，也可以知道人体的相应变化。

[原文] 帝曰：夫子之言岁候，其不及太过，而上应五星。今夫德化政令，灾眚变易，非常而有也，卒然而动，其亦为之变乎。

岐伯曰：承天而行之，故无妄动，无不应也。卒然而动者，气之交变也，其不应焉。故曰：应常不应卒。此之谓也。

帝曰：其应奈何？

岐伯曰：各从其气化也。

帝曰：其行之徐疾逆顺何如？

岐伯曰：以道留久，逆守而小，是谓省下。以道而去，去而速来，曲而过之，是谓省遗过也。久留而环，或离或附，是谓议灾与其德也。应近则小，应远则大。芒而大倍常之一，其化甚；大常之二，其眚即发也。小常之一，其化减；小常之二，是谓临视，省下之过与其德也。德者福之，过者伐之。是以象之见也，高而远则小，下而近则大，故大则喜怒迩，小则祸福远。岁运太过，则运星北越。运气相得，则各行以道。故岁运太过，畏星失色而兼其母，不及，则色兼其所不胜。肖者瞿瞿，莫知其妙，闵闵之当，孰者为良，妄行无征，示畏侯王。

[白话解] 黄帝说：先生讲过五运的太过与不及而引起的变化，与天上的五星相应。现在五运的特性、作用、职权、表现、灾害、变异等，并不是按规律发生，而是突然的变化，天上的五星是不是也会随之变动呢？

岐伯回答：五星是随天体的运动而运动的，所以它不会随意变动，五运随着天体而有规律的运行，那么肯定与五行相应。突然而来的变动，是天地阴阳之气相交所致的偶然变化，与天运无关，所以五星不受影响。所以五星运行是规律的，而不应突然变化，就是这个意思。

黄帝问道：五星与天运正常相应的规律是怎样的？

岐伯回答：五星与五运之气相应，随五运之气的变化而变化。

黄帝问道：五星运行的徐缓、迅速、逆行、顺行是怎样的？

岐伯说：五星在其轨道上运行，或停留在轨道上而徘徊不前，或长久留守在轨道上而使其光芒变小，叫作省下；如果五星在其运行轨道上去而速回，或屈曲而行的，称为省遗过；如果五星久留而回环旋转，似去似来的，称为议灾或议德。如果距离发生变动时间近，且变异轻微，那么其星就小；如果距离发生变动的时间远，且变异严重的，那么其星就大。如果光芒大于正常一倍的，说明气化亢盛；大于平常二倍的，说明灾害即至。如果光芒小于正常一倍的，说明气化减退；小于正常二倍的，则称为临视，好像在省察下面的过与德，有德的就会获得幸福，有过的则会得到灾害。所以在观察五星之象时，高而远的，看起来就小；低而近的，看起来就大；星的光芒大，则说明喜怒变化的感应靠近；光芒小，则说明福祸灾害的感应远离。岁运太过的，主运之星就向北越出轨道；运气相和，则五星各自运行在正常的轨道上。若岁运之气太过，受其制约的星就会暗淡而兼见母星的颜色；若岁运之气不及，则运星兼有其不胜之星的颜色。天地之间的变化微妙而深奥。那些无知的人，不知道其中的道理，心理非常忧惧，不知道应该怎样才好，毫无根据地猜测，只能使候王君主们感到迷惑和恐惧。

[**原文**] 帝曰：其灾应何如？

岐伯曰：亦各从其化也，故时至有盛衰，凌犯有逆顺，留守有多少，形见有善恶，宿属有胜负，征应有吉凶矣。

帝曰：其善恶何谓也？

岐伯曰：有喜有怒，有忧有丧，有泽有燥，此象之常也，必谨察之。

帝曰：六者高下异乎？

岐伯曰：象见高下，其应一也，故人亦应之。

[白话解] 黄帝又问道：五星在灾害方面的应验是怎样的呢？

岐伯回答：也是根据各年的运气不同，而有所区分。所以随着时令的更迭，五星有盛有衰，五星的运行有逆有顺，留守的时间有长有短，表现出来的形象有好有坏，星宿的气化太过与不及，应验就有吉有凶。

黄帝说：怎样辨别五星形象与颜色的善恶呢？

岐伯回答：它们有喜悦有愤怒，有忧愁有悲伤，有润泽有燥乱，这是星象变化所常见的，必须谨慎地观察。

黄帝问道：喜、怒、忧、丧、泽、燥六种现象，跟五星的位置高低有无关系？

岐伯回答：五星的位置，虽有高低的不同，但其应验都是一样的，所以人身的吉凶祸福与星位的高低是没有关系的。

[原文] 帝曰：善。其德化政令之动静损益皆

何如？

岐伯曰：夫德化政令灾变，不能相加也。胜复盛衰，不能相多也。往来小大，不能相过也。用之升降，不能相无也。各从其动而复之耳。

帝曰：其病生何如？

岐伯曰：德化者气之祥，政令者气之章，变易者复之纪，灾眚者伤之始，气相胜者和，不相胜者病，重感于邪则甚也。

[白话解] 黄帝说：讲得好。它们的特性、作用、职权、表现等，对人体及万物的损益是怎样的呢？

岐伯说：五气特性、作用、职权、表现与灾害、变动等都是有一定规律的，而不能彼此随便相加。胜复之气的盛衰不能随意增加，胜复往来的日数，也是相同的，而不能超过。天地阴阳之气的运动，升降交替进行，没有一时停息。胜气与复气，就是从运动中产生出来的。

黄帝问道：它们与疾病的发生有什么关系？

岐伯说：五运的特性与作用，是五气的外在现象；变动是复气产生的前提；灾害是万物损伤的根源。人体的正气能够抗拒邪气，说明人体和平无病；不能抗拒邪气就会生病；如果重复感受邪气，病势就会更加严重。

[原文] 帝曰：善。所谓精光之论，大圣之业，宣明大道，通于无穷，究于无极也。余闻之，善言天者，必应于人；善言古者，必验于今；善言气者，必彰于物；善言应者，同天地之化；善言化言变者，通神明之理，非夫子孰能言至道欤！乃择良兆而藏之灵室，每旦读之，命曰《气交变》，非斋戒不敢发，慎传也。

[白话解] 黄帝说：讲得好。这些正是精深高明的理论，伟大神圣的事业，宣扬阐明了伟大的道理，达到了无穷无尽的境界。我听说，善于谈论天文的，必定将其理论应验于人；善于谈论历史的，必定能古为今用；善于谈论气化的，必定能通晓万物；善于谈论天人相应的，必定能够适应天地变化的规律；善于谈论化与变的，必定通达自然界变化莫测的道理。除了先生这样的人，还有谁能够说清

楚这些高深的道理呢！我一定会选择一个吉日，把它藏在书室里，每天早晨取出来诵读，将此篇文章命名为"气交变"。不经过斋戒，不敢打开它，并且不会轻易传授给他人。

五常政大论篇第七十

[原文] 黄帝问曰：太虚寥廓，五运回薄，衰盛不同，损益相从，愿闻平气何如而名？何如而纪也？

岐伯对曰：昭乎哉问也！木曰敷和，火曰升明，土曰备化，金曰审平，水曰静顺。

帝曰：其不及奈何？

岐伯曰：木曰委和，火曰伏明，土曰卑监，金曰从革，水曰涸流。

帝曰：太过何谓？

岐伯曰：木曰发生，火曰赫曦，土曰敦阜，金曰坚成，水曰流衍。

[白话解] 黄帝问道：宇宙广阔无边，五运循环不息而相互制约。其中有太过与不及的不同，随之而有损益的变化，请您讲一讲五运中的平气，是怎样命名的？有哪些标志和表现呢？

岐伯答道：您问得十分有意义啊！木的平气称

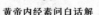
为敷和，具有散布温和阳气的作用，使万物荣华；火的平气称为升明，有鼓动阳气上升的作用，使万物繁茂；土的平气称为备化，具有旺盛生化的作用，使万物充满完备；金的平气称为审平，具有收敛清肃的作用，使万物结实；水的平气称为静顺，具有柔顺沉静的作用，使万物归藏。

黄帝问道：五运不及是怎样的呢？

岐伯回答：木运不及称为委和，不能正常地布散温和阳气，使万物萎靡不振；火运不及称为伏明，缺少温暖之气，使万物暗淡无光；土运不及称为卑监，生化之气的作用减弱，使万物萎弱无力；金运不及称为从革，收敛坚硬之气减少，使万物松脆，从而变革形态；水运不及称为涸流，封藏的作用减弱，使万物干枯。

黄帝问道：五运太过是怎样呢？

岐伯回答：木运太过称为发生，过早地散布温和阳气，使万物提早发育；火运太过称为赫曦，炎热之气过盛，使万物枯焦；土运太过称为敦阜，生命之力过盛，反而使得万物不能成形；金运太过称为坚成，收敛之气旺盛，使万物坚实；水运太过，称为流衍，水气流行溢满，使万物潜藏。

[原文] 帝曰：三气之纪，愿闻其候。

岐伯曰：悉乎哉问也！敷和之纪，木德周行，阳舒阴布，五化宣平，其气端，其性随，其用曲直，其化生荣，其类草木，其政发散，其候温和，其令风，其脏肝，肝其畏清，其主目，其谷麻，其果李，其实核，其应春，其虫毛，其畜犬，其色苍，其养筋，其病里急支满，其味酸，其音角，其物中坚，其数八。

[白话解] 黄帝说：对于平气、太过、不及的名称和表现，我想知道怎样辨别。

岐伯说：您问得真详细。木运平气，也就是敷和之年，木的作用可以达于四方上下，阳气得以舒发，阴气得以散布，五行的气化都能发挥其正常的功能。木气正直，其性质柔和，顺从万物；它的作用如树木枝干一般自由伸展；它的生化之气，能使万物繁荣；它的属类是草木；它的权利是发散；它的气候特点是温和；它的表现是风气；它应于人的

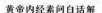
肝脏，肝木受清凉的金气克制，肝开窍于目；它在谷类是麻，在果类是李，在果实是核；与春季相应；它在虫类是毛虫，在畜类是犬；它在颜色是苍；它的精气能充养筋；它的发病特点是胸胁胀满，腹部拘急；它在五味是酸，在五音是角；它在物体来说是属于中坚的一类，在五行成数是八。

[原文] 升明之纪，正阳而治，德施周普，五化均衡，其气高，其性速，其用燔灼，其化蕃茂，其类火，其政明曜，其候炎暑，其令热，其脏心，心其畏寒，其主舌，其谷麦，其果杏，其实络，其应夏，其虫羽，其畜马，其色赤，其养血，其病瞤瘈，其味苦，其音徵，其物脉，其数七。

[白话解] 火运平气，也就是升明之年，与南方相应的阳气旺盛，它的作用是普及四方，使五行气化平衡发展；火气上升，它的性质急速；它的作用是燃烧；它的生化之气，能使繁荣茂盛；它的属类是火；它的职权是光明显耀；它的气候特点是炎暑；它的表现是热气；它应于人的心脏，心火受寒冷的水气克制，心开窍于舌；它在谷类是麦，在果

类是杏，在果实是筋络；与夏季相应；它在虫类是羽虫，在畜类是马；它在颜色是赤；它的精气能充养血；它的发病特点是肌肉跳动，肢体抽搐；它在五味是苦，在五音是徵；它在物体来说是属于脉络一类，在五行成数是七。

[原文] 备化之纪，气协天休，德流四政，五化齐修，其气平，其性顺，其用高下，其化丰满，其类土，其政安静，其候溽蒸，其令湿，其脏脾，脾其畏风，其主口，其谷稷，其果枣，其实肉，其应长夏，其虫倮，其畜牛，其色黄，其养肉，其病否，其味甘，其音宫，其物肤，其数五。

[白话解] 土运平气，也就是备化之年，天地的气化协调和平，土气的作用流布于四方，使五行气化都能完善地发挥它们的作用；土气和平，性质柔顺；它的功能表现为可高可低；它的生化之气，能使万物成熟丰满；它的属类是土；它的职权是安静；它的气候特点是湿热交蒸；它的表现是湿气；与人体脾脏相应，脾受风木之气的克制，脾开窍于口；它在谷类是稷，在果类是枣，它在果实是肉；

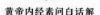
它所应的时令是长夏；在虫类是倮虫，在畜类是牛；它在颜色是黄；它的精气充养的是肉；它的发病特点是痞塞不通；它在五味是甘，在五音是宫；它在物体来说是属于肌肤一类，在五行成数是五。

[原文] 审平之纪，收而不争，杀而无犯，五化宣明，其气洁，其性刚，其用散落，其化坚敛，其类金，其政劲肃，其候清切，其令燥，其脏肺，肺其畏热，其主鼻，其谷稻，其果桃，其实壳，其应秋，其虫介，其畜鸡，其色白，其养皮毛，其病咳，其味辛，其音商，其物外坚，其数九。

[白话解] 金运平气，也就是审平之年，天地之气虽主收敛约束，但无剥夺的现象，五行的气化都宣畅清明。金气洁净，它的性质刚强；它的作用是成熟散落；它的生化之气能使万物结实收敛；它的属类是金；它的职权是强劲清肃；它的气候特点是清凉；它的表现是燥；它与人体肺脏相应，肺受火热之气的克制，肺开窍于鼻；它在谷类是稻，在果类是桃，在果实是皮壳；它与秋季相应；它在虫类是介虫，在畜类是鸡；它在颜色是白；它的精气

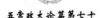

充养的是皮毛；它的发病特点是咳嗽；它在五味是辛，在五音是商；它在物体来说是属于外面包裹一类，在五行成数是九。

[原文] 静顺之纪，藏而勿害，治而善下，五化咸整，其气明，其性下，其用沃衍，其化凝坚，其类水，其政流演，其候凝肃，其令寒，其脏肾，肾其畏湿，其主二阴，其谷豆，其果栗，其实濡，其应冬，其虫鳞，其畜彘，其色黑，其养骨髓，其病厥，其味咸，其音羽，其物濡，其数六。

故生而勿杀，长而勿罚，化而勿制，收而勿害，藏而勿抑，是谓平气。

[白话解] 水运平气，就是静顺之年，天地之气具有纳藏的性质，但无害于万物，它的性质平顺而下行，五行的气化状态完整；水气明净，它的性质润泽下行；它的作用为灌溉；它的生化之气为凝固坚硬；它的属类为水；它的职权是流动不息；它的气候特点是严寒阴凝；它的表现是寒气；它与人体的肾脏相应；肾受土湿之气的克制，肾开窍于二阴；它在谷类是豆，在果类是栗，在果实是液汁；

它与冬季相应，在虫类是鳞虫，在畜类是猪；它在颜色是黑；它的精气充养骨髓；它的发病特点是手足清冷；它在五味是咸，在五音是羽；它在物体来说是属于流动的液体一类，在五行成数是六。

所以，生、长、化、收、藏的规律不容破坏，敷和之年，万物生发而不杀伤；升明之年，万物长养而不削罚；备化之年，万物化育而不制止；审平之年，万物收敛而不残害；静顺之年，万物收藏而不抑制。这就叫作平气。

[原文] 委和之纪，是谓胜生，生气不政，化气乃扬，长气自平，收令乃早，凉雨时降，风云并兴，草木晚荣，苍干雕落，物秀而实，肤肉内充，其气敛，其用聚，其动缅戾拘缓，其发惊骇，其脏肝，其果枣李，其实核壳，其谷稷稻，其味酸辛，其色白苍，其畜犬鸡，其虫毛介，其主雾露凄沧，其声角商，其病摇动注恐，从金化也，少角与判商同，上角与正角同，上商与正商同，其病肢废痈肿疮疡，其甘虫，邪伤肝也。上宫与正宫同，萧飚肃杀则炎赫沸腾，眚于三，所谓复也，其主飞蠹蛆雉，

乃为雷霆。

[**白话解**] 委和之年，称为胜生。生气不能很好地行使职权，土气不受木气的制约，所以化气发扬。木气不能生火，所以长气自然平静。金气胜木，所以收气提早到来，而凉雨不时下降，风云经常发起，草木不能及时繁荣，并且易于干枯凋落，万物迅速成熟，皮肉充实。木衰金旺，所以其气有收敛的作用，作用表现为拘束，不得曲直伸展，使人体筋络拘挛无力，或者易于惊骇；它在人体与肝脏相应；在果类是枣、李，在果实是核、壳；在谷类是稷、稻；在五味是酸、辛；在颜色是白、苍；在畜类是犬、鸡；在虫类是毛虫、介虫；所主的气候是雾露寒冷之气；在声音是角、商；其疾病的特点是摇动和恐惧。这是由于木运不及而金气克之，木气随金气而变化的缘故。木运不及称为少角，木气从金而化，所以少角等同判商。如果遇到厥阴风木司天，则不及的木运得司天，也可以成为平气，所以委和，逢上角，则其气可与正角相同。如果遇到阳明燥金司天，则木运更衰，顺从金气用事，而成为

金之平气，所以委和之年，逢上商，其运气与正商相同。在人体可发生四肢痿弱、痈肿、疮疡、虫积等病，这是由于金气伤肝的缘故。如正当太阴湿土司天，因土不畏，亦能形成土气用事，而成为土之平气，所以逢上宫，其运气则和正宫相同。所以委和之年，起初是一片肃杀的景象，但随之则为火热蒸腾，其灾害发生于与木气相应的东方。当火气前来报复，多见飞虫、蚨虫、蛆虫和雉鸡。由于木气被郁，而火气来复，所以发为雷霆。

[原文] 伏明之纪，是为胜长，长气不宣，藏气反布，收气自政，化令乃衡，寒清数举，暑令乃薄，承化物生，生而不长，成实而稚，遇化已老，阳气屈伏，蛰虫早藏，其气郁，其用暴，其动彰伏变易，其发痛，其脏心，其果栗桃，其实络濡，其谷豆稻，其味苦咸，其色玄丹，其畜马彘，其虫羽鳞，其主冰雪霜寒，其声徵羽，其病昏惑悲忘，从水化也，少徵与少羽同，上商与正商同，邪伤心也，凝惨凛冽则暴雨霖霆，眚于九，其主骤注雷霆震惊，沉黔淫雨。

[**白话解**] 伏明之年，称为胜长。火的长气不得发扬，水的藏气反见布散，收气也擅自行使职权，化气平定而不能发展。水气、金气旺盛，致使寒冷之气常现，暑热之气衰薄。火气不能生土，万物生而不长，在稚嫩的情况下结成果实。等到生化的时候，已经衰老，阳气屈伏，蛰虫过早伏藏。火气郁结，所以当其发作时，必然横暴，其变动或明显或隐匿，在人体病发为疼痛；它在人体与心脏相应；它在果类为栗、桃；在果实是筋络、汁液；在谷类是豆、稻；在五味是苦、咸；在颜色是黑、赤；在畜类是马、猪；在虫类是羽虫、鳞虫；气候特点是冰雪霜寒；在声音是徵、羽；它的病变特点表现为精神昏乱，悲哀易忘，这是火运不及而从水化的关系。由于火气从水化，因而兼有水运的特点，所以少徵和少羽相同。如果遇到阳明燥金司天，火气更加不能制约金气，而成为金气的平气。所以，逢上商则与正商相同。人体发生的疾病，是由于邪气伤心，火运衰，所以有阴凝惨淡、寒风凛冽的现象，但随之而暴雨连绵不止，所以灾害发生在与火气相

应的南方。当土气来复，以致暴雨下注，雷霆闪电，乌云蔽日，阴雨连绵。

[原文] 卑监之纪，是谓减化，化气不令，生政独彰，长气整，雨乃愆，收气平，风寒并兴，草木荣美，秀而不实，成而秕也，其气散，其用静定，其动疡涌，分溃痈肿，其发濡滞，其脏脾，其果李栗，其实濡核，其谷豆麻，其味酸甘，其色苍黄，其畜牛犬，其虫倮毛，其主飘怒振发，其声宫角，其病流满否塞，从木化也，少宫与少角同，上宫与正宫同，上角与正角同，其病飧泄，邪伤脾也，振拉飘扬则苍干散落，其眚四维，其主败折虎狼，清气乃用，生政乃辱。

[白话解] 卑监之年，称为减化。土的化气不得其令，而木的生气旺盛，长气自能完整如常，雨水不能及时下降，收气平定，风寒并起，草木虽繁荣美丽，但秀而不实，所结的果实，只是空壳一类的东西。由于木气旺盛，所以卑监之气含有散发的特点，它的作用表现是镇静、安定；在人体发为疮疡、流脓溃烂、痈肿等疾病，并发展为水气不行；

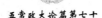

在人体与脾脏相应；在果类是李、栗；在果实是汁液、核；在谷类是豆、麻；在五味是酸、甘；在颜色是苍、黄；在畜类是牛、犬；在虫类是倮虫、毛虫；因木胜风动，在气候表现为狂风怒号，树木动摇；在声音是宫、角；其发病特点为胀满、闭塞不通，这是土运不及而从木气旺盛的缘故，所以少宫和少角相同。如果遇到太阴湿土司天，虽然土运不及，但得司天之助，也可成为平气，所以卑监之年，逢上宫和正宫相同。如果遇到厥阴风木司天，则土运更衰，顺从木气，而成为木之平气，所以逢上角和正角相同。在人体会发生泄泻。土衰木胜，所以出现狂风怒号、草木动摇的现象，随之草木干枯凋落，其灾害应于中宫而通于四方。这些都是由于土气不及所引起的，所以灾害发生在与土气相应的中央，而散布四方。木气太盛，就会有金气制约它，金气肃杀，所以出现败坏折伤，好像遭到虎狼伤害一样。清冷的金气旺盛，所以木的生气便被抑制而不能行使权力。

[原文] 从革之纪，是谓折收，收气乃后，生

气乃扬，长化合德，火政乃宣，庶类以蕃，其气扬，其用躁切，其动铿禁瞀厥，其发咳喘，其脏肺，其果李杏，其实壳络，其谷麻麦，其味苦辛，其色白丹，其畜鸡羊，其虫介羽，其主明曜炎烁，其声商徵，其病嚏咳鼽衄，从火化也，少商与少徵同，上商与正商同，上角与正角同，邪伤肺也，炎光赫烈则冰雪霜雹，眚于七，其主鳞伏彘鼠，岁气早至，乃生大寒。

[白话解] 从革之年，称为折收，金的收敛之气不能正常发挥作用，木的生气得以发扬，长气和化气合而相得，火得以施行其权力，万物繁盛。木气发扬，其作用躁动急切，在人体发病为咳嗽失音、烦闷气逆，发展为咳嗽气喘，其与肺相应；在果类是李、杏；在果实是壳、络；在谷类是麻、麦；在五味是苦、辛；在颜色是白、赤；在畜类是鸡、羊；在虫类是介虫、羽虫。因为金虚火胜，在气候表现为晴朗炎热；在声音是商、徵；在人体，发病的特点表现为喷嚏、咳嗽、鼻塞流涕、衄血等病证，这是因金运不及而从火化的缘故，所以少商和少徵相

同。如果遇到阳明燥金司天，则金运虽不及，得司天之助，也能变为平气，所以从革之年，逢上商就和正商相同。如果遇到厥阴风木司天，因金运不及，木不畏金，同样能形成木气用事而成为木之平气，所以逢上角和正角相同。其病变是由于邪气伤于肺脏引起的。因金衰火旺，所以火势炎热，但随之见冰雪霜雹。这些都是由于金气不足引起的，所以灾害发生在与金气相应的西方。水气来复，鳞虫、猪、鼠之类的动物都会伏藏。冬藏之气提早而至，于是气候严寒。

[原文] 涸流之纪，是谓反阳，藏令不举，化气乃昌，长气宣布，蛰虫不藏，土润水泉减，草木条茂，荣秀满盛，其气滞，其用渗泄，其动坚止，其发燥槁，其脏肾，其果枣杏，其实濡肉，其谷黍稷，其味甘咸，其色黅玄，其畜彘牛，其虫鳞倮，其主埃郁昏翳，其声羽宫，其病痿厥坚下，从土化也，少羽与少宫同，上宫与正宫同，其病癃闭，邪伤肾也。埃昏骤雨则振拉摧拔，眚于一，其主毛显狐貉，变化不藏。

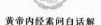

故乘危而行，不速而至，暴疟无德，灾反及之，微者复微，甚者复甚，气之常也。

[白话解] 涸流之年，称为反阳。藏气衰弱，不能行使其封藏的权力，化气因而昌盛，长气反见宣行而布达于四方，蛰虫应藏而不藏，土润泽而泉水减少，草木条达茂盛，万物繁荣秀丽而丰满。其气不得流畅，作用为暗中渗透；其变动为津液停滞不行；发病为干燥枯槁，其应于内脏为肾；在果类是枣、杏；其所充实的是汁液、肉；在谷类是黍、稷；在五味是甘、咸；在颜色是黄、黑；在畜类是猪、牛；在虫类是鳞虫、倮虫。水运衰，土气克水，所以出现尘土昏郁的现象；在声音是羽、宫；在人体的病变为痿厥、厥逆和二便不通，这是水运不及而从土化的缘故，所以少羽和少宫相同。如果涸流之年，逢土气司天，则水运更衰，顺从土气，所以涸流之年，逢上宫与正宫相同。其病见大小便不畅或闭塞不通，是邪气伤于肾脏引起的。因水运不及，所以阴云蔽日，大雨骤然下降，但随之而来的为大风振动、草木折断等现象，其灾害应于北方。木气

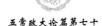

来复，所以又见毛虫狐貉之类属于善变的动物，出来活动而不藏。

　　所以当运气不及的年份，所胜与所不胜之气，就乘其衰弱而侵犯，好像不速之客，不招自来，暴虐而毫无道德，结果反而使他自己受到损害，这是子来报复的缘故。凡施行暴虐轻微的，所受的报复也轻；胜气厉害的，所受到的报复也厉害。这种有胜必有复的情况，是运气中的一种常见规律。

　　[原文] 发生之纪，是为启陈，土疏泄，苍气达，阳和布化，阴气乃随，生气淳化，万物以荣，其化生，其气美，其政散，其令条舒，其动掉眩颠疾，其德鸣靡启坼，其变振拉摧拔，其谷麻稻，其畜鸡犬，其果李桃，其色青黄白，其味酸甘辛，其象春，其经足厥阴少阳，其藏肝脾，其虫毛介，其物中坚外坚，其病怒，太角与上商同，上徵则其气逆，其病吐利，不务其德则收气复，秋气劲切，甚则肃杀，清气大至，草木雕零，邪乃伤肝。

　　[白话解] 发生之年，称为启陈。土气疏松薄弱，草木之气繁荣，阳气温和布化于四方，阴气随

623

阳气而动，生气淳厚，化生万物，万物欣欣向荣。它的生化作用为生，万物得其气则秀丽；它的职权为散布；它的表现为舒展畅达；它在人体的变动可引起眩晕、颤动及颠顶部的疾病；它的特性是风和日暖，使万物华丽，推陈出新；它的变动为狂风振拉，使树木摧折拔倒；在谷类是麻、稻；在畜类是鸡、犬；在果类是李、桃；在颜色是青、黄、白；在五味是酸、甘、辛；与春季相应；在经脉与足厥阴肝经和足少阳胆经相应；在五脏与肝和脾相应；在虫类是毛虫、介虫；在物体属内外坚硬的一类；引起的疾病是容易发怒。这是木运太过，会有金气来制约它，木气太过则与金气司天相同，所以太角与上商同。少阴君火和少阳相火司天，木运太过使火性上逆，木旺克土，所以疾病出现气逆、吐泻等症状。木气太过失去了正常的性能，则金之收气来复，以致出现秋凉急切的景象，甚则有肃杀之气，气候清凉，草木凋零。引起人们的病变，多是由于邪气伤害了肝脏的缘故。

[原文] 赫曦之纪，是为蕃茂，阴气内化，阳

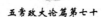

气外荣，炎暑施化，物得以昌，其化长，其气高，其政动，其令鸣显，其动炎灼妄扰，其德暄暑郁蒸，其变炎烈沸腾，其谷麦豆，其畜羊彘，其果杏栗，其色赤白玄，其味苦辛咸，其象夏，其经手少阴太阳，手厥阴少阳，其脏心肺，其虫羽鳞，其物脉濡，其病笑疟疮疡血流狂妄目赤，上羽与正徵同，其收齐，其病痓，上徵而收气后也，暴烈其政，藏气乃复，时见凝惨，甚则雨水霜雹切寒，邪伤心也。

[**白话解**] 赫曦之年，称为蕃茂。少阴之气从内而化，阳气发扬在外，炎暑的气候施行，万物得以昌盛。它的生化作用是长；它的性质是上升；它的职权是活动不止；它的表现为显露声色；它的变动为烧灼发热，扰乱不宁；它正常的性能是暑热郁蒸；它的异常变化为异常炎热；在谷类是麦、豆；在畜类是羊、猪；在果类是杏、栗；在颜色是赤、白、黑；在五味是苦、辛、咸；与夏天相应；在经脉与手少阴、手太阳和手厥阴、手少阳相应；在五脏与心、肺相应；在虫类是羽虫、鳞虫；在人体属脉络和津液；在人体的病变为喜笑无常、疟疾、疮

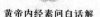

疡、失血、发狂、目赤等。火运太过，如果逢太阳寒水司天，水能胜火，适得其平，所以赫曦之年，逢上羽和正徵相同。水运既平，金不受克，所以气候正常，因水气司天，水受火制，所以在人发病为筋脉拘急、肢体抽搐、口噤不开；如果火运太过又逢火气司天，二火相合，则金气受伤，所以逢上徵则收气不能及时到来。由于火运过于暴烈，水之藏气来复，出现阴凝惨淡的景象，甚至雨水霜雹，转为寒冷；引起的疾病，是由于邪气损伤了心火的缘故。

[原文] 敦阜之纪，是谓广化，厚德清静，顺长以盈，至阴内实，物化充成，烟埃朦郁，见于厚土，大雨时行，湿气乃用，燥政乃辟，其化圆，其气丰，其政静，其令周备，其动濡积并稸，其德柔润重淖，其变震惊，飘骤崩溃，其谷稷麻，其畜牛犬，其果枣李，其色黔玄苍，其味甘咸酸，其象长夏，其经足太阴阳明，其脏脾肾，其虫倮毛，其物肌核，其病腹满四肢不举，大风迅至，邪伤脾也。

[白话解] 敦阜之年，称为广化。它的特性浑

626

厚而清静，使万物顺时生长乃至充盈；土的精气充实，万物能生化而成形；土运太过，故见土气蒸腾如烟，笼罩于山丘之上，大雨常下，于是湿土过盛，而燥气退避；它的生化作用是圆满，所以敦阜之气丰盛；它的职权是宁静；它的表现是周密完备；它的变动引起人体湿气停滞；它的特性是柔润；它的异常变化是雷霆震动、山崩堤溃，暴雨倾盆；在谷类是稷、麻；在畜类是牛、犬；在果类是枣、李；在颜色是黄、黑、青；在五味是咸、酸；与长夏相应；在经脉与足太阴、足阳明相应；在五脏与脾、肾相应；在虫类是倮虫、毛虫；在物体应于肌肤和核一类；病变表现为腹中胀满、四肢沉重、举动不便。由于土运太过，木气来复，所以大风迅速而来。所引起的疾病，多是因为邪气损伤了脾脏的缘故。

[原文] 坚成之纪，是谓收引，天气洁，地气明，阳气随，阴治化，燥行其政，物以司成，收气繁布，化洽不终，其化成，其气削，其政肃，其令锐切，其动暴折疡疰，其德雾露萧飋，其变肃杀雕零，其谷稻黍，其畜鸡马，其果桃杏，其色白青丹，

其味辛酸苦，其象秋，其经手太阴阳明，其脏肺肝，其虫介羽，其物壳络，其病喘喝胸凭仰息，上徵与正商同，其生齐，其病咳，政暴变则名木不荣，柔脆焦首，长气斯救，大火流，炎烁且至，蔓将槁，邪伤肺也。

[白话解] 坚成之年，称为收引。天高气爽而洁净，地气清静而明朗，阳气跟随阴气而生化，因为阳明燥金之气当权，于是万物成熟，但金运太过，所以秋收之气旺盛四布，以致长夏的化气未尽而顺从收气行令。它的生化作用是收成；它的职权为严厉肃杀；它的表现是锋利而刚劲；它的变动可使人体出现折伤、疮疡、皮肤溃疡等病证；它的特性是雾露凉风；它的异常变动是出现肃杀凋零的景象；在谷类是稻、黍；在畜类是鸡、马；在果类是桃、杏；在颜色是白、青、丹；在五味是辛、酸、苦；与秋天相应；在经脉与手太阴、手阳明经相应；在五脏与肺、肝相应。它在虫类是介虫、羽虫；在物体是属于皮壳和筋络一类；如果发生病变，多会引起气喘胸闷、呼吸困难，甚至仰面呼吸等症状。如

果金运太过，而又逢火气司天的年份，金气被克，所以说上徵与正商相同。金气得到抑制，则木气不受克制，生气就能正常行令，发生的病变为咳嗽。金运太过之年剧变暴虐，各种树木受到影响，不能发荣，使得草类柔软脆弱而枯焦。金气太盛，火气来复，于是炎热的天气流行，树木蔓草被烧灼枯槁。人们发生病变，多是由于邪气伤肺脏所致。

[原文] 流衍之纪，是谓封藏，寒司物化，天地严凝，藏政以布，长令不扬，其化凛，其气坚，其政谧，其令流注，其动漂泄沃涌，其德凝惨寒雰，其变冰雪霜雹，其谷豆稷，其畜彘牛，其果栗枣，其色黑丹黅，其味咸苦甘，其象冬，其经足少阴太阳，其脏肾心，其虫鳞倮，其物濡满，其病胀，上羽而长气不化也。政过则化气大举，而埃昏气交，大雨时降，邪伤肾也。

故曰：天恒其德，则所胜来复，政恒其理，则所胜同化。此之谓也。

[白话解] 流衍之年，称为封藏。寒气主管万物的变化，天地间严寒阴凝，闭藏之气行使其权力，

火的长气不得发扬。它的生化为凛冽，所以流衍之气坚凝；它的权力为安静；它的表现是流动灌注；它的活动为漂浮，或为下泻，或为灌溉，或为外溢；它的性能是寒凝惨淡；它的气候变化为冰雪霜雹；在谷类是豆、稷；在畜类是猪、牛；在果类是栗、枣；在颜色是黑、朱、黄；在五味是咸、苦、甘；与冬季相应；在经脉与足少阴、足太阳经相应；在五脏为肾和心；在虫类是鳞虫、倮虫；在物体属汁液、肌肉一类；如果发生病变，多见胀满。如果遇到水气司天，水气更甚，二水相合，则火气更衰。所以流衍之年，逢上羽，火的长气不能发挥作用。如果水气太过，则土气来复，以致地气上升，大雨不时下降。人们发生的病变，多是由于邪气伤于肾脏所致。

以上运气太过的年份，其所行使的权力，失去了正常的性能，横施暴虐，而欺侮所胜之气，结果必有所不胜之气前来报复。如果五行正常发挥作用，合乎正常的规律，即使所胜之气也能同化，说的就是这个意思。

[原文] 帝曰：天不足西北，左寒而右凉，地不满东南，右热而左温，其故何也？

岐伯曰：阴阳之气，高下之理，太少之异也。东南方，阳也，阳者其精降于下，故右热而左温。西北方，阴也，阴者其精奉于上，故左寒而右凉。是以地有高下，气有温凉，高者气寒，下者气热，故适寒凉者胀，之温热者疮，下之则胀已，汗之则疮已，此腠理开闭之常，太少之异耳。

[白话解] 黄帝问：天气不足于西北，北方寒而西方凉；地气不满于东南，南方热而东方温。这是什么缘故？

岐伯说：这是由于南北有阴气与阳气多少的区别，地势有高低的不同，气有太过和不及的差异。东方、南方属阳，阳气有余，阳精自上而下降，所以南方热而东方温。西方、北方属阴，阴气有余，阴精自下而上奉，所以北方寒而西方凉。因此，地势有高有低，气候有温有凉，地势高的气候寒凉，地势低的气候温热。所以在西方、北方寒凉的地方多出现腹部胀满的症状，而在东方、南方温热的地方多出现疮疡等症状。胀满可以用下法消除，疮疡可以用汗法治愈。这是气候和地理影响人体腠理开阖的一般规律，无非是有太过和不及的区别罢了。

[原文] 帝曰：其于寿夭何如？

岐伯曰：阴精所奉其人寿，阳精所降其人夭。

帝曰：善。其病也，治之奈何？

岐伯曰：西北之气散而寒之，东南之气收而温之，所谓同病异治也。故曰：气寒气凉，治以寒凉，行水渍之。气温气热，治以温热，强其内守。必同其气，可使平也，假者反之。

[白话解] 黄帝问道：天气寒热与地势高下对人的寿命有什么影响？

岐伯说：阴精上承的地方，阳气坚固，所以人们长寿；阳精下降的地方，阳气常发泄而衰薄，所以人们寿命短。

黄帝说：讲得对。如果发生病变，应该怎样治疗呢？

岐伯说：西北方天气寒冷，疾病多表现为外寒里热，应散其外寒，而除其里热；东南方天气温热，

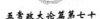

阳气外泄，导致寒气内生，所以应收敛其外泄的阳气，而温其内寒。这就是所谓的同病异治，即同样发病而治法不同。所以说，气候寒凉的地方，多内热，可用寒凉药治疗，并采用汤液浸泡的方法；气候温热的地方，多内寒，可治以温热的方法，并加强对内部阳气的固守。治法必须与该地的气候相宜，才能使之平调。若病情出现假象，如真寒假热、真热假热，则以反治法治疗。

[原文] 帝曰：善。一州之气，生化寿夭不同，其故何也？

岐伯曰：高下之理，地势使然也。崇高则阴气治之，污下则阳气治之，阳胜者先天，阴胜者后天，此地理之常，生化之道也。

帝曰：其有寿夭乎？

岐伯曰：高者其气寿，下者其气夭，地之小大异也。小者小异，大者大异。故治病者，必明天道地理，阴阳更胜，气之先后，人之寿夭，生化之期，乃可以知人之形气矣。

[白话解] 黄帝说：讲得好。但有地处一州，

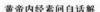

而人们的寿夭各不相同，是什么缘故？

岐伯道：虽在同一州，而地势高下不同，故生化寿夭不同。因为地势高的地方，属于阴气所治，地势低的地方，属于阳气所治。阳气盛的地方气候温热，万物生化先于四时而生化；阴气盛的地方气候寒冷，万物晚于四时而生化。这是地势高下不同而影响万物生化的迟早规律。

黄帝说：有没有寿和夭的分别呢？

岐伯说：地势高的地方，阴气所治，故其人寿；地势低下的地方，阳气多泄，其人多夭。而地势高下相差有程度上的不同，相差小的其寿夭差别也小，相差大的其寿夭差别也大。所以医生必须懂得天道和地理、阴阳的多少、气候的先后、人身的寿夭、生化的规律，然后才能知晓人体形态和气机的变化情况。

[原文] 帝曰：善。其岁有不病，而藏气不应不用者何也？

岐伯曰：天气制之，气有所从也。

帝曰：愿卒闻之。

岐伯曰：少阳司天，火气下临，肺气上从，白起金用，草木眚，火见燔焫，革金且耗，大暑以行，咳嚏鼽衄鼻窒，曰疡，寒热胕肿。风行于地，尘沙飞扬，心痛胃脘痛，厥逆鬲不通，其主暴速。

[白话解] 黄帝说：讲得好。一年之中，有应当病而不病，脏气应当相应而不相应，应当发生作用的而不发生作用，这是什么道理呢？

岐伯说：这是由于受着司之气的制约，人体脏气有所顺从的关系。

黄帝说：请您详细地告诉我。

岐伯说：少阳相火司天的年份，火气下临于地，人体肺脏之气上从天气，燥金之气克制木气，地上的草木受灾，火热如烧灼，金气为之变革，火气太过故暑热流行，人们出现咳嗽、喷嚏、衄血、鼻塞流涕、口疮、寒热、浮肿等病证；少阳司天则厥阴在泉，故风气流行于地，沙尘飞扬，表现为心痛、胃脘痛、厥逆、胸膈阻滞不通等症状，所以发病急暴，变化快速。

[原文] 阳明司天，燥气下临，肝气上从，苍

起木用而立，土乃眚，凄沧数至，木伐草萎，胁痛目赤，掉振鼓栗，筋痿不能久立。暴热至，土乃暑，阳气郁发，小便变，寒热如疟，甚则心痛，火行于稿，流水不冰，蛰虫乃见。

[白话解] 阳明司天的年份，燥气下临于地，人体肝脏之气上从天气，风木之气克制土气，所以脾土必受灾害，清冷之气常见，草木被克伐而枯萎，所以出现胁痛、目赤、眩晕、摇动、战栗、筋痿不能久立等症状；阳明司天则少阴君火在泉，所以暴热而至，地气变为暑热蒸腾，在人则阳气郁于内而发病，小便不利，寒热往来如疟状，甚至发生心痛。火气流行于草木枯槁的冬季，流水不得结冰，蛰虫不藏而出来活动。

[原文] 太阳司天，寒气下临，心气上从，而火且明，丹起金乃眚，寒清时举，胜则水冰，火气高明，心热烦，嗌干善渴，鼽嚏，喜悲数欠，热气妄行，寒乃复，霜不时降，善忘，甚则心痛。土乃润，水丰衍，寒客至，沉阴化，湿气变物，水饮内稽，中满不食，皮痛肉苛，筋脉不利，甚则胕肿身

后痛。

[白话解] 太阳司天的年份，寒水之气下临于地，人身心脏之气上从天气，火气照耀显明，火热之气克制金气，则肺金必然受伤，寒冷之气非时而出现，寒气太过则水结成冰，因火气被迫而应从天气，故发病常见心热烦闷、咽喉干、口渴、流鼻涕、打喷嚏、易于悲哀、时常呵欠等症状。热气妄行于上，所以寒气报复，则寒霜不时下降，寒复则神气伤，发病多表现为善忘，甚至心痛；太阳司天则太阴湿土在泉，所以土气滋润，水流丰盛，太阳司天则寒水之客气加临于主气之上，太阴在泉则湿土之气下临于终之气，水湿相合而从阴化，万物因寒湿而发生变化，应在人身的病则为水饮内蓄、腹中胀满、不能饮食、皮肤麻痹、肌肉不仁、筋脉不利，甚至浮肿、背部生痈。

[原文] 厥阴司天，风气下临，脾气上从，而土且隆，黄起水乃眚，土用革，体重肌肉萎，食减口爽，风行太虚，云物摇动，目转耳鸣。火纵其暴，地乃暑，大热消烁，赤沃下，蛰虫数见，流水不冰，

其发机速。

[白话解] 厥阴司天的年份，风木之气下临于地，人体脾脏之气上从天气，土气兴起而隆盛，湿土之气克制水气，于是水气必受损，土从木化而受其克制，所以脾脏发生病变，多表现为身体沉重、肌肉枯萎、饮食减少、口淡无味。风气行于宇宙之间，云气与万物为之动摇，在人体之病变为目眩、耳鸣。厥阴司天则少阳相火在泉，风火相煽，故火气横行，地气变为暑热，在人体则见大热而消烁津液，血水下流。因气候温热，所以蛰虫不藏而外见，流水不能成冰。风性善于运动变化，所以引起的疾病急骤，变化迅速。

[原文] 少阴司天，热气下临，肺气上从，白起金用，草木眚，喘呕寒热，嚏鼽衄鼻窒，大暑流行，甚则疮疡燔灼，金烁石流。地乃燥清，凄沧数至，胁痛善太息，肃杀行，草木变。

[白话解] 少阴君火司天的年份，火热之气下临于地，人体肺脏之气上从天气，燥金之气克制木气，则草木必然受损，人发病多见气喘、呕吐、寒

热、喷嚏、鼻涕、衄血、鼻塞不通等症。若热气过甚而暑热流行，甚至出现疮疡、高热等症状，暑热如火焰，有熔化金石之状。少阴司天则阳明燥气在泉，故地气干燥而清净，寒凉之气常至，在病变为胁痛，时时叹息，肃杀之气流行，草木发生变化。

[原文] 太阴司天，湿气下临，肾气上从，黑起水变，埃冒云雨，胸中不利，阴痿气大衰而不起不用。当其时反腰䐐痛，动转不便也，厥逆。地乃藏阴，大寒且至，蛰虫早附，心下否痛，地裂冰坚，少腹痛，时害于食，乘金则止水增，味乃咸，行水减也。

[白话解] 太阴司天的年份，湿气下临于地，人体肺脏之气上从天气，寒水之气克制火气，火气必然受损。人体出现胸中不爽，阴痿，阳气大衰，不能振奋而失去作用，当土旺之时，则感到腰臀部疼痛，转动不便，或厥逆。太阴司天则太阳寒水在泉，故地气闭藏，寒冷的气候提前到来，蛰虫很早就伏藏起来。人发病多见心下痞满而痛。如果寒气太过则土地冻裂，冰冻坚硬，出现腹痛，常常妨碍

饮食。若乘金气之化，则金水相生，所以水气增多，则口味变咸，而江河流动之水减少。

[原文] 帝曰：岁有胎孕不育，治之不全，何气使然？

岐伯曰：六气五类，有相胜制也，同者盛之，异者衰之，此天地之道，生化之常也。故厥阴司天，毛虫静，羽虫育，介虫不成；在泉，毛虫育，倮虫耗，羽虫不育。少阴司天，羽虫静，介虫育，毛虫不成；在泉，羽虫育，介虫耗不育。太阴司天，倮虫静，鳞虫育，羽虫不成；在泉，倮虫育，鳞虫不成。少阳司天，羽虫静，毛虫育，倮虫不成；在泉，羽虫育，介虫耗，毛虫不育。阳明司天，介虫静，羽虫育，介虫不成；在泉，介虫育，毛虫耗，羽虫不育。太阳司天，鳞虫静，倮虫育；在泉，鳞虫耗，倮虫不育。诸乘所不成之运，则甚也。故气主有所制，岁立有所生，地气制己胜，天气制胜己，天制色，地制形，五类衰盛，各随其气之所宜也。故有胎孕不育，治之不全，此气之常也，所谓中根也。根于外者亦五，故生化之别，有五气五味五色五类

五宜也。

[白话解] 黄帝说：在同一年中，有的动物能够受孕而繁殖，有的却不能生育，岁治之气有所不全，这是什么气化使它们这样的呢？

岐伯说：六气和五类动物之间，有相胜而制约的关系。如果六气与动物的五行相同，则生育力就强盛，如果不同，生育力就衰退。这是自然界中万物生化的一般规律。所以逢厥阴风木司天，毛虫安静，羽虫可以生育，介虫不能生育；如果厥阴在泉，毛虫则可以生育，倮虫损耗，羽虫不育。少阴君火司天，羽虫安静，介虫得以生育，毛虫不能生育；少阴在泉，羽虫则多生育，介虫遭受损耗。太阴湿土司天，倮虫安静，鳞虫多生育，羽虫不能生育；太阴在泉，倮虫则多生育，鳞虫不能生育。少阳相火司天，羽虫安静，毛虫多生育，鳞虫不能生育；少阳在泉，羽虫则多生育，介虫遭受损耗，而毛虫不育。阳明燥金司天，介虫安静，羽虫则多生育，介虫不得生育；阳明在泉，介虫则多生育，毛虫损耗，而羽虫不能生育。太阳寒水司天，鳞虫安静，倮虫可以生育；如果太阳在泉，鳞虫损耗，倮虫不能生育。凡五运被六气所乘的时候，被克之年所应的虫类，则不能孕育。所以六气所主的司天在泉，各有制约的作用，而岁运在中，秉五行而立，万物都有所生化，在泉之气可以制约己所胜之气，司天之气可以制约胜己之气，司天之气制色，在泉之气制形，五类动物的繁盛和衰微，各自随着天地六气的不同而相应。因此有胎孕和不育的分别，是由于岁治有所不全的缘故，这是运气变化的一种规律，称之为中根。中根之外的六气，同样根据五行而变化，所以万物的生化有五气、五味、五色、五类的分别，随五运六气而各得其宜。

[原文] 帝曰：何谓也？

岐伯曰：根于中者，命曰神机，神去则机息。根于外者，命曰气立，气止则化绝。故各有制，各有胜，各有生，各有成。故曰：不知年之所加，气之同异，不足以言生化。此之谓也。

帝曰：气始而生化，气散而有形，气布而蕃育，气终而象变，其致一也。然而五味所资，生化有薄厚，成熟有多少，终始不同，其故何也？

岐伯曰：地气制之也，非天不生，地不长也。

帝曰：愿闻其道。

岐伯曰：寒热燥湿，不同其化也。故少阳在泉，寒毒不生，其味辛，其治苦酸，其谷苍丹。阳明在泉，湿毒不生，其味酸，其气湿，其治辛苦甘，其谷丹素。太阳在泉，热毒不生，其味苦，其治淡咸，其谷黅秬。厥阴在泉，清毒不生，其味甘，其治酸苦，其谷苍赤，其气专，其味正。少阴在泉，寒毒不生，其味辛，其治辛苦甘，其谷白丹。太阴在泉，燥毒不生，其味咸，其气热，其治甘咸，其谷黅秬。化淳则咸守，气专则辛化而俱知。

故曰：补上下者从之，治上下者逆之，以所在寒热盛衰而调之。故曰：上取下取，内取外取，以求其过。能毒者以厚药，不胜毒者以薄药。此之谓也。气反者，病在上，取之下；病在下，取之上；病在中，傍取之。治热以寒，温而行之；治寒以热，凉而行之；治温以清，冷而行之；治清以温，热而行之。故消之削之，吐之下之，补之泻之，久新

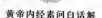

同法。

[白话解] 黄帝问道：这是什么道理？

岐伯回答：根于中的叫作神机，它是生化作用的主宰，所以神去则生化的功能也将停止；根于外的叫作气立，假如没有六气在外，则生化也随之而断绝。所以运各有制约，各有相胜，各有所生，各有所成。因此说，如果不知道每年的岁运和六气的加临，以及六气和岁运的异同，就不足以谈论生化，说的就是这个意思。

黄帝说：万物开始受气而生化，其气逐渐扩散而具有一定的形态，由于气的布化，而能够发育生殖，气化终止时，物体则发生变易，万物虽不同，但这种情况是一致的。然而五味的资生，生化有厚有薄，成熟有少有多，开始和终止也有不同，这是什么缘故呢？

岐伯说：这是由于地气的制约，故万物生化非天气则不生，非地气则不长。

黄帝说：请您告诉我其中的道理。

岐伯说：寒、热、燥、湿等气，其气化作用各

有不同。故少阳相火在泉，则寒毒之物不生，火能
克金，味辛的东西被克而不生，其所主之味是苦和
酸，在谷类是应于青和红色的一类。阳明燥金在泉，
则湿毒之物不生，味酸及气湿的东西都不生，所主
之味是辛、苦、甘，在谷类是应于红和白色的一类。
太阳寒水在泉，则热毒之物不生，凡苦味的东西都
不生，其所主之味是淡和咸，在谷类应于黄和黑色
一类。厥阴风木在泉，则清毒之物不生，凡甘味的
东西都不生，其所主之味是酸、苦，在谷类是应于
青和红色之类；厥阴在泉，则少阳司天，上阳下阴，
木火相合，故其气化专一，其味纯正。少阴君火在
泉，则寒毒之物不生，味辛的东西不生，其所主之
味是辛、苦、甘，在谷类是应于白色和红色之类。
太阴湿土在泉，燥毒之物不生，凡咸味及气热的东
西都不生，其所主之味是甘和咸，在谷类是应于黄
和黑色之类；太阴在泉，是土居之位，所以其气化
淳厚，足以制水，所以咸味得以内守，其气专精而
能生金，故辛味也得以生化，与湿土同治。

　　所以说：因司天在泉之气不及而导致不足的，

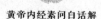

用补法时当顺其气，因太过而导致有余的，治疗时当逆其气，根据其寒热盛衰进行调治。所以说：从上、下、内、外取治，要探求致病的原因。凡体强能耐受毒药的就给以性味厚的药物，凡体弱不能耐受毒药的就给以性味薄的药物，说的就是这个道理。如果病气有相反的，如病在上，治其下；病在下，治其上；病在中，治其四旁。治热病用寒药，而用温服法；治寒病用热药，而用凉服法；治温病用凉药，而用冷服法；治凉病用温药，而用热服的方法。所以病积者用消法，病有余者用削法，病在上者用吐法，病在下者用通下法，病虚者用补法，病实者用泻法，不论是久病还是新病，都可根据这些原则进行治疗。

[原文] 帝曰：病在中而不实不坚，且聚且散，奈何？

岐伯曰：悉乎哉问也！无积者求其藏，虚则补之，药以祛之，食以随之，行水渍之，和其中外，可使毕已。

帝曰：有毒无毒，服有约乎？

岐伯曰：病有久新，方有大小，有毒无毒，固宜常制矣。大毒治病，十去其六，常毒治病，十去其七，小毒治病，十去其八，无毒治病，十去其九，谷肉果菜，食养尽之，无使过之，伤其正也。不尽，行复如法，必先岁气，无伐天和，无盛盛，无虚虚，而遗人天殃，无致邪，无失正，绝人长命。

[白话解] 黄帝说：若病在内，不实也不坚硬，有时聚而有形，有时散而无形，应当怎样治疗呢？

岐伯说：您问得可真详细。这种病如果没有积滞，应当从内脏方面去探求，虚者用补法，有邪可先用药祛其邪，然后以饮食调养，或用水渍法调和其内外，便可使病痊愈。

黄帝说：有毒药和无毒药，服用时有一定的规则吗？

岐伯说：病有新有久，处方有大有小，药物有毒无毒，服用时当然有一定的规则。凡用大毒的药，病去十分之六，不可再服；一般的毒药，病去十分之七，不可再服；小毒的药物，病去十分之八，不可再服；即使没有毒的药，病去十分之九，也不可

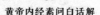
再服。以后就用谷类、肉类、果类、蔬菜等饮食调养，使邪去正复而疾病痊愈，不要用药过度，以免伤其正气。如果邪气未尽，再用药时仍如上法。用药时，首先必须要知道当年岁气的盛衰情况，不可违反天人相应的规律。切记不要实证用补法，虚证用泻法，这样会使实证更实，虚证更虚，反而造成灾害。用药时，不可误补而使邪气更盛，不可误泄而损伤人体正气，断送了病人的性命。

[原文] 帝曰：其久病者，有气从不康，病去而瘠，奈何？

岐伯曰：昭乎哉圣人之问也！化不可代，时不可违。夫经络以通，血气以从，复其不足，与众齐同，养之和之，静以待时，谨守其气，无使倾移，其形乃彰，生气以长，命曰圣王。故《大要》曰：无代化，无违时，必养必和，待其来复，此之谓也。

帝曰：善。

[白话解] 黄帝说；有久病的人，气机虽然已调顺，但身体不能完全康复；病邪虽去而形体依然瘦弱，应当怎样处理呢？

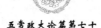

岐伯说：您问得真详细啊。要知道天地之气化，是不可用人力来代替的，四时运行的规律，是不可以违反的。如果经络已经畅通，血气已经和顺，要恢复正气的不足，使其与平常人一样，就必须注意保养，协调阴阳，耐心等待天时，谨慎守护真气，不使其发生偏差，其形体就可以壮实，生气也会增长起来，这就是圣王的调养之法。所以《大要》上说：不要以人力来代替天地之气化，不要违反四时的运行规律，必须善于调养，协调阴阳，等待正气的恢复，说的就是这个意思。

黄帝说：讲得很好。

六元正纪大论篇第七十一

[原文] 黄帝问曰：六化六变，胜复淫治，甘苦辛咸酸淡先后，余知之矣。夫五运之化，或从五气，或逆天气，或从天气而逆地气，或从地气而逆天气，或相得，或不相得，余未能明其事。欲通天之纪，从地之理，和其运，调其化，使上下合德，无相夺伦，天地升降，不失其宜，五运宣行，勿乖其政，调之正味，从逆奈何？

岐伯稽首再拜对曰：昭乎哉问也。此天地之纲纪，变化之渊源，非圣帝孰能穷其至理欤！臣虽不敏，请陈其道，令终不灭，久而不易。

帝曰：愿夫子推而次之，从其类序，分其部主，别其宗司，昭其气数，明其正化，可得闻乎？

岐伯曰：先立其年以明其气，金木水火土运行之数，寒暑燥湿风火临御之化，则天道可见，民气可调，阴阳卷舒，近而无惑，数之可数者，请遂言之。

[白话解] 黄帝问道：六气的正常生化和异常生化、胜气复气等淫邪致病及其主治原则，以及甘苦辛咸酸淡诸气味所化的情况，我已经知道了。关于五运主岁的气化，或与司天之气相顺，或与司天之气相逆，或与司天之气相顺而与在泉之气相逆，或与在泉之气相顺而与司天之气相逆，或司天之气与岁运之气相生，或司天之气与岁运之气相制，我还未能完全明了其中的道理。我想通晓司天在泉的道理，并上下相互协调，不致破坏正常的秩序，天地升降的正常规律，不失其宜，五运之气的布化运行，不违背其应时的政令，根据运气的顺逆情况，调节饮食和药物，应当怎样呢？

岐伯再次跪拜答道：这个问题提得很高明。这是有关天气和地气的总纲，是万物变化的本源，如果不是圣明的帝王，谁能够穷尽这些至理要道呢！我对这个问题虽然领会不深，但愿意讲述其中的道理，使它永远不致灭绝，能长期流传而不被更改。

黄帝说：希望先生把这些道理进一步推演，使其更有条理，根据天干地支的属类和一般顺序，分

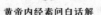

析司天在泉等所主的部位，分别每年主岁之气与各步之气，以及三阴三阳主持各年的气候特点，及五运常数的计算法则等，可以听您进一步讲述吗？

岐伯说：首先要确立纪年的天干地支，以明了主岁之气与木、火、土、金、水五运常数，及寒、暑、燥、湿、风、火六气司天在泉的变化。这样就可以掌握自然界的变化规律，人们可以根据这种规律调养身体，阴阳之气盛衰的道理也就浅显易知而不被迷惑。关于它的一般理论，我可以进行推数，尽量讲给您听。

[原文] 帝曰：太阳之政奈何？

岐伯曰：辰戌之纪也。

太阳　太角　太阴　壬辰　壬戌　其运风，其化鸣紊启拆，其变振拉摧拔，其病眩掉目暝。

太角（初正）　少徵　太宫　少商　太羽（终）

太阳　太徵　太阴　戊辰　戊戌同正徵。其运热，其化喧暑郁燠，其变炎烈沸腾，其病热郁。

太徵　少宫　太商　少羽（终）　少角（初）

太阳　太宫　太阴　甲辰岁会（同天符）甲戌

岁会（同天符）其运阴埃，其化柔润重泽，其变震惊飘骤，其病湿下重。

　　太宫　少商　太羽（终）　太角（初）　少徵

　　太阳　太商　太阴　庚辰　庚戌　其运凉，其化雾露萧飋，其变肃杀雕零，其病燥背瞀胸满。

　　太商　少羽（终）　少角（初）　太徵　少宫

　　太阳　太羽　太阴　丙辰天符　丙戌天符。其运寒，其化凝惨溧冽，其变冰雪霜雹，其病大寒留于溪谷。

　　太羽（终）　太角（初）　少徵　太宫　少商

　　[白话解] 黄帝说：太阳寒水司天的情况是怎样的呢？

　　岐伯说：太阳寒水司天，是在辰年与戌年。

　　壬辰年、壬戌年，太阳寒水司天，太阴湿土在泉。丁壬为木运，壬为阳年，故运为太角。木运之气为风，正常气化为风声萧乱，万物生机活跃，其反常变化为大风阵作，摧毁、折断万物，其致病表现为头目眩晕，视物不明。

　　客运五步：初之运太角（客运与主运之气相同，

气得正化），二之运少徵，三之运太宫，四之运少
商，终之运太羽。主运五步与客运相同，起于太角，
终于太羽。

戊辰年、戊戌年，太阳寒水司天，太阴湿土在
泉。戊癸为火运，戊为阳年，故运为太徵。火运虽
太过，但为司天之寒水所克，则与火运平气相同。
火运之气为热，其正常气化为温暑郁热，其反常变
化为火炎炽热，犹如沸水沸腾，其致病表现为热邪
郁滞在里。

客运五步：初之运太徵，二之运少宫，三之运
太商，四之运少羽，终之运太角。主运五步：初之
运少角，二之运太徵，三之运少宫，四之运太商，
终之运少羽。

甲辰年、甲戌年，太阳寒水司天，太阴湿土在
泉。此二年土运与湿土之气相同，所以又称为同天
符。甲己为土运，甲为阳年，故运为太宫。土运之
气为阴雨，其正常气化为润泽多湿，其反常变化为
狂风暴雨，雷声大作，其致病为湿邪侵犯人体下部，
表现为肢体沉重。

客运五步：初之运太宫，二之运少商，三之运太羽，四之运少角，终之运太徵。主运五步：初之运太角，二之运少徵，三之运太宫，四之运少商，终之运太羽。

庚辰年、庚戌年，太阳寒水司天，太阴湿土在泉。乙庚为金运，庚为阳年，故运为太商。金运之气为凉，其正常气化为雾露萧瑟，其反常变化为肃杀之气流行，其致病表现为津液干燥，胸背部胀满烦闷。

客运五步：初之运太商，二之运少羽，三之运太角，四之运少徵，终之运太宫。主运五步：初之运少角，二之运太徵，三之运少宫，四之运太商，终之运少羽。

丙辰年、丙戌年，太阳寒水司天，太阴湿土在泉。丙辛为水运，丙为阳年，故运为太羽。因为水运与司天寒水之气相同，所以称为天符。水运之气寒冷肃杀，其正常气化为寒风凛冽，凝剑凄惨，其反常变化为冰雪霜雹，其致病表现为寒气滞于筋肉关节空隙之处。

客运五步：初之运太羽，二之运少角，三之运太徵，四之运少宫，终之运太商。主运五步：初之运太角，二之运少徵，三之运太宫，四之运少商，终之运太羽。

[原文] 凡此太阳司天之政，气化运行先天，天气肃，地气静，寒临太虚，阳气不令，水土合德，上应辰星镇星。其谷玄黅，其政肃，其令徐。寒政大举，泽无阳焰，则火发待时。少阳中治，时雨乃涯。止极雨散，还于太阴，云朝北极，湿化乃布，泽流万物。寒敷于上，雷动于下，寒湿之气，持于气交。民病寒湿，发肌肉萎，足痿不收，濡泻血溢。初之气，地气迁，气乃大温，草乃早荣，民乃厉，温病乃作，身热头痛呕吐，肌腠疮疡。二之气，大凉反至，民乃惨，草乃遇寒，火气遂抑，民病气郁中满，寒乃始。三之气，天政布，寒气行，雨乃降，民病寒，反热中，痈疽注下，心热瞀闷，不治者死。四之气，风湿交争，风化为雨，乃长乃化乃成。民病大热少气，肌肉萎足痿。注下赤白。五之气，阳复化，草乃长乃化乃成，民乃舒。终之气，地气正，

湿令行，阴凝太虚，埃昏郊野，民乃惨凄，寒风以至，反者孕乃死。故岁宜苦以燥之温之，必折其郁气，先资其化源，抑其运气，扶其不胜，无使暴过而生其疾，食岁谷以全其真，避虚邪以安其正。适气同异，多少制之，同寒湿者燥热化，异寒湿者燥湿化，故同者多之，异者少之，用寒远寒，用凉远凉，用温远温，用热远热，食宜同法。有假者反常，反是者病，所谓时也。

[白话解] 凡是辰、戌太阳司天的年份，其气太过，先天时而至，太阳寒水司天，其气肃厉，太阴湿土在泉，其气沉静，寒水之气临于太空，阳气不得施令，水土二气相合，以为功德，上应于辰星与镇星的光芒显著。在谷类，应于黑色与黄色者，其司天之政清肃，其在泉之令徐缓。由于寒水之政大起，阳气不得伸张，湖泽中不见阳热者气焰升腾，火气则需等到其相应之时，方能舒发。主气少阳居中为三之气，因火气过胜，则应时之雨水穷尽不降。四之气在泉用事，雨水止极而云散，气还于太阴主令之时，云会于北极雨府之处，湿气四布，万物为

之润泽。太阳寒气布于高空，少阴雷火动而在下，寒湿之气则持续于气交之中。人们易患寒湿之病，表现为肌肉痿弱、两足痿软不收、大便泄泻、血液外溢等症状。初之气，主气为厥阴风木，客气为少阳相火，上年在泉之气迁移退位，温气大行，草木较早繁荣，人们易患疫疠之类的病证，表现为温热病发作，如身热、头痛、呕吐、肌肤疮疡等病证。二之气，主气为少阴君火，客气为阳明燥金，所以凉气反而大行，阳气不得舒发，人们感到凄惨，草木受寒凉之气而不易生长，火气受到抑制，人们容易患气郁不舒、腹中胀满等病证，寒气开始发生。三之气，主气为少阳相火，客气为太阳寒水，司天之气布其政令，寒气侵袭，大雨降下。人们易患外寒里热、痈疽、下利如注、心热烦闷等病证，如果治疗不及时，就会死亡。四之气，主气为太阴湿土，客气为厥阴风木，风湿二气，交争于气交，湿得风气乃化为雨，万物乃得生长、化育、成熟。人们易患高热、少气、肌肉痿弱、两足痿软、下利赤白等病证。五之气，主气为阳明燥金，客气为少阴君火，

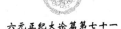

阳气重新施化，草木之类又得生长、化育而成熟，人们感到身心舒畅而无病。终之气，主气为太阳寒水，客气为太阴湿土，在泉之气，得其正令，湿气大行，阴寒之气凝聚太空，尘埃昏暗，笼罩郊野。人们感到凄惨。如果寒风骤至，则土气不胜，脾气不得长养，虽有妊娠，亦多主死而不能生。凡此太阳寒水司天之年，则火气郁而不行，宜食苦味以泻火，以燥治湿，以温治寒，必须折减其致郁之胜气，资助不胜之气的生化之源，抑制中运与司天的太过之气，扶持被抑制的不胜之气，不要使运气猝暴太过而发生疾病。饮食方面，当食用与岁气相应的谷类以保全真气，避免虚邪贼风，以安定正气。根据中运与司天、在泉的异同确定药食性味的多少。岁运与六气寒湿相同者，应选用燥热之品；如果岁运与六气寒湿不同，应选用去湿之品；气与运相同而气势盛的，药量可多些，以抑制太过；气与运不同而气势弱的，药量应减少。凡用寒性药品时，应避开寒气主令之时；用凉性药品时，应避开凉气主令之时；用温性药品时，应避开温气主令之时；用热

性药品时，应避开热气主令之时；用饮食调养时，也应遵照这个原则，这是就一般情况而言。如果气候有反常变化时，就不必拘守这一原则。如果不遵守这些规律，就会导致疾病的发生。就是说要根据四时气候变化的具体情况，确定治疗原则。

[原文] 帝曰：善。阳明之政奈何？

岐伯说：卯酉之纪也。

阳明　少角　少阴　清热胜复同，同正商。丁卯（岁会）　丁酉　其运风清热。

少角（初正）　太徵　少宫　太商　少羽（终）

阳明　少徵　少阴　寒雨胜复同，同正商。癸卯（同岁会）　癸酉（同岁会）　其运热寒雨。

少徵　太宫　少商　太羽（终）　太角（初）

阳明　少宫　少阴　风凉胜复同。己卯　己酉其运雨风凉。

少宫　太商　少羽（终）　少角（初）　太徵

阳明　少商　少阴　热寒胜复同，同正商。乙卯天符　乙酉岁会，太一天符，其运凉热寒。

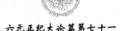
少商　太羽（终）　太角（初）　少徵　太宫

阳明　少羽　少阴　雨风胜复同，同少宫。辛卯　辛酉　其运寒雨风。

少羽（终）　少角（初）　太徵　少宫　太商

[白话解] 黄帝说：讲得好。阳明燥金司天的运气情况是怎样的呢？

岐伯说：阳明燥金司天，是在卯年与酉年。

丁卯年、丁酉年，阳明燥金司天，少阴君火在泉。丁壬为木运，丁为阴干，故运为少角。木运不及，则克己之金的清气乃为胜气，胜气之后，则我生之火的热来复，此二年胜复之气相同。由于木运不及，又逢阳明燥金司天，则金兼木化，反得其政，故同金运平气。凡此二年，运气为风，胜气为清，复气为热。

客运五步：初之运少角，二之运太徵，三之运少宫，四之运太商，终之运少羽。主运五步与客运相同，起于少角，终于少羽。

癸卯年，癸酉年，此二年俱为同岁会，阳明燥金司天，少阴君火在泉。戊癸为火运，癸为阴干，故运少徵。火运不及，则克己之水的寒气乃为胜气，胜气之后，则我生之土的雨气来复，此二年胜复之气相同。由于火运不及，无力克金，司天之金气得政，同金运平气。凡此二年，运气为热，胜气为寒，复气为雨。

客运五步：初之运少徵，二之运太宫，三之运少商，四之运太羽，终之运少角。主运五步：初之运太角，二之运少徵，三之运太宫，四之运少商，终之运太羽。

己卯年、己酉年，阳明燥金司天，少阴君火在泉。甲己为土运，己为阴干，故运为少宫。土运不及，则克我之木的风气乃为胜气，胜气之后，则我生之金的凉气来复，此二年胜复之气相同。凡此二年，运气为雨，胜气为风，复气为凉。

客运五步：初之运少宫，二之运太商，三之运少羽，四之运太角，终之运少徵。主运五步：初之运太角，二之运少徵，三之运少宫，四之运太商，终之运少羽。

乙卯年、乙酉年，阳明燥金司天，少阴君火在

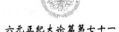

泉。乙庚为金运，乙为阴干，故运为少商。金运不及则克己之火的热气乃为胜气，胜气之后则我生之水的寒气来复，此二年胜复之气相同。金运虽不及，但得司天之金气相助，同金运平气。凡此二年，运气为凉，胜气为热，复气为寒。

客运五步：初之运少商，二之运太羽，三之运少角，四之运太徵，终之运少宫。主运五步：初之运太角，二之运少徵，三之运太宫，四之运少商，终之运太羽。

辛卯年、辛酉年，阳明燥金司天，少阴君火在泉。丙辛为水运，辛为阴干，故运少羽。水运不及，则克我之土的雨气乃为胜气，胜气之后，则我生之木的风气来复，此二年胜复之气相同。凡此二年，运气为寒，胜气为雨，复气为风。

客运五步：初之运少羽，二之运太角，三之运少徵，四之运太宫，终之运少商。主运五步：初之运少角，二之运太徵，三之运少宫，四之运太商，终之运少羽。

[原文] 凡此阳明司天之政，气化运行后天，

天气急，地气明，阳专其令，炎暑大行，物燥以坚，淳风乃治，风燥横运，流于气交，多阳少阴，云趋雨府，湿化乃敷。燥极而泽，其谷白丹，间谷命太者，其耗白甲品羽，金火合德，上应太白荧惑。其政切，其令暴，蛰虫乃见，流水不冰，民病咳嗌塞，寒热发暴，振溧癃闷，清先而劲，毛虫乃死，热后而暴，介虫乃殃，其发躁，胜复之作，扰而大乱，清热之气，持于气交。初之气，地气迁，阴始凝，气始肃，水乃冰，寒雨化。其病中热胀，面目浮肿，善眠，鼽衄嚏欠呕，小便黄赤，甚则淋。二之气，阳乃布，民乃舒，物乃生荣。厉大至，民善暴死。三之气，天政布，凉乃行，燥热交合，燥极而泽，民病寒热。四之气，寒雨降。病暴仆，振栗谵妄，少气嗌干引饮，及为心痛痈肿疮疡疟寒之疾，骨痿血便。五之气，春令反行，草乃生荣，民气和。终之气，阳气布，候反温，蛰虫来见，流水不冰，民乃康平，其病温。故食岁谷以安其气，食间谷以去其邪，岁宜以咸以苦以辛，汗之清之散之，安其运气，无使受邪，折其郁气，资其化源。以寒热轻重

少多其制，同热者多天化，同清者多地化，用凉远
凉，用热远热，用寒远寒，用温远温，食宜同法。
有假者反之，此其道也。反是者，乱天地之经，扰
阴阳之纪也。

[白话解] 凡此卯酉年阳明司天之政，其气不
及，晚于时令而至，阳明燥金司天，其气急切，少
阴君火在泉，其气盛明，金气不及，火气乘之，则
阳气主宰其令，炎暑之气大行，万物干燥而坚硬，
金气不及则木无所畏，和风主治，风气与燥气相兼
而流行于气交之内，使阳气多而阴气少，阳气盛极
必衰，衰则阴气来复，当四之气主客二气，即太阴
与太阳主令之时，云归于雨府，湿气敷布，干燥之
气又变为润泽。其在谷类，应于白色与赤色者，间
谷则为借间气太过而得成熟者，金气不及，火气乘
之，损伤属金的白色甲虫类，待水气来复则损及属
火的羽虫类，金气与火气相合，支配着一年的气候
以为功德，上则应于太白星与荧惑星的光芒更为显
著。司天之政清肃急切，其在泉之令猝暴，蛰虫不
欲伏藏而出，流水不能结冰。人们易患咳嗽、咽肿

喉塞、寒热发作急剧、寒栗颤抖、大小便不通等病证。如果燥金清凉之气早至而急切，则属木的毛虫类死亡，如在泉之热气后至而急暴，则属金的介虫类乃受灾害。胜气与复气发作急暴，正常的气候，被扰乱而不定，司天之清气与在泉之热气，持续于气交之内。初之气，主气为厥阴风木，客气为太阴湿土，上年在泉之气迁移退位，阳明司天燥金用事，阴气开始凝集，天气肃杀，水乃结成冰，寒水之气化。人们发病表现为内热胀满、面目浮肿、嗜睡、鼻塞流涕、衄血、喷嚏、呵欠、呕吐、小便赤黄，甚至淋沥不通等病证。二之气，主气为少阴君火，客气为少阳相火，二火用事，阳气乃布，人们感到舒适，万物开始生长繁荣。如果此时疫疠流行，人们容易突然死亡。三之气，主气为少阳相火，客气为阳明燥金，司天之气乃布，凉气乃行，客气之燥气与主气之热气相互交合，燥气极则湿气复而润泽，人们易患寒热之病。四之气，主气为太阴湿土，客气为太阳寒水，水土气化，寒雨降下。人们易患突然仆倒、振动战栗、谵言妄语、少气、咽喉干燥、

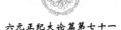

口渴喜饮、心痛、痈肿疮疡、疟疾寒冷、骨软、便血等病证。五之气，主气为阳明燥金，客气为厥阴风木，秋行春令，草木又生长而繁荣，人们也平和而无病。终之气，主气为太阳寒水，客气为少阴君火，在泉之气用事，阳气敷布，气候反而温暖，蛰虫出现于土层外面，流水不能结冰，人们也健康平安，阳气盛则易发温病。因而在阳明司天之年，应当食用得岁气的谷类以安定正气，食用得间气的谷类以祛邪气，本年当用咸味、苦味、辛味的药物以汗之、清之、散之的方法进行治疗，安定其不及之气，不使其受邪侵，还要清泄其郁气，并且资助其不胜之气的生化之源。根据寒热的轻重，决定方宜的多少。如果中运与在泉之热气相同时，应多用与在司天凉气相同之品；如果中运与司天之凉气相同时，应多用与在泉之热气相同之品。凡用凉性药品时，应避开凉气主令之时；用热性药品时，应避开热气主令之时；用寒性药品时，应避开寒气主令之时；用温性药品时，应避开温气主令之时。用饮食调养时，也应遵照这个原则，这是就一般情况而言。

如果气候有反常的变化时，就不必拘守这一原则，这是指的自然变化之道，如果违背了它，就会扰乱天地阴阳的自然规律。

[原文] 帝曰：善。少阳之政奈何？

岐伯曰：寅申之纪也。

少阳　太角　厥阴　壬寅（同天符）　壬申（同天符）其运风鼓，其化鸣紊启拆，其变振拉摧拔，其病掉眩支胁惊骇。

太角（初正）　少徵　太宫　少商　太羽（终）

少阳　太徵　厥阴　戊寅天符　戊申天符　其运暑，其化喧嚣郁燠，其变炎烈沸腾，其病上热郁血溢血泄心痛。

太徵　少宫　太商　少羽（终）　少角（初）

少阳　太宫　厥阴　甲寅　甲申　其运阴雨，其化柔润重泽，其变震惊飘骤，其病体重胕肿痞饮。

太宫　少商　太羽（终）　太角（初）　少徵

少阳　太商　厥阴　庚寅　庚申　同正商　其运凉，其化雾露清切，其变肃杀雕零，其病肩背胸中。

太商　少羽（终）　少角（初）　太徵　少宫

少阳　太羽　厥阴　丙寅　丙申　其运寒肃，其化凝惨漂冽，其变冰雪霜雹，其病寒浮肿。

太羽（终）　太角（初）　少徵　太宫　少商

[白话解] 黄帝说：讲得好。少阳相火司天的情况是怎样的呢？

岐伯说：少阳相火司天，是在寅年与申年。

壬寅年、壬申年，此二年俱为同天符。少阳相火司天，厥阴风木在泉。丁壬为木运，壬为阳年，故运为太角。木运之气为风气鼓动，其正常气化为风吹万物，发出鸣响，自然万物生机活跃；其反常变化为大风狂作，摧毁、折断草木。其致病常表现为头目眩晕、两胁支撑胀满、惊骇等。

客运五步：初之运太角，二之运少徵，三之运太宫，四之运少商，终之运太羽。主运五步与客运相同，起于太角，终于太羽。

戊寅年、戊申年，少阳相火司天，厥阳风木在泉，此二年俱为天符。戊癸为火运，戊为阳年，故运为太徵。火运之气为暑热，其正常气化为火盛热郁；其反常变化为火炎炽热，犹如沸水沸腾。其致病多表现为热郁于上，见血溢、血泄、心痛等症。

客运五步：初之运太徵，二之运少宫，三之运太商，四之运少羽，终之运太角。主运五步：初之运少角，二之运太徵，三之运少宫，四之运太商，终之运少羽。

甲寅年、甲申年，少阳相火司天，厥阴风木在泉。甲己为土运，甲为阳年，故运为太宫。土运之气为阴雨，其正常气化为润泽湿润；其反常变化为风雨暴作。其致病表现为身重浮肿、水饮、痞满等。

客运五步：初之运太宫，二之运少商，三之运太羽，四之运少角，终之运太徵。主运五步：初之运太角，二之运少徵，三之运太宫，四之运少商，终之运太羽。

庚寅年、庚申年，少阳相火司天，厥阴风木在泉。乙庚为金运，庚为阳年，故运为太商。金运虽太过，但被司天相火所克，故同金运平气。金运之气为凉，其正常气化雾露清冷；其反常变化为肃杀

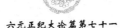

凋零。其致病则发为肩、背、胸中等部位的病证。

客运五步：初之运太商，二之运少羽，三之运太角，四之运少徵，终之运太宫。主运五步：初之运少角，二之运太徵，三之运少宫，四之运太商，终之运少羽。

丙寅年、丙申年，少阳相火司天，厥阴风木在泉。丙辛为水运，丙为阳年，故运为太羽。水运之气为寒，其正常气化凝敛凄惨，寒风凛洌；其反常变化为冰雪霜雹。其致病表现为寒证、浮肿。

客运五步：初之运太羽，二之运少角，三之运太徵，四之运少宫，终之运太商。主运五步：初之运太角，二之运少徵，三之运太宫，四之运少商，终之运太羽。

[原文] 凡此少阳司天之政，气化运行先天，天气正，地气扰，风乃暴举，木偃沙飞，炎火乃流，阴行阳化，雨乃时应，火木同德，上应荧惑岁星。其谷丹苍，其政严，其令扰。故风热参布，云物沸腾。太阴横流，寒乃时至，凉雨并起。民病寒中，外发疮疡，内为泄满。故圣人遇之，和而不争。往

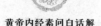

复之作，民病寒热疟泄，聋瞑呕吐，上怫肿色变。初之气，地气迁，风胜乃摇，寒乃去，候乃大温，草木早荣。寒来不杀，温病乃起，其病气怫于上，血溢目赤，咳逆头痛，血崩胁满，肤腠中疮。二之气，火反郁，白埃四起，云趋雨府，风不胜湿，雨乃零，民乃康。其病热郁于上，咳逆呕吐，疮发于中，胸嗌不利，头痛身热，昏愦脓疮。三之气，天政布，炎暑至，少阳临上，雨乃涯。民病热中，聋瞑血溢，脓疮咳呕，鼽衄渴嚏欠，喉痹目赤，善暴死。四之气，凉乃至，炎暑间化，白露降，民气和平，其病满身重。五之气，阳乃去，寒乃来，雨乃降，气门乃闭，刚木早雕。民避寒邪，君子周密。终之气，地气正，风乃至，万物反生，霿雾以行。其病关闭不禁，心痛，阳气不藏而咳。抑其运气，赞所不胜，必折其郁气，先取化源，暴过不生，苛疾不起。故岁宜咸辛宜酸，渗之泄之，渍之发之，观气寒温以调其过，同风热者多寒化，异风热者少寒化，用热远热，用温远温，用寒远寒，用凉远凉，食宜同法，此其道也。有假者反之，反是者病之

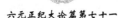

阶也。

[白话解] 凡寅、申的年份，少阳司天之政，其气太过，先天时而至，司天之气得其正化之位，厥阴风木在泉，其气扰动不宁，大风突然而起，草木折断，走石飞沙，少阳相火之气流行，岁半之前，为君火相火与太阴湿土行令之时，阴气流行，阳气布化，雨乃应时而降，少阳司天为火，厥阴在泉为木，木火相生，故同为功德，上应于荧惑星与岁星之光较强。其在谷类应于赤色与青色者，其司天之政严厉，在泉之令扰动。所以司天之热与在泉之风相参而敷布，云雾沸腾，流动不定，太阴湿土之气横行气交，寒气有时而至，凉雨随之而降。人们易患里寒、疮疡、胀满、泄泻等病证。所以懂得养生之道的人，遇到这种情况时，则调和水火寒热，不与之抗争。寒热之气，反复发作，人们易患疟疾、泄泻、耳聋、目瞑、呕吐、上部气郁胀肿而肤色改变等病证。初之气，主气为厥阴风木，客气为少阴君火，上年在泉之气，迁移退位，风气盛时则摇动不宁，主客二气木火相生，寒气消失，气候大温，

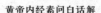

草木早期繁荣。有时寒气虽来但不能行其杀伐之令，温热病发生，其发病多为气郁于上、血液外溢、目赤、咳嗽气逆、头痛、血崩、胁肋胀满、皮肤生疮等病证。二之气，主气为少阴君火，客气为太阴湿土，火气反为湿土之气郁遏而不发，白色云烟四起，云气归于雨府，风气若不胜湿土之气，则雨水降下，人们身体安康。其发病多为热郁于上部、咳嗽气逆、呕吐、疮疡发生于内部、胸中与咽喉不利、头痛身热，甚至昏迷不清，脓疮等病证。三之气，主气为少阳相火，客气亦为少阳相火，主客气同，司天之气施布政令，炎暑乃至，少阳相火上临，火气过甚，故雨水穷尽而不降。人们易患里热病、耳聋、目瞑、血溢、脓疮、咳嗽、呕吐、鼻塞流涕、衄血、口渴、喷嚏、呵欠、喉痹、目赤等病证，甚至突然死亡。四之气，主气为太阴湿土，客气为阳明燥金，阳明主令，凉气乃至，炎暑之气间时而化，白露降下，人们和平生活，没有灾祸，其发病多为胀满、肢体沉重等病证。五之气，主气为阳明燥金，客气为太阳寒水，阳气离去，寒气随之而至，由于阳气敛藏，

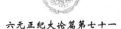

气门乃闭，则树木早为凋零，人们应避开寒邪，通晓养生之道者，居处周密，以避寒气。终之气，主气为太阳寒水，客气为厥阴风木，在泉之气得其正化之位，风气乃至，万物反而有生发之施，雾气流行。由于气机外泄，阳气不得收敛，人们容易发生心痛、咳嗽等。凡此少阳司天之年，必须抑制中运与司天太过之气，赞助所不胜之气，折减其致郁的胜气，资助不胜之气的生化之源，就不会发生急暴或严重的疾病。所以本岁当用咸味、辛味及酸味药物，用渗泄水渍发散等方法进行治疗，观察气候的寒热变化，以调治其太过之邪气，如果中运遇太角、太徵与岁气风热相同之年，应多用寒凉之品，如果中运遇太宫、太商、太羽岁气风热不同之年，应少用寒凉之品。用热性药品时，应避开热气主令之时；用温性药品时，应避开温气主令之时；用寒性药品时，应避开寒气主令之时；用凉性药品时，应避开凉气主令之时。用饮食调养时，也应遵照这个原则，这是就一般情况而言。如果气候有反常变化时，就不必拘守这一原则，如果不遵守这些规律，就会导致疾病的发生。

[原文] 帝曰：善。太阴之政奈何？

岐伯曰：丑未之纪也。

太阴　少角　太阳　清热胜复同，同正宫。丁丑　丁未　其运风清热。

少角（初正）　太徵　少宫　太商　少羽（终）

太阴　少徵　太阳　寒雨胜复同。癸丑　癸未其运热寒雨。

少徵　太宫　少商　太羽（终）　太角

太阴　少宫　太阳　风清胜复同，同正宫。己丑太一天符　己未太一天符，其运雨风清。

少宫　太商　少羽（终）　少角（初）　太徵

太阴　少商　太阳　热寒胜复同，乙丑　乙未其运凉热寒。

少商　太羽（终）　太角（初）　少徵　太宫

太阴　少羽　太阳　雨风胜复同，同正宫。辛丑（同岁会）　辛未（同岁会）其运寒雨风。

少羽（终）　少角（初）　太徵　少宫　太商

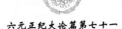

[白话解] 黄帝说：讲得好。太阴湿土司天的情况是怎样的呢？

岐伯说：太阴湿土司天，是在丑年与未年。

丁丑年、丁未年，太阴湿土司天，太阳寒水在泉。丁壬为木运，丁为阴年，故运为少角。木运不及，则克我之金的清气乃为胜气，清气之后，则我生之火的热气来复，此二年胜复之气相同。木运不及，无力克土，司天之土气得政，故同土运平气。凡此二年，运气为风，胜气为清，复气为热。

客运五步：初之运少角，二之运太徵，三之运少宫，四之运太商，终之运少羽。主运五步与客运相同，起于少角，终于少羽。

癸丑年、癸未年，太阴湿土司天，太阳寒水在泉。戊癸为火运，癸为阴年，故运为少徵。火运不及，则胜我之水的寒气乃为胜气，胜气之后，则我生之土的雨气来复，此二年胜复之气相同。凡此二年，运气为热，胜气为寒，复气为雨。

客运五步：初之运少徵，二之运太宫，三之运少商，四之运太羽，终之运少角。主运五步：初之

运太角，二之运少徵，三之运太宫，四之运少商，终之运太羽。

己丑年、己未年，太阴湿土司天，太阳寒水在泉。己为阴干，在五行中属土，故运为少宫。土运不及，则克我之木的风气乃为胜气，胜气之后，则我生之金的清气来复，此二年胜复之气相同，土运虽不及，但得司天土气之助，故同土运平气。凡此二年，运气为雨，胜气为风，复气为清。

客运五步：初之运少宫，二之运太商，三之运少羽，四之运太角，终之运少徵。主运五步：初之运少角，二之运太徵，三之运少宫，四之运太商，终之运少羽。

乙丑年、乙未年，太阴湿土司天，太阳寒水在泉。乙庚为金运，乙为阴年，故运为少商。金运不及，则克我之火的热气乃为胜气，胜气之后则生我之水的寒气来复，此二年胜复之气相同。凡此二年，运气为凉，胜气为热，复气为寒。

客运五步：初之运少商，二之运太羽，三之运少角，四之运太徵，终之运少宫。主运五步：初之运太角，二之运少徵，三之运太宫，四之运少商，终之运太羽。

辛丑年、辛未年，太阴湿土司天，太阳寒水在泉，此二年俱为同岁会。丙辛为水运，辛为阴年，故运为少羽。水运不及，则克我之土的雨气乃为胜气，胜气之后，则我生之木的风气来复，此二年胜复之气相同。由于水运不及，司天之土气胜之，则土兼水化，反得其政，故同土运平气。凡此二年，运气为寒，胜气为雨，复气为风。

客运五步：初之运少羽，二之运太角，三之运少徵，四之运太宫，终之运少商。主运五步：初之运少角，二之运太徵，三之运少宫，四之运太商，终之运少羽。

[原文] 凡此太阴司天之政，气化运行后天，阴专其政，阳气退辟，大风时起，天气下降，地气上腾，原野昏霿，白埃四起，云奔南极，寒雨数至，物成于差夏。民病寒湿，腹满，身膜愤，胕肿，痞逆寒厥拘急。湿寒合德，黄黑埃昏，流行气交，上应镇星辰星。其政肃，其令寂，其谷黔玄。故阴凝

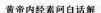
于上，寒积于下，寒水胜火，则为冰雹，阳光不治，杀气乃行。故有余宜高，不及宜下，有余宜晚，不及宜早，土之利，气之化也，民气亦从之，间谷命其太也。初之气，地气迁，寒乃去，春气正，风乃来，生布万物以荣，民气条舒，风湿相薄，雨乃后。民病血溢，筋络拘强，关节不利，身重筋痿。二之气，大火正，物承化，民乃和，其病温厉大行，远近咸若，湿蒸相薄，雨乃时降。三之气，天政布，湿气降，地气腾，雨乃时降，寒乃随之。感于寒湿，则民病身重胕肿，胸腹满。四之气，畏火临，溽蒸化，地气腾，天气否隔，寒风晓暮，蒸热相薄，草木凝烟，湿化不流，则白露阴布，以成秋令。民病腠理热，血暴溢疟，心腹满热胪胀，甚则胕肿。五之气，惨令已行，寒露下，霜乃早降，草木黄落，寒气及体，君子周密，民病皮腠。终之气，寒大举，湿大化，霜乃积，阴乃凝，水坚冰，阳光不治。感于寒，则病人关节禁固，腰脽痛，寒湿推于气交而为疾也。必折其郁气，而取化源，益其岁气，无使邪胜，食岁谷以全其真，食间谷以保其精。故岁宜

以苦燥之温之，甚者发之泄之。不发不泄，则湿气外溢，肉溃皮折而水血交流。必赞其阳火，令御甚寒，从气异同，少多其判也，同寒者以热化，同湿者以燥化，异者少之，同者多之，用凉远凉，用寒远寒，用温远温，用热远热，食宜同法。假者反之，此其道也，反是者病也。

[白话解] 凡是丑年、未年，太阴司天之政，其气不及，晚于时令而至，太阴司天，太阳在泉，其气皆阴，故阴专其令，阳气退避，时常有大风兴起。司天之气下降于地，在泉之气上腾于天，原野雾气昏暗，白色云埃四起，云奔向南极雨府，由于太阴湿土与太阳寒水主令，故寒雨频频降下，万物成熟于夏末秋初。人们易患寒湿病证如腹部胀满、全身肿胀、浮肿、痞满、厥逆、筋脉拘急等。湿气与寒气相合，以为功德，黄黑色尘埃昏暗，流行于气交之内，上应于镇星与辰星之光较强。司天之政严肃，在泉之令寂静，其在谷类应于黄色与黑色者。由于司天之阴气凝集于上，在泉之寒气积聚于下，寒水之气胜于火气，则为冰雹，阳光不得施治，阴

寒肃杀之气乃行。所以太过年应在高地种植谷物，不及年应在低地种植谷物，太过年应晚，不及年应早，这不仅要看土地条件是否有利，而且要根据气化的情况而定，人们对于养生之道，也必须适应这些情况，间谷则借间气之太过而得以成熟。初之气，主气为厥阴风木，客气亦为厥阴风木，上年在泉之气，迁移退位。由于主客二气相同，则春得气化之正，风气乃来，生发之气布化，万物因而繁荣，人们感到条畅舒适，由于湿气为风气所迫，降雨较迟。人们易患出血、筋络拘急、强直、关节不利、身体沉重、筋脉痿软等病证。二之气，主气为少阴君火，客气亦为少阴君火，主客二气相同，故火得气化之正，万物因而生化，人们也感到平和，如果引起疾病，多为温热与疫疠流行，使远近的病人症状相同。湿与热气相迫，雨水乃按时降下。三之气，主气为少阳相火，客气为太阴湿土，司天之气布化，湿气乃降，地气上升，雨水时常降下，寒气随之而来。受寒湿之邪侵袭，人们容易患身体沉重、肢体浮肿、胸腹满闷等病证。四之气，主气为太阴湿土，客气

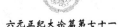

为少阳相火，相火加临于主气之上，湿热合化，地气上升，与天气否隔不通，早晚俱有寒风吹来，热气与寒气相迫，烟雾凝集于草木之上，湿化之气不得流动，则白露阴布，成为秋令。人们容易患皮肤发热、突然出血、疟疾、心悸、腹满、烦热、䐜胀，甚至浮肿等病证。五之气，主气为阳明燥金，客气亦为阳明燥金，寒凉之气以行，寒露降下，霜乃早降，草木萎黄凋落，寒气侵及人体，善于养生的人们应居处周密，防止疾病发生。人们易患皮肤与腠理等部位的疾病。终之气，主气为太阳寒水，客气亦为太阳寒水，寒气大举而来，湿气大化，霜乃聚积，阴气凝结，水结成坚冰，阳光不得施治。感受寒邪，则人们易患关节拘急、活动不便、腰部与臀部疼痛等病证，是由于寒湿之气相持于气交所致。凡此太阴司天之年，必须折减其致郁的邪气，而取其不胜之气的生化之源，补益不及的岁气，不使邪气过胜，食用得岁气的谷类以保全其真气，食用得间气的谷类以保养精气。所以本年宜用苦味的药物，用燥性以祛湿，用温性以祛寒，甚则用发泄的方法以祛除湿邪。如果没有使用发泄的方法治疗，则湿气向外溢出，使肌肉溃烂，皮肤破裂，水血淋漓。一定要资助其阳火之气，使其抵御极度的寒凉之气。根据岁运和六气的异同，以制定药物性味的多少。岁运与岁气相同为寒性的，用热性之品，岁运与岁气同为湿性的，多用燥湿之品。运与气不相同的，应该少用调和之品，运与气相同的可以多用调和之品。用凉性药品时，应避开凉气主令之时；用寒性药品时，应避开寒气主令之时；用温性药品时，应避开温气主令之时；用热性药品时，应避开热气主令之时。用饮食调养时，也应遵照这个原则，这是就一般情况而言。若气候有反常变化时，则不必拘守这一原则，如果不遵守这些规律，就会导致疾病的发生。

[原文] 帝曰：善。少阴之政奈何？

岐伯曰：子午之纪也。

少阴　太角　阳明　壬子　壬午　其运风鼓，其化鸣紊启坼，其变振拉摧拔，其病支满。

太角（初正）　少徵　太宫　少商　太羽

（终）

太阴　太徵　阳阴　戊子天符，戊午太一天符
其运炎暑，其化喧曜郁燠，其变炎烈沸腾，其病上
热血溢。

太徵　少宫　太商　少羽（终）　少角（初）

少阴　太宫　阳明　甲子　甲午　其运阴雨，
其化柔润时雨。其变震惊飘骤，其病中满身重。

太宫　少商　太羽（终）　太角（初）　少徵

少阴　太商　阳明　庚子（同天符）　庚午
（同天符）同正商　其运凉劲，其化雾露萧飔，其变
肃杀雕零，其病下清。

太商　少羽（终）　少角（初）　太徵　少宫

少阴　太羽　阳明　丙子岁会　丙午　其运寒，
其化凝惨凓冽，其变冰雪霜雹，其病寒下。

太羽（终）　太角（初）　少徵　太宫　少商

[**白话解**] 黄帝说：讲得好。那少阴君火司天
的情况是怎样的呢？

岐伯说：少阴君火司天，是在子年与午年。

壬子年、壬午年，少阴君火司天，阳明燥金在

泉。丁壬为木运，壬为阳年，故运为太角。木运之气为风气鼓动，其正常气化为风吹万物，发出鸣响，自然界万物生机活跃，其反常变化为狂风大作，摧毁、折断草木，其致病表现为两胁支撑胀满。

客运五步：初之运太角，二之运少徵，三之运太宫，四之运少商，终之运太羽。主运五步与客运相同，起于太角，终于太羽。

戊子年、戊午年，少阴君火司天，阳明燥金在泉。戊癸为火运，戊为阳年，故运为太徵。火运之气为火炎暑热，其正常气化为温暖而光明，其反常变化为火炎炽热，犹如沸水沸腾，其致病表现为热在上部，血液外溢。

客运五步：初之运太徵，二之运少宫，三之运太商，四之运少羽，终之运太角。主运五步：初之运少角，二之运太徵，三之运少宫，四之运太商，终之运少羽。

甲子年、甲午年，少阴君火司天，阳明燥金在泉。甲己为土运，甲为阳年，故运为太宫。土运之气为阴雨，其正常气化为润泽湿润；其反常变化为

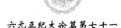

风雨骤降，雷霆闪电。其致病表现为腹中胀满、肢体沉重。

客运五步：初之运太宫，二之运少商，三之运太羽，四之运少角，终之运太徵。主运五步：初之运太角，二之运少徵，三之运太宫，四之运少商，终之运太羽。

庚子年、庚午年，少阴君火司天，阳明燥金在泉。乙庚为金运，庚为阳年，故运为太商。金运虽太过，但被司天相火所克，故同金运平气。金运之气为清凉急切，其正常气化雾露萧瑟，其反常变化为肃杀凋零，其致病表现则为下部清冷。

客运五步：初之运太商，二之运少羽，三之运太角，四之运少徵，终之运太宫。主运五步：初之运少角，二之运太徵，三之运少宫，四之运太商，终之运少羽。

丙子年、丙午年，少阴君火司天，阳明燥金在泉。丙辛为水运，丙为阳年，故运为太羽。水运之气为寒，其正常气化凝敛凄惨，寒风凛冽；其反常变化为冰雪霜雹。其致病表现为下部寒冷。

客运五步：初之运太羽，二之运少角，三之运太徵，四之运少宫，终之运太商。主运五步：初之运太角，二之运少徵，三之运太宫，四之运少商，终之运太羽。

[原文] 凡此少阴司天之政，气化运行先天，地气肃，天气明，寒交暑，热加燥，云驰雨府，湿化乃行，时雨乃降，金火合德，上应荧惑太白。其政明，其令切，其谷丹白。水火寒热持于气交而为病始也，热病生于上，清病生于下，寒热凌犯而争于中，民病咳喘，血溢血泄，鼽嚏，目赤眦疡，寒厥入胃，心痛腰痛，腹大，嗌干肿上。

初之气，地气迁，燥将去，寒乃始，蛰复藏，水乃冰，霜复降，风乃至，阳气郁，民反周密，关节禁固，腰脽痛，炎暑将起，中外疮疡。

二之气，阳气布，风乃行，春气以正，万物应荣，寒气时至，民乃和。其病淋，目瞑目赤，气郁于上而热。

三之气，天政布，大火行，庶类番鲜，寒气时至。民病气厥心痛，寒热更作，咳喘目赤。

四之气，溽暑至，大雨时行，寒热互至。民病寒热，嗌干黄瘅，鼽衄饮发。

五之气，畏火临，暑反至，阳乃化，万物乃生乃长荣，民乃康，其病温。

终之气，燥令行，余火内格，肿于上，咳喘，甚则血溢。寒气数举，则霿雾翳，病生皮腠，内舍于胁，下连少腹而作寒中，地将易也。必抑其运气，资其岁胜，折其郁发，先取化源，无使暴过而生其病也。食岁谷以全真气，食间谷以辟虚邪。岁宜咸以耎之，而调其上，甚则以苦发之；以酸收之，而安其下，甚则以苦泄之。适气同异而多少之，同天气者以寒清化，同地气者以温热化，用热远热，用凉远凉，用温远温，用寒远寒，食宜同法。有假则反，此其道也，反是者病作矣。

[**白话解**] 凡此子午年少阴司天之政，其气太过，早于时令而至，少阴司天，阳明在泉，在泉之气肃杀，司天之气光明，客气之寒，与上年终气少阳之暑相交，司天之热气与在泉之燥气相加，云驰于雨府，湿化之气乃得流行，雨乃应时而降，金之

燥气与火之热气相合，以为功德，上则荧惑星与太白星之光较强。司天之气光明，在泉之气急切，其在谷类应于赤色与白色者。水之寒气与火之热气相持于气交，为疾病发生的原因，热性病变发生在上部，凉性病变发生在下部，寒气与热气相互侵犯而争扰于中部，人们易患咳嗽气喘，血液上溢或下泄，鼻塞流涕，喷嚏，目赤，眼角溃烂，寒厥之气入胃，心痛，腰痛，腹部胀满，咽喉干燥，上部肿胀等病证。

初之气，主气为厥阴风木，客气为太阳寒水，上年在泉之气迁移退位，少阳之暑气将要退去，寒冷之气始至，蛰虫重又归藏，水结为冰，霜又降下，主气之风受客气之影响而凛冽寒冷，阳气因而被郁，不得宣发，人们反而居处周密，以避寒气，易患关节强硬、活动不灵、腰部与臀部疼痛等病证，初之气后，炎暑之气即将发生，可致内部与外部疮疡一类疾病。

二之气，主气为少阴君火，客气为厥阴风木，阳气乃得舒布，风气乃得流行；春气属于正化之令，万物亦当繁荣，寒气虽然有时而至，但因主客二气均属阳，所以人们仍然感到平和。其发病多见小便淋沥、目视不清、两眼红赤、气郁于上、发热等病证。

三之气，主气为少阳相火，客气为少阴君火，司天之气布化，主客二气皆为火，所以火热流行，万物旺盛而鲜明，寒气有时而至。人们易患厥逆、心痛、寒热交作、咳嗽、气喘、目赤等病证。

四之气，主气为太阴湿土，客气亦为太阴湿土，暑湿俱至，大雨时常降下，寒热交互而至。人们易患寒热、咽喉干燥、黄疸、鼻塞、衄血、水饮等病证。

五之气，主气为阳明燥金，客气为少阳相火，少阳之烈火降临，暑气反而又至，阳热之气生化，万物又出现生长繁荣景象，人们感到安康，其发病为温病。

终之气，主气为太阳寒水，客气为阳明燥金，燥气流行，由于燥金之收敛，使五之气的余火隔拒于内，不得外泄，则肿于上部，咳嗽气喘，甚则血

液外溢。若寒气时常发起，则雾气弥漫，其为病多发生于皮肤，邪气居于胁部，向下连及少腹而发生内部寒冷的病，至终气之末，则在泉之气将要改变。凡此少阴司天之年，必须抑制其太过的运气，资助岁气所胜之气，折减其郁而将发之气，先取所不胜之气的化源，不要使运气猝暴太过而发生疾病。食用得岁气的谷类以保全真气，食用得间气的谷类以避虚邪。本年宜用咸味以软之，以调其上部，甚则用苦味以泄之。食用酸味而收敛之，以安定下部腹泻之病，甚则用苦味清热祛湿止泻。应根据中运与岁气的同异，确定药物及用量，中运与司天之气同为热者，用寒凉之品以化之，若中运与在泉之气同为凉者，用温热之品以化之。用热性药品时，应避开热气主令之时；用凉性药品时，应避开凉气主令之时；用温性药品时，应避开温气主令之时；用寒性药品时，应避开寒气主令之时。饮食调养时，也应遵照这个原则，这是就一般情况而言。若气候有反常变化时，则不必拘守这一原则，若不遵守这些规律，就会导致疾病的发生。

[原文] 帝曰：善。厥阴之政奈何？

岐伯曰：巳亥之纪也。

厥阴　少角　少阳　清热胜复同，同正角。丁巳天符　丁亥天符其运风清热。

少角（初正）　太徵　少宫　太商　少羽（终）

厥阴　少徵　少阳　寒雨胜复同。癸巳（同岁会）　癸亥（同岁会）其运热寒雨。

少徵　太宫　少商　太羽（终）　太角（初）

厥阴　少宫　少阳　风清胜复同，同正角。己巳　己亥　其运雨风清。

少宫　太商　少羽（终）　少角（初）　太徵

厥阴　少商　少阳　热寒胜复同，同正角。乙巳　乙亥　其运凉热寒。

少商　太羽（终）　太角（初）　少徵　太宫

厥阴　少羽　少阳　雨风胜复同。辛巳　辛亥其运寒雨风。

少羽（终）　少角（初），太徵　少宫　太商

[白话解] 黄帝说：讲得好。那厥阴风木司天

的情况是怎样的呢？

岐伯说：厥阴风木司天，是在巳年与亥年。

丁巳年、丁亥年，厥阴风木司天，少阳相火在泉，此二年俱为天符年。丁壬为木运，丁为阴年，故运为少角。木运不及，则克我之金的清气乃为胜气，胜气之后，则我生之火的热气来复，凡此二年，运气为风，胜气为清，复气为热。

客运五步：初之运少角，二之运太徵，三之运少宫，四之运太商，终之运少羽。主运五步与客运相同，起于少角，终于少羽。

癸巳年，癸亥年，厥阴风木司天，少阳相火在泉，此二年俱为同岁会。戊癸为火运，癸为阴年，故运为少徵。火运不及，则胜我之水的寒气乃为胜气，胜气之后，则我生之土的雨气来复，此二年胜复之气相同。凡此二年，运气为热，胜气为寒，复气为雨。

客运五步：初之运少徵，二之运太宫，三之运少商，四之运太羽，终之运少角。主运五步：初之运太角，二之运少徵，三之运太宫，四之运少商，

终之运太羽。

己巳年、己亥年，厥阴风木司天，少阳相火在泉。甲己为土运，己为阴年，故运为少宫。土运不及，则克我之木的风气乃为胜气，胜气之后，则我生之金的凉气来复，此二年胜复之气相同。由于土运不及，司天之木气胜之，则木兼土化，反得其政，故同土运平气。凡此二年，运气为雨，胜气为风，复气为清。

客运五步：初之运少宫，二之运太商，三之运少羽，四之运太角，终之运少徵。主运五步：初之运少角，二之运太徵，三之运少宫，四之运太商，终之运少羽。

乙巳年，乙亥年，厥阴风木司天，少阳相火在泉。乙庚为金运，乙为阴年，故运为少商。金运不及，则克我之火的热气乃为胜气，胜气之后，则生我之水的寒气来复，此二年胜复之气相同。金运不及，无力克木，司天之木气反而得政，故同木运平气。凡此二年，运气为凉，胜气为热，复气为寒。

客运五步：初之运少商，二之运太羽，三之运少角，四之运太徵，终之运少宫。主运五步：初之运太角，二之运少徵，三之运太宫，四之运少商，终之运太羽。

辛巳年、辛亥年，厥阴风木司天，少阳相火在泉。丙辛为水运，辛为阴年，故运为少羽。水运不及，则克我之土的雨气乃为胜气，胜气之后，则我生之木的风气来复，此二年胜复之气相同。凡此二年，运气为寒，胜气为雨，复气为风。

客运五步：初之运少羽，二之运太角，三之运少徵，四之运少宫，终之运少商。主运五步：初之运少角，二之运太徵，三之运少宫，四之运太商，终之运少羽。

[原文] 凡此厥阴司天之政，气化运行后天，诸同正岁，气化运行同天，天气扰，地气正，风生高远，炎热从之，云趋雨府，湿化乃行，风火同德，上应岁星、荧惑。其政挠，其令速，其谷苍丹，间谷言太者。其耗文角品羽。风燥火热，胜复更作，蛰虫来见，流水不冰，热病行于下，风病行于上，风燥胜复，形于中。初之气，寒始肃，杀气方至，

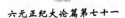

民病寒于右之下。二之气，寒不去，华雪水冰，杀气施化，霜乃降，名草上焦，寒雨数至。阳复化，民病热于中。三之气，天政布，风乃时举。民病泣出，耳鸣掉眩。四之气，溽暑湿热相薄，争于左之上。民病黄瘅而为胕肿。五之气，燥湿更胜，沉阴乃布，寒气及体，风雨乃行。终之气，畏火司令，阳乃大化，蛰虫出现，流水不冰，地气大发，草乃生，人乃舒。其病温厉。必折其郁气，资其化源，赞其运气，无使邪胜。岁宜以辛调上，以咸调下，畏火之气，无妄犯之。用温远温，用热远热，用凉远凉，用寒远寒，食宜同法。有假反常，此之道也。反是者病。

[白话解] 凡此巳亥年厥阴司天之气，其气不及，后天时而至。上述所谓同正角诸岁，其气化情况，中运与司天之气相同，均为木运平气。厥阴司天，少阳在泉，司天之气扰动，在泉之气正化，司天之风气，生于高远之处，在泉之炎热自下而从上，云归于雨府，湿化之气流行，司天之风气与在泉之火气相合，以为功德，上则应于岁星与荧惑星之光

较强。司天之政扰动，在泉之令迅速，其在谷类应于青色与赤色者，间谷则为借间气太过而得成熟者，易耗损具有纹角虫类及羽虫类动物。风气燥气，火气热气，互为胜复，交替发作，蛰虫出现，流水不能结冰，热病生于人之下部，风病生于人之上部，风气与燥气则互为胜复，见于人体中部。初之气，主气为厥阴风木，客气为阴明燥金，寒气开始严厉，杀伐之气方来。人们身体右下部易生寒病。二之气，主气为少阴君火，客气为太阳寒水，所以寒冷之气不去，雪花飘，水成冰，肃杀之气施化，霜乃降下，草类上部干燥，寒冷的雨水时常降下，若阳气来复则人们易患里热证。三之气，主气为少阳相火，客气为厥阴风木，司天之气布化，大风时起，人们易患两目流泪、耳鸣、头目眩晕等病证。四之气，主气为太阴湿土，客气为少阴君火，炎暑与湿热之气交争于司天之左间，人们易患黄疸、浮肿等病。五之气，主气为阳明燥金，客气为太阴湿土，燥气与湿气互有胜复，阴寒沉降之气乃得布化，寒气侵及人体，风雨流行。终之气，主气为太阳寒水，客气

为少阳相火，由于少阳之烈火主令，阳气大化，蛰虫出现，流水不得结冰，阳气发泄，草类生长，人们也感到舒适，其发病多为温疫。凡此厥阴司天之年，必须折减其致郁之气，资助不胜之气的生化之源，赞助其不及的运气，不要使邪气太胜。本年宜用辛味药物以调治司天之风邪，用咸味药物以调治在泉之火邪，少阳相火，其性尤烈，不可轻易触犯，应当慎重调治。用温性药品时，应避开温气主令之时；用热性药品时，应避开热气主令之时；用凉性药品时，应避开凉气主令之时；用寒性药品时，应避开寒气主令之时。用饮食调养时，也应遵照这个原则，这是就一般情况而言。若气候有反常变化时，则不必拘守这一原则。若不遵守这些规律，就会导致疾病的发生。

[原文] 帝曰：善。夫子言可谓悉矣，然何以明其应乎？

岐伯曰：昭乎哉问也！夫六气者，行有次，止有位，故常以正月朔日平旦视之，睹其位而知其所在矣。运有余，其至先，运不及，其至后，此天之

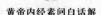
道，气之常也。运非有余非不足，是谓正岁，其至当其时也。

帝曰：胜复之气，其常在也，灾眚时至，候也奈何？

岐伯曰：非气化者，是谓灾也。

[白话解] 黄帝说：讲得好。先生讲得很详尽了，不过怎样才能知道运与气是否相应呢？

岐伯说：您提的问题很高明。关于六气的问题，其运行有一定的次序，其终止有一定的方位，所以通常在正月初一的早晨进行观察，根据六气主时所在的位置，就可以知道其气是应或不应。中运太过的，其气先于时令而至，中运不及的，其气后于时令而至，这是自然气象的一般规律和六气的正常情况。如果中运是既非太过也非不及的平气，谓之正岁，其气正当其时而至。

黄帝说：胜气和复气是经常存在的，灾害的发生会有怎样的表现呢？

岐伯说：不属正常气化的，就可以形成灾害。

[原文] 帝曰：天地之数，终始奈何？

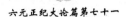

岐伯曰：悉乎哉问也！是明道也。数之始，起于上而终于下，岁半之前，天气主之，岁半之后，地气主之，上下交互，气交主之，岁纪毕矣。故曰：位明气月可知乎，所谓气也。

帝曰：余司其事，则而行之，不合其数何也？

岐伯曰：气用有多少，化治有盛衰，衰盛多少，同其化也。

帝曰：愿闻同化何如？

岐伯曰：风温春化同，热曛昏火夏化同，胜与复同，燥清烟露秋化同，云雨昏暝埃长夏化同，寒气霜雪冰冬化同，此天地五运六气之化，更用盛衰之常也。

[白话解] 黄帝说：司天在泉之气的开始和终止是怎样的呢？

岐伯说：您问得很详细。这是属于阐明气象变化规律的问题。司天在泉之数，开始于司天，终止于在泉，岁半以前，司天主其气，岁半以后，在泉主其气，天地之气相交之处，气交主其气，作为一年气数的纲领，概括其中。司天在泉所主的方位既然明白了，就可以知道每气所主持的月份了。这就是天地之数。

黄帝说：我曾经用以上的规律观察运气，结果却与实际不相符，这是什么原因呢？

岐伯说：岁气有太过和不及的差别，四时主治的气化也有盛衰的不同，盛衰的多少与春、夏、长夏、秋、冬之气化相同。

黄帝说：什么是同化呢？

岐伯说：风温的气候与春季之气同化，炎暑的气候与夏季之气同化，胜气与复气的同化也是一样的，清燥烟露的气候与秋季之气同化，云雨昏沉的气候与长夏之气同化，寒霜冰雪的气候与冬季之气同化。这就是天地间五运六气之所化以及运气互有胜衰的一般情况。

[原文] 帝曰：五运行同天化者，命曰天符，余知之矣。愿闻同地化者何谓也？

岐伯曰：太过而同天化者三，不及而同天化者亦三，太过而同地化者三，不及而同地化者亦三，此凡二十四岁也。

帝曰：愿闻其所谓也。

岐伯曰：甲辰甲戌太宫下加太阴，壬寅壬申太角下加厥阴，庚子庚午太商下加阳明，如是者三。癸巳癸亥少徵下加少阳，辛丑辛未少羽下加太阳，癸卯癸酉少徵下加少阴，如是者三。戊子戊午太徵上临少阴，戊寅戊申太徵上临少阳，丙辰丙戌太羽上临太阳，如是者三。丁巳丁亥少角上临厥阴，乙卯乙酉少商上临阳明，己丑己未少宫上临太阴，如是者三。除此二十四岁，则不加不临也。

帝曰：加者何谓？

岐伯曰：太过而加同天符，不及而加同岁会也。

帝曰：临者何谓？

岐伯曰：太过不及，皆曰天符，而变行有多少，病形有微甚，生死有早晏耳。

[白话解] 黄帝说：把中运与司天之气相同的叫作天符，我已经知道了。我想听听五运与在泉之气同化是怎样的呢？

岐伯说：岁运太过而与司天之气同化的有三种情况，岁运不及而与司天之气同化的也有三种情况，岁运太过而与在泉之气同化的有三种情况，岁运不及而与在泉之气同化的也有三种情况。属于这类情况的总计共有二十四年。

黄帝说：请您把上述情况进一步加以说明。

岐伯说：甲辰、甲戌年中运太宫，为土运太过，下加太阴湿土在泉；壬寅、壬申年中运太角，为木运太过，下加厥阴风木在泉；庚子、庚午年中运太商，为金运太过，下加阳明燥金在泉。这些就是中运太过与在泉之气相同的三种情况。癸巳、癸亥年中运少徵，为火运不及，下加少阳相火在泉；辛丑、辛未年中运少羽，为水运不及，下加太阳寒水在泉；癸卯、癸酉年中运少徵，为火运不及，下加少阴君火在泉。这就是中运不及与在泉之气相同的三种情况。戊子、戊午年中运太徵，为火运太过，上临少阴君火司天；戊寅、戊申年中运太徵，为火运太过，上临少阳相火司天；丙辰、丙戌年中运太羽，为水运太过，上临太阳寒水司天。这些就是中运太过与司天之气相同的三种情况。丁巳、丁亥年中运少角，为木运不及，上临厥阴风木司天；乙酉、乙卯年中运少商，为金运不及，上临阳明燥金司天；己丑、己未年中运少宫，为土运不及，上临太阴湿土司天。这些就是中运不及与司天之气相同的三种情况。除此二十四年之外，就是中运与司天在泉不加不临的年份。

黄帝说：下加的年份叫作什么？

岐伯说：中运太过而与在泉相加的是同天符，中运不及而与在泉相加的是同岁会。

黄帝说：上临的年份叫作什么？

岐伯说：中运太过或不及与司天相同的，都叫作天符，由于运气变化有太过与不及的不同，病情变化则有轻微与严重的差异，生死转归也有早晚的区别。

[原文] 帝曰：夫子言用寒远寒，用热远热，余未知其然也，愿闻何谓远？

岐伯曰：热无犯热，寒无犯寒，从者和，逆者病，不可不敬畏而远之，所谓时兴六位也。

帝曰：温凉何如？

岐伯曰：司气以热，用热无犯，司气以寒，用寒无犯，司气以凉，用凉无犯，司气以温，用温无犯，间气同其主无犯，异其主则小犯之，是谓四畏，必谨察之。

帝曰：善。其犯者何如？

岐伯曰：天气反时，则可依时，及胜其主则可犯，以平为期，而不可过，是谓邪气反胜者。故曰：无失天信，无逆气宜，无翼其胜，无赞其复，是谓至治。

[白话解] 黄帝说：先生说，用寒远寒，用热远热，我不明白其中道理，希望能听您讲一讲什么是远？

岐伯说：用热性药物，不要和炎热的天气相抵触；用寒性药物，不要和寒冷的天气相抵触。如果顺从这一原则，就可以和平；如果违背这一原则，就可能导致疾病，所以对主时之气不可不畏而避忌。这就是所说的四时六气各有寒热温凉，不要触犯它们。

黄帝说：温凉之气应当怎样避免呢？

岐伯说：主时之气为热，热性药物不可触犯；

主时之气为寒，寒性药物不可触犯；主时之气为凉，凉性药物不可触犯；主时之气为温，温性药物不可触犯。间气与主气相同时不可触犯，间气与主气不相同的，可以稍稍违反。由于寒热温凉四气，不可随意触犯，所以称为四畏，必须谨慎地加以考察。

黄帝说：讲得好。那在什么情况下可以触犯呢？

岐伯说：天气与主时之气相反的，以主时之气为依据，客气胜过主气的，则可以触犯，以达到平衡协调为目的，而不可使之太过，这是指客气胜过主气而言。所以说不要违背天气时令，不要违背六气宜忌，不可助长胜气，不可助长复气，这才是最好的治疗原则。

[原文] 帝曰：善。五运气行主岁之纪，其有常数乎？

岐伯曰：臣请次之。

甲子　甲午岁

上少阴火　中太宫土运，下阳明金 热化二，雨化五，燥化四，所谓正化日也。其化上咸寒，中苦热，下酸热，所谓药食宜也。

乙丑　乙未岁

上太阴土　中少商金运　下太阳水　热化寒化
胜复同，所谓邪气化日也，灾七宫。湿化五，清化
四，寒化六，所谓正化日也。其化上苦热，中酸和，
下甘热，所谓药食宜也。

丙寅　丙申岁

上少阳相火　中太羽水运　下厥阴木　火化二，
寒化六，风化三，所谓正化日也。其化上咸寒，中
咸温，下辛温，所谓药食宜也。

丁卯（岁会）　丁酉岁

上阳明金　中少角木运　下少阴火　清化热化
胜复同，所谓邪气化日也，灾三宫。燥化九，风化
三，热化七，所谓正化日也。其化上苦小温，中辛
和，下咸寒，所谓药食宜也。

戊辰　戊戌岁

上太阳水　中太徵火运　下太阴土　寒化六，
热化七，湿化五，所谓正化日也。其化上苦温，中
甘和，下甘温，所谓药食宜也。

己巳　己亥岁

上厥阴木　中少宫土运　下少阳相火　风化清化胜复同，所谓邪气化日也，灾五宫。风化三，湿化五，火化七，所谓正化日也。其化上辛凉，中甘和，下咸寒，所谓药食宜也。

庚午（同天符）　庚子岁（同天符）

上少阴火　中太商金运　下阳明金　热化七，清化九，燥化九，所谓正化日也。其化上咸寒，中辛温，下酸温，所谓药食宜也。

辛未（同岁会）　辛丑岁（同岁会）

上太阴土　中少羽水运　下太阳水　雨化风化胜复同，所谓邪气化日也，灾一宫。雨化五，寒化一，所谓正化日也。其化上苦热，中苦和，下苦热，所谓药食宜也。

壬申（同天符）　壬寅岁（同天符）

上少阳相火　中太角木运　下厥阴木　火化二，风化八，所谓正化日也。其化上咸寒，中酸和，下辛凉，所谓药食宜也。

癸酉（同岁会）　癸卯岁（同岁会）

上阳明金　中少徵火运　下少阴火　寒化雨化

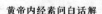

胜复同，所谓邪气化日也，灾九宫。燥化九，热化二，所谓正化日也。其化上苦小温，中咸温，下咸寒，所谓药食宜也。

[白话解] 黄帝说：讲得好。五运之气的运行与主岁之年，有一定的规律吗？

岐伯说：让我把它排列出来，讲给您听。

甲子年、甲午年

上为少阴君火司天；中为太宫土运太过；下为阳明燥金在泉。司天之气数为热化二，中运之气数为雨化五，在泉之气数为燥化四，凡不出现胜气的，就是所谓正化日。其气化致病时，司天热化所致宜用咸寒，中运雨化所致宜用苦热，在泉燥化所致宜用酸温，这就是所适宜的药食性味。

乙丑年、乙未年

上为太阴湿土司天；中为少商金运不及；下为太阳寒水在泉。金运不及，则可出现热化的胜气与寒化的复气，丑年与未年相同，凡出现胜气复气的，就是所谓邪化日。灾变发生在西方七宫。司天之气数为湿化五，中运之气数为清化四，在泉之气数为寒化六，若不出现胜气复气的，就是所谓正化日。其气化致病时，司天湿化所致宜用苦热，中运清化所致宜用酸平，在泉寒化所致宜用甘热，这就是所适宜的药食性味。

丙寅年、丙申年

上为少阳相火司天；中为太羽水运太过；下为厥阴风木在泉。司天之气数为火化二，中运之气数为寒化六，在泉之气数为风化三，凡不出现胜气复气的，就是所谓正化日。其气化致病时，司天热化所致宜用咸寒，中运寒化所致宜用咸温，在泉风化所致宜用辛凉，这就是所适宜的药食性味。

丁卯年（岁会）、丁酉年

上为阳明燥金司天；中为少角木运不及；下为少阴君火在泉。木运不及，则可出现清化的胜气与热化的复气，卯年与酉年相同，凡出现胜气复气的，就是所谓邪化日。灾变发生在东方三宫。司天之气数为燥化九，中运之气数为风化三，在泉之气数为热化七，若不出现胜气复气的，就是所谓正化日。其气化致病时，司天燥化所致宜用苦小温，中运风化所致宜用辛平，在泉热化所致宜用咸寒，这就是所谓适宜的药食性味。

戊辰年、戊戌年

上为太阳寒水司天；中为太徵火运太过；下为太阴湿土在泉。司天之气数为寒化六，中运之气数为热化七，在泉之气数为湿化五，凡不出现胜气复气的，就是所谓正化日。其气化致病时，司天寒化所致宜用苦温，中运热化所致宜用甘平，在泉湿化所致宜用甘温，这就是所谓适宜的药食性味。

己巳年、己亥年

上为厥阴风木司天；中为少宫土运不及；下为少阳相火在泉。土运不及，则可出现风化的胜气与清化的复气，巳年与亥年相同，凡出现胜气复气的，就是所谓邪化日。灾变发生在中央五宫。司天之气数为风化三，中运之气数为湿化五，在泉之气数为火化七，若不出现胜气复气的，就是所谓正化日。其气化致病时，司天风化所致宜用辛凉，中运湿化所致宜用甘平，在泉火化所致宜用咸寒，这就是所谓适宜的药食性味。

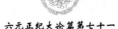

庚午年、庚子年（两年都是同天符）

上为少阴君火司天；中为太商金运太过；下为阳明燥金在泉。司天之气数为热化七，中运之气数为清化九，在泉之气数为燥化五，凡不出现胜气复气的，就是所谓正化日。其气化致病时，司天热化所致宜用咸寒，中运清化所致宜用辛温，在泉燥化所致宜用酸温，这就是所谓适宜的药食性味。

辛未年、辛丑年（两年都是同岁会）

上为太阴湿土司天；中为少羽水运不及；下为太阳寒水在泉。水运不及，则可出现雨化的胜气与风化的复气，未年与丑年相同，凡出现胜气复气的，就是所谓邪化日。灾变发生在北方一宫。司天之气数为雨化五，中运之气数为寒化一，在泉之气数为寒化一，若不出现胜气复气的，就是所谓正化日。其气化致病时，司天雨化所致宜用苦热，中运寒化所致宜用苦平，在泉寒化所致宜用甘热，这就是所谓适宜的药食性味。

壬申年、壬寅年（两年都是同天符）

上为少阳相火司天；中为太角木运太过；下为

厥阴风木在泉。司天之气数为火化二，中运之气数为风化八，在泉之气数亦为风化八，凡不出现胜气复气的，就是所谓正化日。其气化致病时，司天火化所致宜用咸寒，中运风化所致宜用酸平，在泉风化所致宜用辛凉，这就是所谓适宜的药食性味。

癸酉年、癸卯年（两年都是同岁会）

上为阳明燥金司天；中为少徵火运不及；下为少阴君火在泉。火运不及，则可出现寒化的胜气与雨化的复气，酉年与卯年相同，凡出现胜气复气的，就是所谓邪化日。灾变发生在南方九宫。司天之气数为燥化九，中运之气数为热化二，在泉之气数为热化二，凡不出现胜气复气的，就是所谓正化日。其气化致病时，司天燥化所致宜用苦小温，中运热化所致宜用咸温，在泉热化所致宜用咸寒，这就是所谓适宜的药食性味。

[原文] 甲戌（岁会同天符） 甲辰岁（岁会同天符）

上太阳水，中太宫土运，下太阴土，寒化六，湿化五，正化日也。其化上苦热，中苦温，下苦温，药食宜也。

乙亥　乙巳岁

上厥阴木，中少商金运，下少阳相火，热化寒化胜复同，邪气化日也。灾七宫。风化八，清化四，火化二，正化度也。其化上辛凉，中酸和，下咸寒，药食宜也。

丙子（岁会）　丙午岁

上少阴火 中太羽水运 下阳明金 热化二，寒化六，清化四，正化度也。其化上咸寒，中咸热，下酸温，药食宜也。

丁丑　丁未岁

上太阴土，中少角木运，下太阳水，清化热化胜复同，邪气化度也。灾三宫。雨化五，风化三，寒化一，正化度也。其化上苦温，中辛温，下甘热，药食宜也。

戊寅　戊申岁（天符）

上少阳相火，中太徵火运，下厥阴木，火化七，风化三，正化度也。其化上咸寒，中甘和，下辛凉，药食宜也。

己卯　己酉岁

上阳明金，中少宫土运，下少阴火，风化清化
胜复同，邪气化度也。灾五宫，清化九，雨化五，
热化七，正化度也。其化上苦小温，中甘和，下咸
寒，药食宜也。

庚辰　庚戌岁

上太阳水，中太商金运，下太阴土，寒化一，
清化九，雨化五，正化度也。其化上苦热，中辛温，
下甘热，药食宜也。

辛巳　辛亥岁

上厥阴木，中少羽水运，下少阳相火，雨化风
化胜复同，邪气化度也。灾一宫。风化三，寒化一，
火化七，正化度也。其化上辛凉，中苦和，下咸寒，
药食宜也。

壬午　壬子岁

上少阴火，中太角木运，下阳明金，热化二，
风化八，清化四，正化度也。其化上咸寒，中酸凉，
下酸温，药食宜也。

癸未　癸丑岁

上太阴土，中少徵火运，下太阳水，寒化雨化
胜复同，邪气化度也。灾九宫。雨化五，火化二，
寒化一，正化度也。其化上苦温，中咸温，下甘热，
药食宜也。

[白话解] 甲戌年、甲辰年（两年既是岁会又
是同天符）

上为太阳寒水司天；中为太宫土运太过；下为
太阴湿土在泉。司天之气数为寒化六，中运之气数
为湿化五，在泉之气数亦为湿化五，凡不出现胜气
复气的，就是所谓正化日。其气化致病时，司天寒
化所致宜用苦热，中运湿化所致宜用苦温，在泉湿
化所致宜用苦温，这就是所谓适宜的药食性味。

乙亥年、乙巳年

上为厥阴风木司天；中为少商金运不及；下为
少阳相火在泉。金运不及，则可出现热化的胜气与
寒化的复气，亥年与巳年相同，凡出现胜气复气的，
就是所谓邪化日。灾变发生在西方七宫。司天之气
数为风化八，中运之气数为清化四，在泉之气数为
火化二，凡不出现胜气复气的，就是所谓正化日。

其气化致病时，司天风化所致宜用辛凉，中运清化所致宜用酸平，在泉火化所致宜用咸寒，这就是所谓适宜的药食性味。

丙子年（为岁会年）、丙午年

上为少阴君火司天；中为太羽水运太过；下为阳明燥金在泉。司天之气数为热化二，中运之气数为寒化六，在泉之气数为清化四，凡不出现胜气复气的，就是所谓正化日。其气化致病时，司天热化所致宜用咸寒，中运寒化所致宜用咸温，在泉清化所致宜用酸温，这就是所谓适宜的药食性味。

丁丑年、丁未年

上为太阴湿土司天；中为少角木运不及；下为太阳寒水在泉。木运不及，则可出现清化的胜气与热化的复气，丑年与未年相同，凡出现胜气复气的，就是所谓邪化日。灾变发生在东方三宫。司天之气数为雨化五，中运之气数为风化三，在泉之气数为寒化一，若不出现胜气复气的，就是所谓正化日。其气化致病时，司天雨化所致宜用苦温，中运风化所致宜用辛平，在泉寒化所致宜用甘热，这就是所

谓适宜的药食性味。

戊寅年、戊申年（为天符年）

上为少阳相火司天；中为太徵火运太过；下为厥阴风木在泉。司天之气数为火化七，中运之气数为火化七，在泉之气数为风化三，凡不出现胜气复气的，就是所谓正化日。其气化致病时，司天火化所致宜用咸寒，中运火化所致宜用甘平，在泉风化所致宜用辛凉，这就是所谓适宜的药食性味。

己卯年、己酉年

上为阳明燥金司天；中为少宫土运不及；下为少阴君火在泉。土运不及，则可出现风化的胜气与热化的复气，卯年与酉年相同，凡出现胜气复气的，就是所谓邪化日。灾变发生在中央五宫。司天之气数为清化九，中运之气数为雨化五，在泉之气数为热化七，若不出现胜气复气的，就是所谓正化日。其气化致病时，司天清化所致宜用苦小温，中运雨化所致宜用甘平，在泉热化所致宜用咸寒，这就是所谓适宜的药食性味。

庚辰年、庚戌年

上为太阳寒水司天；中为太商金运太过；下为太阴湿土在泉。司天之气数为寒化一，中运之气数为清化九，在泉之气数为雨化五，凡不出现胜气复气的，就是所谓正化日。其气化致病时，司天寒化所致宜用苦热，中运清化所致宜用辛温，在泉雨化所致宜用甘热，这就是所谓适宜的药食性味。

辛巳年、辛亥年

上为厥阴风木司天；中为少羽水运不及；下为少阳相火在泉。水运不及，则可出现雨化的胜气与风化的复气，巳年与亥年相同，凡出现胜气复气的，就是所谓邪化日。灾变发生在北方一宫。司天之气数为风化三，中运之气数为寒化一，在泉之气数为火化七，若不出现胜气复气的，就是所谓正化日。其气化致病时，司天风化所致宜用辛凉，中运寒化所致宜用苦平，在泉火化所致宜用咸寒，这就是所谓适宜的药食性味。

壬午年、壬子年

上为少阴君火司天；中为太角木运太过；下为阳明燥金在泉。司天之气数为热化二，中运之气数

为风化八，在泉之气数为清化四，凡不出现胜气复气的，就是所谓正化日。其气化致病时，司天热化所致宜用咸寒，中运风化所致宜用酸平，在泉清化所致宜用酸温，这就是所谓适宜的药食性味。

癸未年、癸丑年

上为太阴湿土司天；中为少徵火运不及；下为太阳寒水在泉。火运不及，则可出现寒化的胜气与雨化的复气，未年与丑年相同，凡出现胜气复气的，就是所谓邪化日。灾变发生在北方九宫。司天之气数为雨化五，中运之气数为火化二，在泉之气数为寒化一，若不出现胜气复气的，就是所谓正化日。其气化致病时，司天雨化所致宜用苦温，中运火化所致宜用咸温，在泉寒化所致宜用甘热，这就是所谓适宜的药食性味。

[原文] 甲申　甲寅岁

上少阳相火，中太宫土运，下厥阴木，火化二，雨化五，风化八，正化度也。其化上咸寒，中咸和，下辛凉，药食宜也。

乙酉（太一天符）　乙卯岁（天符）

上阳明金，中少商金运，下少阴火，热化寒化胜复同，邪气化度也。灾七宫。燥化四，清化四，热化二，正化度也。其化上苦小温，中苦和，下咸寒，药食宜也。

丙戌（天符）　丙辰岁（天符）

上太阳水，中太羽水运，下太阴土，寒化六，雨化五，正化度也。其化上苦热，中咸温，下甘热，药食宜也。

丁亥（天符）　丁巳岁（天符）

上厥阴木，中少角木运，下少阳相火，清化热化胜复同，邪气化度也。灾三宫。风化三，火化七，正化度也。其化上辛凉，中辛和，下咸寒，药食宜也。

戊子（天符）　戊午岁（太一天符）

上少阴火，中太徵火运，下阳明金，热化七，清化九，正化度也。其化上咸寒，中甘寒，下酸温，药食宜也。

己丑（太一天符）　己未岁（太一天符）

上太阴土，中少宫土运，下太阳水，风化清化胜复同，邪气化度也。灾五宫。雨化五，寒化一，正化度也。其化上苦热，中甘和，下甘热，药食宜也。

庚寅　庚申岁

上少阳相火，中太商金运，下厥阴木，火化七，清化九，风化三，正化度也。其化上咸寒，中辛温，下辛凉，药食宜也。

辛卯　辛酉岁

上阳明金，中少羽水运，下少阴火，雨化风化胜复同，邪气化度也。灾一宫，清化九，寒化一，热化七，正化度也。其化上苦小温，中苦和，下咸寒，药食宜也。

壬辰　壬戌岁

上太阳水，中太角木运，下太阴土，寒化六，风化八，雨化五，正化度也。其化上苦温，中酸和，下甘温，药食宜也。

癸巳（同岁会）　癸亥（同岁会）

上厥阴木，中少徵火运，下少阳相火，寒化雨化胜复同，邪气化度也。灾九宫。风化八，火化二，

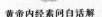
正化度也。其化上辛凉，中咸和，下咸寒，药食
宜也。

凡此定期之纪，胜复正化，皆有常数，不可不
察。故知其要者，一言而终，不知其要，流散无穷，
此之谓也。

[白话解] 甲申年、甲寅年

上为少阳相火司天；中为太宫土运太过；下为
厥阴风木在泉。司天之气数为火化二，中运之气数
为雨化五，在泉之气数为风化八，凡不出现胜气复
气的，就是所谓正化日。其气化致病时，司天火化
所致宜用咸寒，中运雨化所致宜用咸平，在泉风化
所致宜用辛凉，这就是所谓适宜的药食性味。

乙酉年（为太一天符年），乙卯年（为天符年）

上为阳明燥金司天；中为少商金运不及；下为
少阴君火在泉。金运不及，则可出现热化的胜气与
寒化的复气，酉年与卯年相同，凡出现胜气复气的，
就是所谓邪化日。灾变发生在西方七宫。司天之气
数为燥化四，中运之气数为清化四，在泉之气数为
热化二，若不出现胜气复气的，就是所谓正化日。

其气化致病时，司天燥化所致宜用苦小温，中运清化所致宜用酸平，在泉热化所致宜用咸寒，这就是所谓适宜的药食性味。

丙戌年、丙辰年（两年都为天符年）

上为太阳寒水司天；中为太羽水运太过；下为太阴湿土在泉。司天之气数为寒化六，中运之气数为寒化六，在泉之气数为雨化五，凡不出现胜气复气的，就是所谓正化日。其气化致病时，司天寒化所致宜用苦热，中运寒化所致宜用咸温，在泉雨化所致宜用甘热，这就是所谓适宜的药食性味。

丁亥年、丁巳年（两年都为天符年）

上为厥阴风木司天；中为少角木运不及；下为少阳相火在泉。木运不及，则可出现清化的胜气与热化的复气，亥年与巳年相同，凡出现胜气复气的，就是所谓邪化日。灾变发生在东方三宫。司天之气数为风化三，中运之气数为风化三，在泉之气数为火化七，若不出现胜气复气的，就是所谓正化日。其气化致病时，司天风化所致宜用辛凉，中运风化所致宜用辛平，在泉火化所致宜用咸寒，这就是所谓适宜的药食性味。

戊子年（天符）、戊午年（太一天符）

上为少阴君火司天；中为太徵火运太过；下为阳明燥金在泉。司天之气数为热化七，中运之气数为热化七，在泉之气数为清化九，凡不出现胜气复气的，就是所谓正化日。其气化致病时，司天热化所致宜用咸寒，中运热化所致宜用甘平，在泉清化所致宜用酸温，这就是所谓适宜的药食性味。

己丑年、己未年（两年都为太一天符）

上为太阴湿土司天；中为少宫土运不及；下为太阳寒水在泉。土运不及，则可出现风化的胜气与清化的复气，丑年与未年相同，凡出现胜气复气的，就是所谓邪化日。灾变发生在中央五宫。司天之气数为雨化五，中运之气数为雨化五，在泉之气数为寒化一，若不出现胜气复气的，就是所谓正化日。其气化致病时，司天雨化所致宜用苦热，中运雨化所致宜用甘平，在泉寒化所致宜用甘热，这就是所谓适宜的药食性味。

庚寅年、庚申年

上为少阳相火司天；中为太商金运太过；下为厥阴风木在泉。司天之气数为火化七，中运之气数为清化九，在泉之气数为风化三，凡不出现胜气复气的，就是所谓正化日。其气化致病时，司天火化所致宜用咸寒，中运清化所致宜用辛温，在泉风化所致宜用辛凉，这就是所谓适宜的药食性味。

辛卯年、辛酉年

上为阳明燥金司天；中为少羽水运不及；下为少阴君火在泉。水运不及，则可出现雨化的胜气与风化的复气，卯年与酉年相同，凡出现胜气复气的，就是所谓邪化日。灾变发生在北方一宫。司天之气数为清化九，中运之气数为寒化一，在泉之气数为热化七，若不出现胜气复气的，就是所谓正化日。其气化致病时，司天清化所致宜用苦小温，中运寒化所致宜用苦平，在泉热化所致宜用咸寒，这就是所谓适宜的药食性味。

壬辰年、壬戌年

上为太阳寒水司天；中为太角木运太过；下为太阴湿土在泉。司天之气数为寒化六，中运之气数

为风化八，在泉之气数为雨化五，凡不出现胜气复气的，就是所谓正化日。其气化致病时，司天寒化所致宜用苦温，中运风化所致宜用酸平，在泉雨化所致宜用甘温，这就是所谓适宜的药食性味。

癸巳年、癸亥年（两者都为同岁会）

上为厥阴风木司天；中为少徵火运不及；下为少阳相火在泉。火运不及，则可出现寒化的胜气与雨化的复气，巳年与亥年相同，凡出现胜气复气的，就是所谓邪化日。灾变发生在南方九宫。司天之气数为风化八，中运之气数为火化二，在泉之气数为火化二，若不出现胜气复气的，就是所谓正化日。其气化致病时，司天风化所致宜用辛凉，中运火化所致宜用咸平，在泉火化所致宜用咸寒，这就是所谓适宜的药食性味。

凡此六十年运气变化的周期，胜气复气及正化邪化的不同变化，都有一定的规律可循，要加以考察。所以说，有关五运六气的问题，只要掌握了它的要领，一句话就能够说明问题；若没有掌握它的要领，则毫无头绪，讲的就是这个意思。

[原文] 帝曰：善。五运之气，亦复岁乎？

岐伯曰：郁极乃发，待时而作也。

帝曰：请问其所谓也？

岐伯曰：五常之气，太过不及，其发异也。

帝曰：愿卒闻之。

岐伯曰：太过者暴，不及者徐，暴者为病甚，徐者为病持。

帝曰：太过不及，其数何如？

岐伯曰：太过者其数成，不及者其数生，土常以生也。

[白话解] 黄帝说：讲得好。五运六气也会有复气的年份吗？

岐伯说：五运之气郁到极点，就要爆发，不过需要等待一定的时机才能发作。

黄帝说：请问其中的道理是什么呢？

岐伯说：五运之气分为太过和不及，其复气的发作也是不一样的。

黄帝说：我想请您详尽地讲讲。

岐伯说：太过者，发作急暴，不及者，发作徐缓；急暴者，致病严重，徐缓者，致病持久。

黄帝说：太过与不及的气化之数是怎样的呢？

岐伯说：气太过的，其气化之数为五行的成数，气不及的，其气化之数为五行的生数，惟有土运，无论太过还是不及，其气化之数都用生数。

[原文] 帝曰：其发也何如？

岐伯曰：土郁之发，岩谷震惊，雷殷气交，埃昏黄黑，化为白气，飘骤高深，击石飞空，洪水乃从，川流漫衍，田牧土驹。化气乃敷，善为时雨，始生始长，始化始成。故民病心腹胀，肠鸣而为数后，甚则心痛胁䐜，呕吐霍乱，饮发注下，胕肿身重。云奔雨府，霞拥朝阳，山泽埃昏，其乃发也，以其四气。云横天山，浮游生灭，佛之先兆。

[白话解] 黄帝说：五气郁极而发作的情况是怎样的呢？

岐伯说：土气郁极而发作的情况：山谷惊动，在三气与四气相交之时，雷声大作，地气上腾，尘埃黄黑昏暗，湿气蒸发则化为白气，急风骤雨降于高山深谷，山崩石陷，撞击横飞，山洪暴发，大水随之而至，河流湖泊泛滥，土质破坏，水去之后，田土荒芜，只可牧畜而已。土郁发作，则土湿之气得以敷布，雨水按时下降，万物开始生长收成。湿气过胜则使人体水液的运化受到影响，所以人们易患心腹胀满、肠鸣、频繁泄泻，甚至严重时发生心痛、胁胀、呕吐霍乱、痰饮、大便泄下如注、浮肿身重等病证。云气奔向雨府，早霞环绕于朝阳之处，尘埃昏暗，山泽不清，这就是土郁开始发作的现象，发作时间多在四气之时。发现云雾横贯于天空与山谷，或聚或散，忽生忽灭，浮动不定，乃是土郁将发的先兆。

[原文] 金郁之发，天洁地明，风清气切，大凉乃举，草树浮烟，燥气以行，雾雾数起，杀气来至，草木苍干，金乃有声。故民病咳逆，心胁满引少腹，善暴痛，不可反侧，嗌干面尘色恶。山泽焦枯，土凝霜卤，怫乃发也，其气五。夜零白露，林莽声凄，怫之兆也。

[白话解] 金气郁而发作是这样的情况：天气清爽，地气明净，风清凉，气急切，凉气大起，草

木之上轻浮着云烟，燥气流行，时常有雾气弥漫，肃杀之气到来，草木干枯凋落，西风发出凄厉的声音。燥气过胜则气化受到影响，所以人们易患咳嗽气逆，心胁胀满疼痛，牵引少腹部，急剧疼痛不能转动，咽喉干燥，面色如烟尘等病证。山泽干枯，地面凝聚着白色寒霜，这就是金郁开始发作的现象，发作时间多在秋分之时。如果发现夜间降下白露，丛林深处风声凄凉，便是金郁将发的先兆。

[原文] 水郁之发，阳气乃辟，阴气暴举，大寒乃至，川泽严凝，寒雰结为霜雪，甚则黄黑昏翳，流行气交，乃为霜杀，水乃见祥。故民病寒客心痛，腰脽痛，大关节不利，屈伸不便，善厥逆，痞坚腹满。阳光不治，空积沉阴，白埃昏暝，而乃发也，其气二火前后。太虚深玄，气犹麻散，微见而隐，色黑微黄，怫之先兆也。

[白话解] 水气郁而发作是这样的情况：阳气退避，阴气骤起，严寒的气候乃至，川流湖泽，被严寒冻结，寒冷的雾气结为霜雪，甚则黄黑浑浊之气，流行于气交，而为霜雪肃杀之气，水乃预先发

现某些征兆。所以人们易感受寒邪而出现心痛、腰部与臀部疼痛、大关节活动不便、屈伸不利、厥逆、腹部痞满坚硬等病证。如果阳气不得发挥作用，阴气聚积于空中，白色昏浊之气，蒙蔽着天空，这就是水郁开始发作的征象，发作时间，多在君火与相火主时的前后，即春分之后、小满之前。如果发现太空之气散乱如麻，深远昏暗，隐约可见，颜色黑而微黄，乃是水郁将发的先兆。

[原文] 木郁之发，太虚埃昏，云物以扰，大风乃至，屋发折木，木有变。故民病胃脘当心而痛，上支两胁，鬲咽不通，食饮不下，甚则耳鸣眩转，目不识人，善暴僵仆。太虚苍埃，天山一色，或气浊色，黄黑郁若，横云不起雨，而乃发也，其气无常。长川草偃，柔叶呈阴，松吟高山，虎啸岩岫，佛之先兆也。

[白话解] 木气郁而发作是这样的情景：空中尘埃昏暗，云物飘动，大风乃至，屋顶掀起，树木折断，草木之类发生变化。所以人们易患胃脘当心疼痛，向上撑两胁，咽喉堵塞不通，食饮难以咽下，

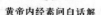

甚则耳鸣，头晕，目眩，两眼分辨不清人物，突然
僵直仆倒等病证。太空中尘埃苍茫，天空和山脉同
样颜色，或呈现浊气，色黄黑郁滞不散，云虽横于
空中，而雨水不降，这就是木郁开始发作的现象，
发作的时间不固定。如果发现平野中的草皆低垂不
起，柔软的树叶被风吹动而背面翻转向外，高山之
松，风吹作响，犹如山崖峰峦中的虎啸，乃是木郁
将发的先兆。

[原文] 火郁之发，太虚肿翳，大明不彰，炎
火行，大暑至，山泽燔燎，材木流津，广厦腾烟，
土浮霜卤，止水乃减，蔓草焦黄，风行惑言，湿化
乃后。故民病少气，疮疡痈肿，胁腹胸背，面首四
支，䐜愤胪胀，疡痱呕逆，瘛疭骨痛，节乃有动，
注下温疟，腹中暴痛，血溢流注，精液乃少，目赤
心热，甚则瞀闷懊憹，善暴死。刻终大温，汗濡玄
府，其乃发也。其气四。动复则静，阳极反阴，湿
令乃化乃成，华发水凝，山川冰雪，焰阳午泽，怫
之先兆也。有怫之应而后报也，皆观其极而乃发也。
木发无时，水随火也。谨候其时，病可与期，失时反岁，五气不行，生化收藏，政无恒也。

[白话解] 火气郁而发作是这样的情况：太空中有黄赤之气遮避，太阳光不很明亮，炎热的火气流行，大暑乃至，高山湖泽似被火焰烧燎一样，木材流出液汁，高楼大厦之上烟气升腾，地面上浮现出霜卤，不流动的水减少，蔓草类焦枯干黄，风火相煽，人们言语惑乱，湿润的雨气不能按时而来。所以人们易患少气，疮疡痈肿，胁、腹、胸、背、面、四肢胀满而不舒适，痱疹，呕逆，筋脉抽搐，骨节疼痛而抽动，泄泻，温疟，腹中急剧疼痛，血液外溢，精液减少，目赤，心中烦热，甚则昏蒙烦闷等病证，容易突然死亡。每日在百刻终尽之后，本应凉爽反而阳气来复，气候大温，汗出较多，这就是火郁开始发作的现象，发作的时间，多在四气之时即大暑到秋分的时候。事物动极则静，阳极则阴，热极之后，湿气乃化乃成。花开之时又见水结成冰，山川出现冰雪，见到南面池塘有阳气升腾，乃是火郁将发的先兆。五气之郁，必有先兆，而后乃发生报复之气，都是在郁极的时候开始发作，木

郁的发作，没有固定的时间，水郁的发作，在君、相二火主时的前后。细心地观察时令，发病的情况是可以预测的，若不了解正常的时令及岁气运行的规律，就不能根据胜复之气的变化来防治疾病了。

[原文] 帝曰：水发而雹雪，土发而飘骤，木发而毁折，金发而清明，火发而曛昧，何气使然？

岐伯曰：气有多少，发有微甚，微者当其气，甚者兼其下，征其下气而见可知也。

帝曰：善。五气之发，不当位者何也？

岐伯曰：命其差。

帝曰：差有数乎？

岐伯曰：后皆三十度而有奇也。

帝曰：气至而先后者何？

岐伯曰：远太过则其至先，远不及则其至后，此候之常也。

帝曰：当时而至者何也？

岐伯曰：非太过非不及，则至当时，非是者眚也。

[白话解] 黄帝说：水郁而发为冰雪霜雹，土

郁而发为暴风骤雨，木郁而发为毁坏断折，金郁而发为清爽明净，火郁而发为热气黄赤昏暗，这是什么原因造成的呢？

岐伯说：六气有太过和不及的不同，发作时有轻微和严重的差别，发作轻微的，只限于本气，发作严重的，则兼见于其下承之气，预见其下承之气的变化，则气发的情况就可以知道了。

黄帝说：讲得好。五郁之气的发作，不与其所主时令相应，这是什么原因呢？

岐伯说：这是属于时间上的差异。

黄帝说：这种差异，有一定的日数吗？

岐伯说：差异都在相应时令之后三十日多一点。

黄帝说：五运主时之气，来时有先后的不同，是什么原因呢？

岐伯说：岁运太过，气提前而至，岁运不及，气延迟而至，这属于正常的气候变化规律。

黄帝说：岁运之气，不早不晚正当适时到来的，属于什么呢？

岐伯说：没有太过和不及，气候准时到来，否

则就要发生灾害。

[原文] 帝曰：善。气有非时而化者何也？

岐伯曰：太过者当其时，不及者归其己胜也。

帝曰：四时之气，至有早晏高下左右，其候何如？

岐伯曰：行有逆顺，至有迟速，故太过者化先天，不及者化后天。

帝曰：愿闻其行何谓也？

岐伯曰：春气西行，夏气北行，秋气东行，冬气南行。故春气始于下，秋气始于上，夏气始于中。冬气始于标。春气始于左，秋气始于右，冬气始于后，夏气始于前。此四时正化之常。故至高之地，冬气常在，至下之地，春气常在，必谨察之。

帝曰：善。

[白话解] 黄帝说：讲得好。气有非其时而其化的，是什么道理呢？

岐伯说：气太过的，其气化则正当其时；气不及的，其气化则归之于胜己者之所化。

黄帝说：四时之气，来时有早晚高下左右的不同,怎样测知呢?

岐伯说:气的运行有逆有顺,气的到来有快有慢。所以气太过的,气化先于时令,气不及的,气化后于时令。

黄帝说:我想听听关于气的运行情况是怎样的呢?

岐伯说:春气生于东而西行,夏气生于南而北行,秋气生于西而东行,冬气生于北而南行。所以春气自下而升于上,秋气自上而降于下,夏气万物生长,其气布化于中,冬气严于外表,而气始于标。春气在东,故始于左,秋气在西,故始于右,冬气在北,故始于后,夏气在南,故始于前。这就是四时正常气化的一般规律。所以高原地带,气候严寒,冬气常在;下洼地带,气候温和,春气常在,必须根据不同的时间地点,仔细地加以考察。

黄帝说:好。

[原文] 黄帝问曰:五运六气之应见,六化之正,六变之纪何如?

岐伯对曰:夫六气正纪,有化有变,有胜有复,

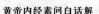

有用有病，不同其候，帝欲何乎？

帝曰：愿尽闻之。

岐伯曰：请遂言之。夫气之所至也，厥阴所至为和平，少阴所至为暄，太阴所至为埃溽，少阳所至为炎暑，阳明所至为清劲，太阳所至为寒雾，时化之常也。

[白话解] 黄帝问道：五运六气变化应于所见的物象，其正常气化与反常的变化是怎样的呢？

岐伯回答：关于六气正常与反常的变化，有气化，有变化，有胜气，有复气，有作用，有病气，各有不同的情况，您想了解哪一方面呢？

黄帝说：我想听您详尽地讲讲。

岐伯说：我尽量讲给您听吧。关于六气的到来，厥阴风木之气到来时，则为平和；少阴君火之气到来时，则为温暖；太阴湿土之气到来时，则为尘埃湿润；少阳相火之气到来时，则为火炎暑热；阳明燥金之气到来时，则为清凉刚劲；太阳寒水之气到来时，则为寒冷气氛。这是四时正常气化的一般情况。

[原文] 厥阴所至为风府为璺启，少阴所至为火府为舒荣，太阴所至为雨府为员盈，少阳所至为热府为行出，阳明所至为司杀府为庚苍，太阳所至为寒府为归藏，司化之常也。

厥阴所至为生为风摇，少阴所至为荣为形见，太阴所至为化为云雨，少阳所至为长为番鲜，阳明所至为收为雾露，太阳所至为藏为周密，气化之常也。

[白话解] 厥阴之气到来，为风化之府，草木开始萌芽；少阴之气到来，为火化之府，万物舒发繁荣；太阴之气到来，为雨化之府，物体充盈丰满；少阳之气到来，为热化之府，万物生长茂盛；阳明之气到来，为肃杀之府，万物苍老成熟；太阳之气到来，为寒化之府，万物生机潜藏。这是六气司化的一般情况。

厥阴之气到来，为万物发生，和风飘荡；少阴之气到来，为万物繁荣，形象显现；太阴之气到来，为万物化育，湿化云雨；少阳之气到来，为万物盛长，蕃秀鲜明；阳明之气到来，为万物收敛，雾露下降；太阳之气到来，生机潜藏，阳气固密。这是六气主时对万物产生的影响。

[原文] 厥阴所至为风生，终为肃；少阴所至为热生，中为寒；太阴所至为湿生，终为注雨；少阳所至为火生，终为蒸溽；阳明所至为燥生，终为凉；太阳所至为寒生，中为温。德化之常也。

厥阴所至为毛化，少阴所至为羽化，太阴所至为倮化，少阳所至为羽化，阳明所至为介化，太阳所至为鳞化，德化之常也。

[白话解] 厥阴之气到来，为风气发生，厥阴之下，金气承之，故气终则肃杀；少阴之气到来，为热气发生，少阴之中见为太阳，故其中为寒化；太阴之气到来，为湿气发生，太阴之下，风气承之，风来湿化，故气终则大雨如注；少阳之气到来，为火气发生，相火之下，水气承之，故气终为湿热交蒸；阳明之气到来，为燥气发生，其气终则为凉；太阳之气到来，为寒气发生，太阳之中见为少阴，故其中为温化。这是六气主时气候变化的一般情况。

厥阴之气到来，有毛的动物化育；少阴之气到

来，有羽的动物化育；太阴之气到来，倮体的动物化育；少阳之气到来，有羽翼的动物化育；阳明之气到来，有甲壳的动物化育；太阳之气到来，有鳞片的动物化育。这是六气在动物化育上的反映。

[原文] 厥阴所至为生化，少阴所至为荣化，太阴所至为濡化，少阳所至为茂化，阳明所至为坚化，太阳所至为藏化，布政之常也。

厥阴所至为飘怒大凉，少阴所至为大暄寒，太阴所至为雷霆骤注烈风，少阳所至为飘风燔燎霜凝，阳明所至为散落温，太阳所至为寒雪冰雹白埃，气变之常也。

[白话解] 厥阴之气到来则万物生发，故为生化；少阴之气到来则万物繁荣，故为荣化；太阴之气到来则万物湿润，故为濡化；少阳之气到来则万物茂盛，故为茂化；阳明之气到来则万物坚实，故为坚化；太阳之气到来则万物闭藏，故为藏化。这是六气敷布而变化的一般情况。

厥阴风木之气到来，为狂风怒吼，风木亢盛则金气承而制之，其气为大凉；少阴君火之气到来，

为气甚温暖，火气亢盛则阴精承而制之，其气为寒冷；太阴湿土之气到来为雷雨剧烈，湿土亢盛则风气承而制之，其气为狂风；少阳相火之气到来，为旋风及火热如燎，火气亢盛则水气承而制之，其气为霜凝；阳明燥金之气到来，为物体散落，金气亢盛则火气承而制之，其气温暖；太阳寒水之气到来，为寒雪冰雹，寒水亢盛则土气承而制之，其气为白色尘埃。这是六气过亢而气候反常的情况。

[原文] 厥阴所至为挠动为迎随，少阴所至为高明焰为曛，太阴所至为沉阴为白埃为晦暝，少阳所至为光显为彤云为曛，阳明所至为烟埃为霜为劲切为凄鸣，太阳所至为刚固为坚芒为立，令行之常也。

厥阴所至为里急，少阴所至为疡胗身热，太阴所至为积饮否隔，少阳所至为嚏呕为疮疡，阳明所至为浮虚，太阳所至为屈伸不利，病之常也。

[白话解] 厥阴风木之气到来，为物体扰动，为随风往来；少阴君火之气到来，为火焰高明，为空中有黄赤之气色；太阴湿土之气到来，为阴气沉

滞，为白色尘埃，为晦暗不明；少阳相火之气到来，为虹电等光闪，为赤色之云，为空中有黄赤之气色；阳明燥金之气到来，为烟尘，为霜冻，为刚劲急切，为凄惨之声；太阳寒水之气到来，为坚硬，为锋利，为挺立。这是六气行令的一般情况。

厥阴风木之气到来而致病，为腹中拘急；少阴君火之气到来而致病，为疮疡、皮疹、身热；太阴湿土之气到来而致病，为水饮积聚，阻塞不通；少阳相火之气到来而致病，为喷嚏、呕吐、疮疡；阳明燥金之气到来而致病，为皮肤气肿；太阳寒水之气到来而致病，为关节屈伸不利。这是六气致病的一般情况。

[原文] 厥阴所至为支痛，少阴所至为惊惑、恶寒战栗谵妄，太阴所至为稸满，少阳所至为惊躁、瞀昧、暴病，阳明所至为鼽尻、阴股膝髀腨胻足病，太阳所至为腰痛，病之常也。

厥阴所至为绠戾，少阴所至为悲妄衄蔑，太阴所至为中满霍乱吐下，少阳所至为喉痹、耳鸣、呕涌，阳明所至皴揭，太阳所至为寝汗痉，病之常也。

745

[白话解] 厥阴之气到来而致病，为肝气不舒，胸胁部支撑疼痛；少阴之气到来而致病，为心神不宁，常见易惊而惑乱、恶寒战栗、谵言妄语等症；太阴之气到来而致病，为脾气不运，常见蓄积胀满等症；少阳之气到来而致病，为胆气被伤，常见易惊、躁动不安、神识昏迷等症，常突然发病；阳明之气到来而致病，为胃足阳明之经脉不适，常见鼻塞流涕、臀、会阴、大腿、膝、髋、腓肠肌、小腿骨、足部不适等症；太阳之气到来而致病，为膀胱足太阳之经脉不适，多发为腰痛。这是六气致病的一般情况。

厥阴之气到来，会引起肢体屈伸短缩、转动不灵等症；少阴之气到来，会发生多言及无故悲伤、衄蔑等症；太阴之气到来，会发生腹中胀满、霍乱吐泻等症；少阳之气到来，会发生喉痹、耳鸣、呕吐等病证；阳明之气到来，会发生皮肤干燥皲裂；太阳之气到来，会发生盗汗、发痉等症。这是六气致病的一般情况。

[原文] 厥阴所至为胁痛呕泄，少阴所至为语

笑，太阴所至为重胕肿，少阳所至为暴注眴瘛暴死，阳明所至为鼽嚏，太阳所至为流泄禁止，病之常也。

凡此十二变者，报德以德，报化以化，报政以政，报令以令，气高则高，气下则下，气后则后，气前则前，气中则中，气外则外，位之常也。故风胜则动，热胜则肿，燥热则干，寒胜则浮，湿胜则濡泄，甚则水闭胕肿，随气所在，以言其变耳。

[白话解] 厥阴之气到来而致病，为胁痛，常见呕吐泻利等症；少阴之气到来而致病，为多言善笑；太阴之气到来而致病，为身重浮肿；少阳之气到来而致病，为急剧泻利不止，肌肉抽搐，甚至突然死亡；阳明之气到来而致病，为鼻塞、喷嚏；太阳之气到来而致病，为二便失禁或闭塞不通。这是六气致病的一般情况。

凡此十二变者，六气作用为德者，那么万物以德回应它；六气作用为化者，那么万物以化回应它；六气作用为政者，那么万物以政回应它；六气作用为令者，那么万物以令回应它；气在上的则病位高；气在下的则病位低；气在后则病在后，气在前则病在前，气在中的则病位在中；气在外的则病位在外；这是六气致病之病位的一般情况。所以风气胜者则动而不宁，热气胜者则肿，燥气胜者则干，寒气胜者则虚浮，湿气胜者则濡泻，甚则小便不通，全身浮肿。随着六气所在之处，以知其病变的情况。

[原文] 帝曰：愿闻其用也。

岐伯曰：夫六气之用，各归不胜而为化，故太阴雨化，施于太阳；太阳寒化，施于少阴；少阴热化，施于阳明；阳明燥化，施于厥阴；厥阴风化，施于太阴。各命其所在以徵之也。

帝曰：自得其位何如？

岐伯曰：自得其位常化也。

帝曰：愿闻所在也。

岐伯曰：命其位而方月可知也。

[白话解] 黄帝说：我想听听六气的作用是怎样的。

岐伯说：关于六气的作用，各自归之于被我克之气而以为气化。如太阴的雨化，作用于太阳；太阳的寒化，作用于少阴；少阴的热化，作用于阳明；

阳明的燥化，作用于厥阴；厥阴的风化，作用于太阴。各随其所在的方位以显示其作用。

黄帝说：六气在本位上发挥的作用是怎样的呢？

岐伯说：六气自得其本位的，是正常的气化。

黄帝说：我想听听六气本位的所在。

岐伯说：确立了六气所居的位置，就可以知道它所主的方隅和时间了。

[原文] 帝曰：六位之气盈虚何如？

岐伯曰：太少异也。太者之至徐而常，少者暴而亡。

帝曰：天地之气，盈虚何如？

岐伯曰：天气不足，地气随之，地气不足，天气从之，运居其中而常先也。恶所不胜，归所同和，随运归从，而生其病也。故上胜则天气降而下，下胜则地气迁而上，多少而差其分，微者小差，甚者大差，甚则位易气交易，则大变生而病作矣。《大要》曰：甚纪五分，微纪七分，其差可见。此之谓也。

[白话解] 黄帝说：岁气六步之位的太过不及

是怎样的呢？

岐伯说：太过和不及是不同的。太过之气，来时缓慢而时间持续较长，不及之气，来时燥急而容易消失。

黄帝说：司天与在泉之气的太过和不及是怎样的呢？

岐伯说：司天之气不足时，在泉之气随之上迁，在泉之气不足时，司天之气从之下降，岁运之气居于中间，若在泉之气上迁则运气先上迁，司天之气下降则运气先下降，所以岁运之气的迁降，常在司天在泉之先。岁运不胜司天在泉之气时则相憎恶，岁运与司天在泉之气相和时，则同归其化，随着岁运与司天在泉之气所归从，而发生各种不同的病变。所以司天之气太过时，则天气下降，在泉之气太过时，则地气上迁，上迁下降的多少，随着天地之胜气多少，存在着一定的差异，气微则差异小，气甚则差异大，甚至可以改变气交的时位，气交时位改变时则有大的变化，疾病就要发作。《大要》上说：差异大的有五分，差异小的有七分，这种差异就表现出来了，说的就是这个意思。

[原文] 帝曰：善。论言热无犯热，寒无犯寒，余欲不远寒，不远热奈何？

岐伯曰：悉乎哉问也！发表而不远热，攻里不远寒。

帝曰：不发不攻犯寒犯热何如？

岐伯曰：寒热内贼，其病益甚。

帝曰：愿闻无病者何如？

岐伯曰：无者生之，有者甚之。

帝曰：生者何如？

岐伯曰：不远热则热至，不远寒则寒至，寒至则坚否腹满，痛急下利之病生矣，热至则身热，吐下霍乱，痈疽疮疡，瞀郁注下，瞤瘛肿胀，呕鼽衄头痛，骨节变肉痛，血溢血泄，淋闷之病生矣。

帝曰：治之奈何？

岐伯曰：时必顺之，犯者治以胜也。

[白话解] 黄帝说：讲得好。前面论述过用热品时，不要触犯主时之热；用寒品时，不要触犯主时之寒。我想用药不避寒、热时令，应当怎样做呢？

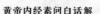

岐伯说：您问得很全面。发表时可以不避热，攻里时可以不避寒。

黄帝问：不发表、不攻里时而触犯了寒热会怎样呢？

岐伯答：如果寒热之气伤害于内，那么他的病就会更加严重了。

黄帝问：我想听听无病的人这样做了，情况会怎样呢？

岐伯答：无病的人，能够生病，有病的人会更加严重。

黄帝问：生病的情况是怎样的呢？

岐伯答：不避热时则热至，不避寒时则寒至。寒至则发生腹部坚硬，痞闷胀满，疼痛急剧，下利等病；热至则发生身热、呕吐下利、霍乱、痈疽疮疡，甚至昏迷、烦闷、泄泻、肌肉抽动、筋脉抽搐、肿胀、呕吐、鼻塞、衄血、头痛、骨节改变、肌肉疼痛、吐血、便血、小便淋沥、癃闭不通等病证。

黄帝问：应当怎样治疗呢？

岐伯答：主时之气，必须顺从，触犯了主时之气，可用相胜之气的药物加以治疗。

[原文] 黄帝问曰：妇人重身，毒之何如？

岐伯曰：有故无殒，亦无殒也。

帝曰：愿闻其故何谓也？

岐伯曰：大积大聚，其可犯也，衰其太半而止，过者死。

[白话解] 黄帝问道：妇女怀孕，应该如何使用峻猛的药物呢？

岐伯回答：针对疾病使用药物，母体不会受伤害，胎儿也不会受到伤害。

黄帝说：我想听听这是什么道理呢？

岐伯说：妇女虽然怀孕，但有大积大聚的病证，是可以用峻猛的药物治疗的，但是在积聚衰减时，就要停止用药，如果使用峻猛药过量，就会导致胎儿死亡。

[原文] 帝曰：善。郁之甚者治之奈何？

岐伯曰：木郁达之，火郁发之，土郁夺之，金郁泄之，水郁折之，然调其气，过者折之，以其畏也，所谓泻之。

帝曰：假者何如？

岐伯曰：有假其气，则无禁也。所谓主气不足，客气胜也。

[白话解] 黄帝说：讲得好。严重的郁病，应当怎样治疗呢？

岐伯说：肝木抑郁的，应当舒畅条达；心火抑郁的，应当发散；土气抑郁的，应当消导、泻下；金气抑郁的，应当宣泄；水气抑郁的，应当调理制约。这样去调整五脏的气机，就是治疗气郁的基本方法。对于气太过的，就要抑制其旺盛之势，就是所谓的泻法。

黄帝问：假借之气致病，应当怎样治疗呢？

岐伯答：如果主气不足而有假借之气致病时，就不必遵守"用寒运寒，用热远热"的禁忌。这就是所谓主气不足，客气胜之而有非时之气的意思。

[原文] 帝曰：至哉圣人之道！天地大化运行之节，临御之纪，阴阳之政，寒暑之令，非夫子孰能通之！请藏之灵兰之室，署曰"六元正纪"，非斋戒不敢示，慎传也。

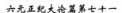

[白话解] 黄帝说：多么深远而伟大的学说！关于天地的变化，运行的节律，运用的纲领，阴阳的治化，寒暑的号令，除了先生谁还能通晓呢！我想把它藏在灵兰室中，命名为"六元正纪"，不经过斋戒沐浴，不敢随意将其展示，不是诚心实意的人，不可轻易传授给他。

刺法论篇第七十二（遗篇）

[原文] 黄帝问曰：升降不前，气交有变，即成暴郁，余已知之。如何预救生灵，可得却乎？

岐伯稽首再拜对曰：昭乎哉问！臣闻夫子言，既明天元，须穷法刺，可以折郁扶运，补弱全真，泻盛蠲余，令除斯苦。

帝曰：愿卒闻之。

岐伯曰：升之不前，即有甚凶也。木欲升而天柱窒抑之，木欲发郁亦须待时，当刺足厥阴之井。火欲升而天蓬窒抑之，火欲发郁亦须待时，君火相火同刺包络之荥。土欲升而天冲窒抑之，土欲发郁亦须待时，当刺足太阴之俞。金欲升而天英窒抑之，金欲发郁亦须待时，当刺手太阴之经。水欲升而天芮窒抑之，水欲发郁亦须待时，当刺足少阴之合。

[白话解] 黄帝问道：运气当升不能升，当降不能降，升降失常，反而会成为侵犯人体的暴烈邪气，我已经知道了。要怎样加以预防，才能使人们

免于疾病呢？有退却邪气的办法吗？

岐伯再次行礼答道：这个问题问得很好啊。我听自己的老师讲过，不仅要明白天地之间的六气变化，还要全面掌握针刺方法，才可以制约失常的邪气，扶助正常的运气，补助虚弱的正气，保全人体的真气，泻去亢盛之气，祛除余留邪气，以此解除病人的痛苦。

黄帝说：我想详尽地了解这其中的道理。

岐伯说：气机当升而不得升，便可能导致严重的灾祸。厥阴风木之气当升，遇金气过胜，则木气被郁而不得升。但木之郁气，必须等到木气当位之时才会发作，这个时候应当针刺足厥阴经的井穴"大敦"，以泻木之郁气；少阴君火当升，遇水气过胜，则火气被郁而不得升。但火之郁气，必须等到火气当位之时才会发作，这个时候应当针刺心包络手厥阴经的井穴"劳宫"，以泻火之郁气；太阴湿土之气当升，遇木气过胜，则土气被郁而不得升。但土之郁气，必须等到土气当位之时才会发作，这个时候应当针刺足太阴经的输穴"太白"，以泻土之郁气；阳明燥金之气当升，遇火气过胜，则金气被郁而不得升。但金之郁气，必须等到金气当位之时才会发作，这个时候应当针刺手太阴经的经穴"经渠"，以泻金之郁气；太阳寒水之气当升，遇土气过胜，则水气被郁而不得升。但水之郁气，必须等到水气当位之时才会发作，这个时候应当针刺足少阴经的合穴"阴谷"，以泻水之郁气。

[原文]帝曰：升之不前，可以预备，愿闻其降，可以先防。

岐伯曰：既明其升，必达其降也。升降之道，皆可先治也。木欲降而地晶窒抑之，降而不入，抑之郁发，散而可得位，降而郁发，暴如天间之待时也，降而不下，郁可速矣，降可折其所胜也，当刺手太阴之所出，刺手阳明之所入。火欲降而地玄窒抑之，降而不入，抑之郁发，散而可矣，当折其所胜，可散其郁，当刺足少阴之所出，刺足太阳之所入。土欲降而地苍窒抑之，降而不下，抑之郁发，散而可入，当折其胜，可散其郁，当刺足厥阴之所出，刺足少阳之所入。金欲降而地彤窒抑之，降而

不下，抑之郁发，散而可入，当折其胜，可散其郁，当刺心包络所出，刺手少阳所入也。水欲降而地阜窒抑之，降而不下，抑之郁发，散而可入，当折其土，可散其郁，当刺足太阴之所出，刺足阳明之所入。

[白话解] 黄帝说：运气当升而不得升的，可以预防。我想知道运气当降而不得降时，该怎么事先防备呢？

岐伯说：既然知道了升的情况，那么也就知道了降的道理。运气升降失常所导致的疾病，都可以进行预防。厥阴风木之气当降，遇金气过胜，则木气被抑而不得降，成为郁气，待郁气消散则木可降至其本位。木气当降而不得降所发生的郁气，其危害暴烈程度与当升不得升所产生的郁气一样，但是当降不得降，郁气形成的时间更为迅速。如果使木气得降，当泻去亢盛的金气，针刺手太阴经的井穴"少商"、手阳明经的合穴"曲池"。

少阴君火、少阳相火当降，遇水气过胜，则火气被抑而不得降，成为郁气，待郁气消散则火可降至其本位。只有去其亢盛的水气，才可使火之郁气消散，这时应该针刺足少阴经的井穴"涌泉"、足太阳经的合穴"委中"。

太阴湿土之气当降，遇木气过胜，则土气被抑而不得降，成为郁气，待郁气消散则土可降至其本位。只有去其亢盛的木气，才可使土之郁气消散，这时应该针刺足厥阴经的井穴"大敦"、足少阳经的合穴"阳陵泉"。

阳明燥金之气当降，遇火气过胜，则金气被抑而不得降，成为郁气，待郁气消散则金可降至其本位。只有去其亢盛的火气，才可使金之郁气消散，这时应该针刺手厥阴心包经的井穴"中冲"、手少阳经的合穴"天井"。

太阳寒水之气当降，遇土气过胜，则水气被抑而不得降，成为郁气，待郁气消散则水可降至其本位。只有去其亢盛的土气，才可使水之郁气消散，这时应该针刺足太阴经的井穴"隐白"、足阳明经的合穴"足三里"。

[原文] 帝曰：五运之至，有前后与升降往来，

有所承抑之，可得闻乎刺法？

岐伯曰：当取其化源也。是故太过取之，不及资之。太过取之，次抑其郁，取其运之化源，令折郁气。不及扶资，以扶运气，以避虚邪也。资取之法令出《密语》。

[白话解] 黄帝说：关于五运之太过和不及，气至有先后，与天气升降往来，互有相承相抑的问题，我可以听听其致病时所运用的针刺法则吗？

岐伯说：应当取其气化的本源。所以气盛则泻之，气不足则补之。采用泻法，就是根据运气升降的次序，抑制亢盛之气，通过调节运气的化生之源，使郁气消散。采用补法，就是辅助五运之气，避免邪气的侵入。补泻的方法，出自《玄珠密语》一书。

[原文] 黄帝问曰：升降之刺，以知其要，愿闻司天未得迁正，使司化之失其常政，即万化之或其皆妄。然与民为病，可得先除，欲济群生，愿闻其说。

岐伯稽首再拜曰：悉乎哉问！言其至理，圣念慈悯，欲济群生，臣乃尽陈斯道，可申洞微。太阳复布，即厥阴不迁正，不迁正气塞于上，当泻足厥阴之所流。厥阴复布，少阴不迁正，不迁正即气塞于上，当刺心包络脉之所流。少阴复布，太阴不迁正，不迁正即气留于上，当刺足太阴之所流。太阴复布，少阳不迁正，不迁正则气塞未通，当刺手少阳之所流。少阳复布，则阳明不迁正，不迁正则气未通上，当刺手太阴之所流。阳明复布，太阳不迁正，不迁正则复塞其气，当刺足少阴之所流。

[白话解] 黄帝问道：关于六气为间气时，升降失常引起疾病的针刺治疗方法，我已经知道了。我想要再听听关于司天之气未能迁于正位，致使司天所主持的气化不能正常进行，使一切生化都失于正常，从而使百姓患病，请问能否在未病之前进行防御，以救济百姓呢？

岐伯再次跪拜回答：您问得很全面。谈到这些至理要言，体现了圣人仁慈怜悯之心，要拯救民众的疾苦，我一定详尽地陈述这些道理，把其中深奥微妙之处都讲解清楚。

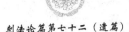
上一年司天的太阳寒水，继续主持气化，则厥阴风木不能迁居于司天之正位，厥阴不能迁正则木气郁塞于上，应当泻足厥阴经的荥穴"行间"。

上一年司天的厥阴风木，继续主持气化，则少阴君火不能迁居于司天之正位，少阴不能迁正则火气郁塞于上，应当针刺手厥阴心包经的荥穴"劳宫"。

上一年司天的少阴君火，继续主持气化，则太阴湿土不能迁居于司天之正位，太阴不能迁正则土气留居于上，应当针刺足太阴经的荥穴"大都"。

上一年司天的太阴湿土，继续主持气化，则少阳相火不能迁居于司天之正位，少阳不能迁正则火气闭塞而不通，应当针刺手少阳经的荥穴"液门"。

上一年司天的少阳相火，继续主持气化，则阳明燥金不能迁居于司天之正位，阳明不能迁正则金气郁塞于上，应当针刺手太阴经的荥穴"鱼际"。

上一年司天的阳明燥金，继续主持气化，则太阳寒水不能迁居于司天之正位，太阳不能迁正则水气郁塞于上，应当针刺足少阴经的荥穴"然谷"。

[原文] 帝曰：迁正不前，以通其要，愿闻不退，欲折其余，无令过失，可得明乎？

岐伯曰：气过有余，复作布正，是名不退位也。使地气不得后化，新司天未可迁正，故复布化令如故也。巳亥之岁，天数有余，故厥阴不退位也，风行于上，木化布天，当刺足厥阴之所入。子午之岁，天数有余，故少阴不退位也，热行于上，火余化布天，当刺手厥阴之所入。丑未之岁，天数有余，故太阴不退位也，湿行于上，雨化布天，当刺足太阴之所入。寅申之岁，天数有余，故少阳不退位也，热行于上，火化布天，当刺手少阳之所入。卯酉之岁，天数有余，故阳明不退位也，金行于上，燥化布天，当刺手太阴之所入。辰戌之岁，天数有余，故太阳不退位也，寒行于上凛，水化布天，当刺足少阴之所入。故天地气逆，化成民病，以法刺之，预可平疴。

[白话解] 黄帝说：关于司天之气不能迁正，我已经明白了它的针刺要点，还想听听关于不退位的问题，要想折减有余之气，使它不会太过而造成

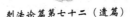

灾害，您可以帮我理解这个问题吗？

岐伯说：如果上一年的司天之气太过而有余，继续居于正位，主持气化，称为不退位。如此必然导致在泉之气后退而行间气之化，而当年司天之气不能迁居于正位，上一年之气仍发挥作用。

已年与亥年，厥阴风木之气不退位，到了午年与子年，风气仍运行于上，木气布化于天，应当针刺足厥阴经的合穴"曲泉"。

子年与午年，少阴君火之气不退位，到了丑年与未年，热气仍运行于上，火的余气布化于天，应当针刺手厥阴经的合穴"曲泽"。

丑年与未年，太阴湿土之气不退位，到了寅年与申年，湿气仍运行于上，雨气化布于天，应当针刺足太阴经的合穴"阴陵泉"。

寅年与申年，少阳君火不退位，到了卯年和酉年，热气仍运行于上，火气气布化于天，当刺手少阳经的合穴"天井"。

卯年与酉年，阳明燥金之气不退位，到了辰年与戌年，金气仍运行于上，燥气化布于天，应当针刺手太阴经的合穴"尺泽"。

辰年与戌年，太阳寒水之气不退位，到了巳年与亥年，寒气仍运行于上，凛冽的水气化布于天，应当针刺足少阴经的合穴"阴谷"。所以说司天、在泉之气，出现异常变化，就会使人们生病，按照上述方法进行针刺，可以预先平定将要发生的疾病。

[原文] 黄帝问曰：刚柔二干，失守其位，使天运之气皆虚乎？与民为病，可得平乎？

岐伯曰：深乎哉问！明其奥旨，天地迭移，三年化疫，是谓根之可见，必有逃门。

[白话解] 黄帝说：刚干与柔干，失守其司天在泉之位，会使司天和中运之气都虚吗？给人们造成的疾病，能够使其平和吗？

岐伯说：您提的这个问题很深奥。需要明白其奥妙的意义，司天在泉之气，逐年更迭迁移，如果运转失常，大约三年，就会化为疫病。因此说，认识了它的根本所在，必定会有避免疫病的法门。

[原文] 假令甲子，刚柔失守，刚未正，柔孤而有亏，时序不令，即音律非从，如此三年，变大

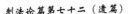

疫也。详其微甚，察其浅深，欲至而可刺，刺之，当先补肾俞，次三日，可刺足太阴之所注。又有下位己卯不至，而甲子孤立者，次三年作土疬，其法补泻，一如甲子同法也。其刺以毕，又不须夜行及远行，令七日洁，清净斋戒。所有自来肾有久病者，可以寅时面向南，净神不乱，思闭气不息七遍，以引颈咽气顺之，如咽甚硬物，如此七遍后，饵舌下津令无数。

[白话解] 假如甲子年，刚柔失守，司天之刚气不得按时迁正，在泉之柔气也就会孤立而亏虚，四时的气候，失去正常的秩序，相应的音律不能相从。这样，在三年左右的时间，就要发生较大的疫病。应该审察运气失常的轻重与深浅，在疫病将要发生而可刺之时，就用针刺进行治疗。土疫易伤水脏，当先取背部的肾俞穴，以补肾水；三日后，再针刺足太阴经的太白穴，以泻土气。又有在泉之气，己卯不能迁正，而司天甲子阳刚之气，则孤立无配，三年左右的时间，也可发作土疬。补泻方法，和上述甲子司天不得迁正致疫之法是一样的。针刺以后，

不可夜行或远行，七日内，要保持洁净，素食养神。凡原来肾脏有久病的人，在寅时，面向南方，净心安神，吸而不呼，伸直颈项，用力咽气，如同吞咽很硬的东西那样，这样连作七遍，然后再吞咽舌下的津液。

[原文] 假令丙寅，刚柔失守，上刚干失守，下柔不可独主之，中水运非太过，不可执法而定之，布天有余，而失守上正，天地不合，即律吕音异，如此即天运失序，后三年变疫。详其微甚，差有大小，徐至即后三年，至甚即首三年，当先补心俞，次五日，可刺肾之所入。又有下位地甲子，辛巳柔不附刚，亦名失守，即地运皆虚，后三年变水疠，即刺法皆如此矣。其刺如毕，慎其大喜欲情于中，如不忌，即其气复散也，令静七日，心欲实，令少思。

[白话解] 假如丙寅年，刚柔失守，司天之气不按时迁正，在泉之气不能独主时令。由于司天之气不得迁正，所以丙虽阳干，则水运不为太过，不能用常法来论定。司天之气虽有余，但不得迁正其

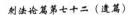

位，天地上下，不相配合，阳律阴吕其音各异。这样，就是天气运行失去正常的秩序，其后三年左右的时间，就要发生疫病。审察运气失常的轻重和深浅差异，其中较为徐缓的可在三年后发生疾病，而较为严重的在三年之内就会发生疫病。水疫易伤心火，当其将要发生时，用针刺之，应当针刺背部的心俞穴，以补心火。五日后，针刺肾足少阴经的阴谷穴，以泻肾水。又有在泉干支辛巳不能迁正附于上刚的，也叫作失守，就会使运与在泉之气都虚，其后三年左右，变成水疫，其补泻刺法，也和上述司天不得迁正致疫之法相同。针刺完毕，不可大喜情动于中，如不加以禁忌，就会使气再度耗散。要让病人休养七日，心情安闲自在，不可有过多的思念。

[原文] 假令庚辰，刚柔失守，上位失守，下位无合，乙庚金运，故非相招，布天未退，中运胜来，上下相错，谓之失守，姑洗林钟，商音不应也，如此则天运化易，三年变大疫。详其天数，差有微甚，微即微，三年至，甚即甚，三年至，当先补肝

俞，次三日，可刺肺之所行。刺毕，可静神七日，慎勿大怒，怒必真气却散之。又或在下地甲子乙未失守者，即乙柔干，即上庚独治之，亦名失守者，即天运孤主之，三年变疠，名曰金疠，其至待时也，详其地数之等差，亦推其微甚，可知迟速尔。诸位乙庚失守，刺法同，肝欲平，即勿怒。

[白话解] 假如庚辰年，刚柔失守，司天之气不得按时迁正，在泉之气无所配合，乙庚为金运，刚柔失守，上下不能相招，上一年阳明燥金司天之气不退，其在泉之火，来胜今年中运之金，司天在泉，其位相错，叫作失守使太商阳律之姑洗与少商阴吕之林钟，不能相应。这样，则天运变化失常，三年左右，就要发生较大的疫病。审察五气失常的轻重及差异的大小，其中差异较大的，则疫气甚，也在三年左右时发病，金疫易伤肝木，当针刺背部的肝俞穴，以补肝木，三日后，针刺肺手太阴经的经渠穴，以泻肺金。针刺完毕，可安养神志七日，不可大怒，大怒则使真气散失。又或在泉干支乙未失守，不得迁正即下乙柔干不至，上庚刚干独治，

也叫作失守，即司天与中运独治之年，三年左右，变为疠气，名叫金疠，审察其在泉变化规律，推断其疠气的差异大小，即可知道发病的迟速。凡是乙庚刚柔失位，其刺法都相同，肝应保持平和，不可发怒，以伤其气。

[原文] 假令壬午，刚柔失守，上壬未迁正，下丁独然，即虽阳年，亏及不同，上下失守，相招其有期，差之微甚，各有其数也。律吕二角，失而不和，同音有日，微甚如见，三年大疫，当刺脾之俞，次三日，可刺肝之所出也。刺毕，静神七日，勿大醉歌乐，其气复散，又勿饱食，勿食生物，欲令脾实，气无滞饱，无久坐，食无太酸，无食一切生物，宜甘宜淡。又或地下甲子，丁酉失守其位，未得中司，即气不当位。下不与壬奉合者，亦名失守，非名合德，故柔不附刚，即地运不合，三年变疠，其刺法一如木疫之法。

[白话解] 假如壬午年，刚柔失守，司天之气不得按时迁正，在泉之丁，孤独而无司天之气相配，壬虽阳年，不得迁正则亏，不同于正常之气，上下

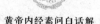

失守，则其相应当有一定时间，其差异的微甚，各
有一定之数，太角的阳律与少角的阴吕相失而不能
配合，待上下得位之时，则律吕之音相同有日，根
据其微甚的差异，三年左右，便会发生较大的疫病，
木疫易伤脾土，应当针刺背部的脾俞穴，以补脾土，
三日后，针刺肝足厥阴经的大敦穴，以泻肝木。针
刺之后，安养神志七日，不可大醉及唱歌娱乐，否
则使真气再度消散，也不要过饱或吃生的食物，要
使脾气充实，不可滞塞饱满，不可久坐不动，食物
不可太酸，不可吃生的食物，宜于食用清淡之味的
食物。又或在泉干支丁酉，不得迁正，失守其位，
不能与中运司天之气相应，即下位不能奉合于上，
也叫作失守，不能叫作合德，因而为柔不附刚，即
在泉之气，与中运不合，三年便可变为疫疠，其针
刺方法，与上述针刺木疫之法相同。

[原文] 假令戊申，刚柔失守，戊癸虽火运，
阳年不太过也，上失其刚，柔地独主，其气不正，
故有邪干，迭移其位，差有浅深，欲至将合，音律
先同，如此天运失时，三年之中，火疫至矣，当刺

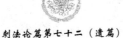

肺之俞。刺毕，静神七日，勿大悲伤也，悲伤即肺动，而真气复散也，人欲实肺者，要在息气也。又或地下甲子，癸亥失守者，即柔失守位也，即上失其刚也，即亦名戊癸不相合德者也，即运与地虚，后三年变疬，即名火疬。

[白话解] 假如戊申年，刚柔失守，司天之气不得按时迁正，戊癸虽然是火运阳年，若刚柔失守，则阳年也不属火运太过，司天之气不得迁正，上失其刚，在泉之柔，独主无配，岁气不正，因而有邪气干扰，司天在泉之位，更迭变移，其差异有深浅，刚柔之位，将欲应合，阳律与阴吕必先应而同，像这样天运失去正常时位的，在三年之中，火疫就要发生，火疫易伤肺金，应当针刺背部的肺俞穴，以补肺金。针刺之后，安养七日，不可悲伤，悲伤则动肺气，使真气再度消散。人们要使肺气充实，重要的方法是闭气养神。又或在泉干支癸亥失守，不得迁正，则司天之刚气无配，也叫作戊癸不能合德，也就是运与在泉之气俱虚，三年之后变为疬气，名叫火疬。

[原文] 是故立地五年，以明失守，以穷法刺，于是疫之与疠，即是上下刚柔之名也，穷归一体也，即刺疫法，只有五法，即总其诸位失守，故只归五行而统之也。

[白话解] 所以用五运之气，分立五年，来说明司天在泉刚柔失守的道理，并叙述针刺的方法。疫病与疠病，是根据上下刚柔失守而定名。虽然有两个名称，但其实质却是一个疾病，针刺疫疠的方法，也是上述五种。这些理论汇总了刚柔失守的情况，可以用五行规律进行归纳和概括。

[原文] 黄帝曰：余闻五疫之至，皆相染易，无问大小，病状相似，不施救疗，如何可得不相移易者？

岐伯曰：不相染者，正气存内，邪不可干，避其毒气，天牝从来，复得其往，气出于脑，即不邪干，气出于脑，即室先想心如日。欲将入于疫室，先想青气自肝而出，左行于东，化作林木。次想白气自肺而出，右行于西，化作戈甲。次想赤气自心而出，南行于上，化作焰明。次想黑气自肾而出，

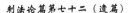

北行于下，化作水。次想黄气自脾而出，存于中央，化作土。五气护身之毕，以想头上如北斗之煌煌，然后可入于疫室。

[白话解] 黄帝说：我听说五疫发病都具有传染性，不论大人与小儿，症状表现相似，除了针刺方法治疗以外，还有什么方法能使它不传染呢？

岐伯说：五疫发病时，有的人不受感染，这是由于正气充实，邪气不能触犯。还要避忌毒气，邪气自鼻孔而入，又从鼻孔而出，正气出自于脑，则邪气便不能侵犯。所谓正气出之于脑，就是说，集中神思，觉得内心好像太阳一样光明。将要进入病室时，想象有青气从肝脏发出，向左而运行于东方，化作繁荣的树木，以诱导肝气。其次想象有白气从肺脏发出，向右而运行于西方，化作干戈金甲，以诱导肺气。其次想象有赤气从心脏发出，向南而运行于上方，化作火焰光明，以诱导心气。其次想象有黑气从肾脏发出，向北而运行于下方，化作寒冷之水，以诱导肾气。其次想象有黄气从脾脏发出，留存于中央，化作黄土，以诱导脾气。有了五脏之气，还要想象头上有北斗星的光辉照耀，然后才可以进入病室。

[原文] 又一法，于春分之日，日未出而吐之。又一法，于雨水日后，三浴以药泄汗。又一法，小金丹方：辰砂二两，水磨雄黄一两，叶子雌黄一两，紫金半两，同入合中，外固了，地一尺筑地实，不用炉，不须药制，用火二十斤煅之也，七日终，候冷七日取，次日出合子，埋药地中七日，取出顺日研之三日，炼白沙蜜为丸，如梧桐子大，每日望东吸日华气一口，冰水下一丸，和气咽之，服十粒，无疫干也。

[白话解] 还有一种方法，就是在春分的清晨，太阳尚未升起的时候，用催吐的方法，使阳气振奋，这样就能达到预防的目的。另一种方法，是在雨水节气之后，用药水冲洗三次，使汗液外出而驱除邪气，起到预防的作用。另一种方法，是服用小金丹，起到防止传染的作用。小金丹的组成：辰砂二两，水磨雄黄一两，叶子雌黄一两，紫金半两。混合以上四味药物，放入密闭的盒子中，埋入地下一尺深

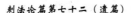

的地方，盖土封实。不用火炉及其他药物，用二十斤燃料在地面上烧煅，七日后完成。冷却七日后取出盒子。第二天，取出药物，再将药物埋入地下，七日后取出。每日研磨，三天后，用白蜜合药，做成梧桐子大小的药丸。每日清晨日出之时，面向东方，吸取自然精华，然后用冰水送服一粒，连同吸入的精华之气一同咽下。连续服用十日，疫气便不能侵犯人体了。

[原文] 黄帝问曰：人虚即神游失守位，使鬼神外干，是致夭亡，何以全真？愿闻刺法。

岐伯稽首再拜曰：昭乎哉问！谓神移失守，虽在其体，然不致死，或有邪干，故令夭寿。只如厥阴失守，天以虚，人气肝虚，感天重虚，即魂游于上，邪干厥大气，身温犹可刺之，刺其足少阳之所过，次刺肝之俞。人病心虚，又遇君相二火司天失守，感而三虚，遇火不及，黑尸鬼犯之，令人暴亡，可刺手少阳之所过，复刺心俞。人脾病，又遇太阴司天失守，感而三虚，又遇土不及，青尸鬼邪犯之于人，令人暴亡，可刺足阳明之所过，复刺脾之俞。

入肺病，遇阳明司天失守，感而三虚，又遇金不及，有赤尸鬼干人，令人暴亡，可刺手阳明之所过，复刺肺俞。人肾病，又遇太阳司天失守，感而三虚，又遇水运不及之年，有黄尸鬼干犯人正气，吸人神魂，致暴亡，可刺足太阳之所过，复刺肾俞。

[**白话解**] 黄帝问道：人体虚弱，会使精神游离，失去正常位置，从而使邪气容易侵入机体，因而导致死亡，怎样才能保全真气呢？我想听听关于针刺治疗的方法。

岐伯再次跪拜回答：您这个问题问得很高明啊。精神虽然游离无主，失去正常位置，但并没有离开形体，这样就不会死亡。如果再有邪气侵犯，便会使人短命而亡。例如厥阴司天不得迁正，失其正常位置，人体肝气素虚，感受天地之间的虚邪，谓之重虚，使神魂不得归藏而游离于上，邪气侵犯则大气厥逆。如果身体温暖，仍可以采用针刺救治。针刺足少阳经的原穴"丘墟"，再针刺背部肝脏的俞穴"肝俞"，以补肝脏之气。人体心气虚弱，遇到君火或相火司天不得迁正，失其正常位置，邪气侵

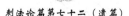

犯人体而使心脏之气复伤，称为三虚。遇到火运不及，水疫之邪侵犯，使人突然死亡。可以先针刺手少阳经的原穴"阳池"，再针刺背部心脏的俞穴"心俞"，以补心脏之气。人体脾气虚弱，又遇到太阴司天不得迁正，失其正常位置，邪气侵袭使脾脏之气复伤，称为三虚，遇到土运不及时，木疫之邪侵犯，使人突然死亡。可以针刺足阳明经的原穴"冲阳"，再针刺背部脾脏的俞穴"脾俞"，以补脾脏之气。人体肺气虚弱，遇到阳明司天不得迁正，失其正常位置，邪气侵袭损伤肺脏，使肺脏之气复伤，称为三虚，又遇到金运不及时，火疫之邪侵犯，使人突然死亡。可以先针刺手阳明经的原穴"合谷"，再针刺背部肺脏的俞穴"肺俞"，以补肺脏之气。人体肾气虚弱，又遇到太阳司天，不得迁正，失其正常位置，邪气侵犯人体，使肾脏之气复伤，称为三虚，又遇到水运不及之年，土疫之邪侵犯，伤及正气，人的神魂像是被从体内吸走一样，突然死亡。可以先针刺足太阳经的原穴"京骨"，再刺背部肾脏的俞穴"肾俞"，以补肾脏之气。

[原文] 黄帝问曰：十二脏之相使，神失位，使神彩之不圆，恐邪干犯，治之可刺，愿闻其要。

岐伯稽首再拜曰：悉乎哉，问至理，道真宗，此非圣帝，焉究斯源，是谓气神合道，契符上天。心者，君主之官，神明出焉，可刺手少阴之源。肺者，相傅之官，治节出焉，可刺手太阴之源。肝者，将军之官，谋虑出焉。可刺足厥阴之源。胆者，中正之官，决断出焉，可刺足少阳之源。膻中者，臣使之官，喜乐出焉，可刺心包络所流。脾为谏议之官，知周出焉，可刺脾之源。胃为仓廪之官，五味出焉，可刺胃之源。大肠者，传道之官，变化出焉，可刺大肠之源。小肠者，受盛之官，化物出焉，可刺小肠之源。肾得，作强之官，伎巧出焉，刺其肾之源。三焦者，决渎之官，水道出焉，刺三焦之源。膀胱者，州都之官，精液藏焉，气化则能出矣，刺膀胱之源。凡此十二官者，不得相失也。是故刺法有全神养真之旨，亦法有修真之道，非治疾也，故要修养和神也。道贵常存，补神固根，精气不散，神守不分，然即神守而虽不去，亦能全真，人神不守，非达至真，至真之要，在乎天玄，神守天息，复入本元，命曰归宗。

[**白话解**] 黄帝问道：十二个脏器的功能都是相互为用的，任何一个脏腑功能失调，都会使全身的神气受到影响而不能充实，容易受到邪气的侵犯，这种情况可以采用刺法治疗吗？我想听听关于针刺治疗的要点。

岐伯再次跪拜回答：您问得真详尽啊。问及这些至要的道理，真正的宗旨，如果不是贤明的帝王，谁能深究这些根源呢。这是所谓神与气相合的理论，合乎一定的自然规律，符合司天之气。心的职能如同君主，人的一切精神活动，都由心而产生，心脏有病可以针刺手少阳经的原穴"神门"。肺的职能如同宰相，协助心脏治理与调节全身的气血营卫，肺脏有病可以针刺手太阴经的原穴"太渊"。肝的职能如同将军，人的深谋远虑都由肝而产生，肝脏有病可以针刺足厥阴经的原穴"太冲"。胆的职能如同"中正"之官，起判断和决断的作用，胆有病，可以针刺足少阳经的原穴"丘墟"。膻中的职能如同臣使，保护心脏，能够反映出心脏的欢喜、快乐的情绪，膻中有病，可以针刺心包经的荥穴"劳宫"。脾的职能如同谏议之官，智慧周密，辅助君主，脾脏有病，可以针刺足太阴经的原穴"太白"。胃的职能如同管理粮库的官，饮食物都要经过胃的消化，胃有病，可以针刺足阳明经的原穴"冲阳"。大肠为传导糟粕的通路，糟粕排泄都在此处完成，大肠有病，可以针刺手阳明经的原穴"合谷"。小肠的职能是接受从胃中下移的饮食物，消化食物，泌别清浊，称为受盛之官，小肠有病，可以针刺手太阳经的原穴"腕骨"。肾脏能保持人体精力充沛，强壮矫健，称为"作强"之官，肾脏有病，可以针刺足少阴经的原穴"太溪"。三焦保持全身水道通利，人体水液代谢依靠三焦的气化功能，三焦有病，可以针刺手少阳经的原穴"阳池"。膀胱是水液聚集的地方，尿液通过膀胱的气化作用才能排出体外，膀胱有病，可以针刺足太阳经的原穴"京骨"。以上这十二脏器的职能，必须保持协调一致。如果脏腑功能失调，可以采用针刺的方法进行治疗。针刺

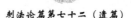

治疗具有保全神气、调养真元的意义。养生之道，贵在持之以恒，补养神气，巩固根本，使精气不散，使神气内守。只有神守不去，才能保全真气。如果神与形不能紧密联系而分离，就不能达到养生的目的。保养真气的道理，如同天空一样玄妙和广阔，人的神气与自然息息相通，所以，必须适应自然的一切变化。做到这些，才能做到与自然融为一体，才可以称为回归本源。

本病论篇第七十三（遗篇）

[原文] 黄帝问曰：天元九窒，余已知之，愿闻气交，何名失守？

岐伯曰：谓其上下升降，迁正退位，各有经论，上下各有不前，故名失守也。是故气交失易位，气交乃变，变易非常，即四时失序，万化不安，变民病也。

帝曰：升降不前，愿闻其故，气交有变，何以明知？

岐伯曰：昭乎问哉！明乎道矣。气交有变，是为天地机，但欲降而不得降者，地窒刑之。又有五运太过，而先天而至者，即交不前，但欲升而不得其升，中运抑之，但欲降而不得其降，中运抑之。于是有升之不前，降之不下者，有降之不下，升而至天者，有升降俱不前，作如此之分别，即气交之变，变之有异，常各各不同，灾有微甚者也。

[白话解] 黄帝说：关于天地之气，升降不得，

784

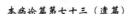

窒抑而不得归于正位的九种情况，我已经知道了，我还想听听关于气交的变化，怎样才称为失守呢？

岐伯说：这是关于司天、在泉的迁正、退位和左右间气升降的问题，司天、在泉的迁正与退位，都有一定的规律。如果左右间气出现升降失常，不能进入正常位置的现象，称为失守。由于气交失守，不能正常交换更移时位，气交就要发生反常的变化，也就是四时时令失去正常的秩序，万物生化不得正常进行，人们就会发生疾病。

黄帝说：关于间气不能正常升降的问题，我想听听这其中的原因。怎样才能理解气交发生的变化呢？

岐伯说：您提的问题很高明啊，不愧为贤明的圣人。气交发生的变化，是天地运转固有的机制，气欲降而不得降的，是由于地气窒抑相胜所致。五运之气太过的年份，主岁之气先于时令而至，使气交升降不能正常进行。地气欲降而不得降，是因为受到了中运之气的阻滞。于是出现欲升不得升，欲降不得降，降之不下而升至天，以及升降都不能进行的情况。这些就是气交发生异常变化的原因，情况各不相同，所以，发生的灾害也就有轻有重了。

[原文] 帝曰：愿闻气交遇会胜抑之由，变成民病，轻重何如？

岐伯曰：胜相会，抑伏使然。是故辰戌之岁，木气升之，主逢天柱，胜而不前。又遇庚戌，金运先天，中运胜之，忽然不前。木运升天，金乃抑之，升而不前，即清生风少，肃杀于春，露霜复降，草木乃萎。民病温疫早发，咽嗌乃干，四肢满，肢节皆痛。久而化郁，即大风摧拉，折陨鸣紊。民病卒中偏痹，手足不仁。

[白话解] 黄帝说：我想听听关于气交相遇、相会、相胜、相抑的原因，以及这些变化使人发生疾病的轻重情况是怎样的？

岐伯说：气交有胜气相会时，就可以引起阻滞抑郁的变化。辰戌之年，太阳寒水司天，厥阴风木应从上一年在泉的右间，升为本年司天的左间，如果遇到金气过胜，则木气被郁则不得升。如果又遇到庚戌之年，金运之气先于时令而至，中运之胜气，

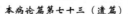

使木气抑郁而不能前进。木气欲升天，而受到金气的抑制，不能上升，即便是在春季，风木之气不足，所以也会出现清凉肃杀的景象。风木之气减少，清凉肃杀之气行于春季，露霜再次降下，草木因而枯萎。温疫病提前发生，人们易患咽喉干燥、两胁胀满、关节疼痛等病证。木气不升，久而化为郁气，郁极则发作，就要出现狂风大作、摧毁折损、鸣声紊乱等现象。人们易患猝然中风、半身不遂、手足麻木不仁等病证。

[原文] 是故巳亥之岁，君火升天，主室天蓬，胜之不前。又厥阴未迁正，则少阴未得升天，水运以至其中者。君火欲升，而中水运抑之，升之不前，即清寒复作，冷生旦暮。民病伏阳，而内生烦热，心神惊悸，寒热间作。日久成郁，即暴热乃至，赤风肿翳，化疫，温疠暖作，赤气彰而化火疫，皆烦而躁渴，渴甚治之以泄之可止。

[白话解] 因此在巳年、亥年，少阴君火应从上一年在泉的右间，升为本年司天的左间。如果遇到天蓬水气过胜，使君火不得上升。如果遇到厥阴

司天，未得迁居正位，则少阴君火也就不能升于司天的左间，这是由于水运在中间阻抑所致。少阴君火欲升至司天的左间，受到水运的窒抑，而不得上升，则清凉寒冷的气候再度到来，尤其在早晚寒气更甚。人们阳气伏郁于内，出现烦热内生，心神惊悸，寒热交作等病证。君火不升，久而化为郁气，郁极则发作，出现暴热，赤风瞳翳，甚至化为瘟疫。温病与疫病都是由于气候暴热而引起的，所以出现心烦而躁动、口渴等症状。口渴较甚的，可以用清泻火热的方法治疗，使疾病得到控制。

[原文] 是故子午之岁，太阴升天，主窒天冲，胜之不前。又或遇壬子，木运先天而至者，中木遇抑之也。升天不前，即风埃四起，时举埃昏，雨湿不化。民病风厥涎潮，偏痹不随，胀满。久而伏郁，即黄埃化疫也，民病夭亡，脸肢府黄疸满闭，湿令弗布，雨化乃微。

[白话解] 因此在子年、午年，太阴湿土应从上一年在泉的右间，升为本年司天的左间。如果遇到木气过胜，使土气不得上升。如果遇到壬年、子

年，木运之气先于时令而至，中运之胜气，阻抑土气不能上升为司天的左间，木气胜而土气受制，则出现风起尘扬，天地昏暗，雨湿之气不得布化，雨水难降。人们易患风厥、涎液上涌、半身麻痹不遂、腹部胀满等病证。土气不升，久而化为郁气，郁极则发作，发生土气尘埃而化为疫病，使人们患病，容易猝然死亡，面部、四肢的皮肤出现黄疸症状等。湿气不能布化，雨水就要减少。

[原文] 是故丑未之年，少阳升天，主窒天蓬，胜之不前。又或遇太阴未迁正者，即少阳未升天也，水运以至者，升天不前，即寒雰反布，凛冽如冬，水复涸，冰再结，暄暖乍作，冷复布之，寒暄不时。民病伏阳在内，烦热生中，心神惊骇，寒热间争。以成久郁，即暴热乃生，赤风气瞳翳，化成郁疠，乃化作伏热内烦，痹而生厥，甚则血溢。

[白话解] 因此在丑年、未年，少阳相火应从上年在泉的右间，升为本年司天的左间。如果遇到水气过胜，使少阳相火不得上升。如果遇到太阴司天，未得迁居正位，则少阳相火也就不能升于司天

的左间，这是由于主岁的水运已经到来，火受到水的抑制而不能进入正常位置。少阳之气欲升至司天的左间，受到水运的阻抑，所以出现寒冷的雾露布满天空，气候凛冽如冬季，河水干涸，冰冻再次凝结，偶然出现温暖的气候，接着又变为寒气布散，忽冷忽热，发作不时。人们阳气伏郁在内，出现烦热生于心中、心神惊骇、寒热交作等病证。相火不升，久而化为郁气，郁极则发作，就要出现暴热之气，人们易患赤风，气肿，瞳翳，化为疫病，变为伏热内烦，肢体麻痹而厥逆，甚至出现血液外溢等症状。

[原文] 是故寅申之年，阳明升天，主窒天英，胜之不前。又或遇戊申戊寅，火运先天而至。金欲升天，火运抑之，升之不前，即时雨不降，西风数举，咸卤燥生。民病上热，喘嗽血溢。久而化郁，即白埃翳雾，清生杀气，民病胁满悲伤，寒鼽嚏嗌干，手拆皮肤燥。

[白话解] 因此在寅年、申年，阳明燥金应从上一年在泉的右间，升为本年司天的左间。如果遇

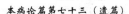

到天英火气过胜，使金气不得上升。如果遇到戊申年、戊寅年，中运之火则先于时令到来，金气欲升之为司天之左间，中运之火阻抑之，金气不得升之，则应时之雨不能按时下降，西风频作，土地干燥，咸卤发生。人们易患气喘、咳嗽、出血等病证。燥气不升，久而化为郁气，郁极则发作，就会出现白色雾气笼罩天空，清冷肃杀之气流行，人们易患两胁胀满、无故悲伤、鼻塞流涕、喷嚏、咽喉干燥、手部皲裂、皮肤干燥等病证。

　　[原文] 是故卯酉之年，太阳升天，主室天芮，胜之不前。又遇阳明未迁正者，即太阳未升天也，土运以至。水欲升天，土运抑之，升之不前，即湿而热蒸，寒生两间。民病注下，食不及化。久而成郁，冷来客热，冰雹卒至。民病厥逆而哕，热生于内，气痹于外，足胫酸疼，反生心悸懊热，暴烦而复厥。

　　[白话解] 因此在卯年、酉年，太阳寒水应从上一年在泉的右间，升为本年司天的左间。如果遇到天芮土气过胜，使太阳寒水不得上升。如果遇到

阳明司天，未得迁居正位，则太阳寒水不能升于司天的左间，土运按时到来。寒水之气欲升至司天的左间，受到土运的阻抑，就会出现湿热相蒸，寒气在间气的位置出现。人们易患泄泻如注、完谷不化等病证。寒水不升，久而化为郁气，郁极则发作，寒气又胜过热气，则出现冰雹突然降下。人们易患厥气上逆而哕，热病生于内，阳气痹于外，足胫酸疼，心悸，懊侬，烦热，突然暴躁而又发为厥逆等病证。

[原文] 黄帝曰：升之不前，余已尽知其旨。愿闻降之不下，可得明乎？

岐伯曰：悉乎哉问！是之谓天地微旨，可以尽陈斯道，所谓升已必降也。至天三年，次岁必降，降而入地，始为左间也。如此升降往来，命之六纪者矣。是故丑未之岁，厥阴降地，主窒地晶，胜而不前。又或遇少阴未退位，即厥阴未降下，金运以至中。金运承之，降之未下，抑之变郁，木欲降下，金承之，降而不下，苍埃远见，白气承之，风举埃昏，清躁行杀，霜露复下，肃杀布令。久而不降，抑之化郁，即作风躁相伏，暄而反清，草木萌动，杀霜乃下，蛰虫未见，惧清伤藏。

[白话解] 黄帝说：我已经明白六气不得上升的道理，还想听听关于六气不能下降的问题，可以讲给我听吗？

岐伯说：您问得很全面。这其中讲的是天气与地气变化的精妙意义，我可以详细地讲述其中的道理。六气上升之后，必然还要下降，六气中的每一气都是从在泉的右间，第二年上升为司天的左间，第三年上升至司天的位置；司天之后第四年，下降到司天的右间，第五年降至在泉左间，第六年降至在泉的位置。这样一升一降，一往一来，共为六年，叫作六纪。因此，丑年、未年，厥阴风木应从上一年司天的右间，降为本年在泉的左间。如果遇到金气过胜，则厥阴风木不得下降。如果遇到少阴司天，不得退位，则厥阴风木也就不能下降至在泉的左间，居中的金运则会按时到来。金运居于司天之下而承其气，则厥阴风木，不能下降，造成青色的尘埃见于天空之上，清凉之气布散于地面，大风时起，天地昏暗。清燥之气主持时令，则霜露再次降下。如果木气日久不降，其气被抑则化为郁气，所以本应该温暖的季节，反而出现清冷的气候，草木虽已萌芽生长，而严寒霜冻又至，蛰虫却仍伏藏不出。此时，人们要防止清凉之气伤害肝脏。

[原文] 是故寅申之岁，少阴降地，主窒地玄，胜之不入。又或遇丙申丙寅，水运太过，先天而至。君火欲降，水运承之，降而不下，即彤云才见，黑气反生，喧暖如舒，寒常布雪，凛冽复作，天云惨凄。久而不降，伏之化郁，寒胜复热，赤风化疫，民病面赤心烦，头痛目眩也，赤气彰而温病欲作也。

[白话解] 因此在寅年、申年，少阴君火应从上一年司天的右间，降为本年在泉的左间，如果遇到火气过胜，则少阴君火不得降入地下。遇到丙申年、丙寅年，则水运太过，先于时令到来。少阴君火欲降，水运居中承之，使君火不得降下，于是赤色云气出现，黑色云气又反生，温暖的气候使万物舒适，却又有寒雪降下，严寒发作，天空乌云笼罩，呈现凄凉的景象。少阴君火不降，久而化为郁气，

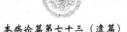

郁极而发作，所以寒气过胜之后，又有热气发生，火热之气变为疫病之气。人们易患面赤、心烦、头痛、目眩等病证。火气暴露之后，温病就要发作。

[**原文**] 是故卯酉之岁，太阴降地，主窒地苍，胜之不入。又或少阳未退位者，即太阴未得降也，或木运以至。木运承之，降而不下，即黄云见而青霞彰，郁蒸作而大风，雾翳埃胜，折损乃作。久而不降也，伏之化郁，天埃黄气，地布湿蒸，民病四肢不举，昏眩肢节痛，腹满填臆。

[**白话解**] 因此在卯年、酉年，太阴湿土应从上一年司天的右间，下降为本年在泉的左间。如果遇到木气过胜，使太阴湿土不得下降入地。遇到少阳司天，不得退位，则太阴湿土不得降入在泉的左间，或木运按时到来。木运居于司天之下而承其气，太阴湿土降之不下，于是黄色云气刚出现，而有青色云霞显露，湿气郁蒸而大风发作，雾气遮蔽，尘埃飞扬，草木为之折损。如果太阴湿土日久不降，伏而日久则化为郁气，郁极而发作，所以天空出现黄色尘埃，地上湿气郁蒸，人们易患四肢不能举动、

头晕、目眩、肢节疼痛、腹胀胸满等病证。

[原文] 是故辰戌之岁，少阳降地，主窒地玄，胜之不入。又或遇水运太过，先天而至也。水运承之，水降不下，即彤云才见，黑气反生，暄暖欲生，冷气卒至，甚即冰雹也。久而不降，伏之化郁，冷气复热，赤风化疫，民病面赤心烦，头痛目眩也，赤气彰而热病欲作也。

[白话解] 因此在辰年、戌年，少阳相火应从上一年司天的右间，下降为本年在泉的左间。如果遇到火气过胜，则少阳相火不得下降入地。遇到水运太过，则先于时令到来。水运居中承之，相火欲降而不得降下，于是赤色云气刚出现，黑色云气反而发生，温暖之气将要到来，冷气又突然而至，甚至出现冰雹。如果少阳相火日久不得降下，伏而不布则化为郁气，郁极而发作，所以冷气之后又生热，火热之气化为疫病之气，则人们易患面赤、心烦、头痛、目眩等病证。火气暴露之后，热病就要发作。

[原文] 是故巳亥之岁，阳明降地，主窒地彤，胜而不入。又或遇太阴未退位，即少阳未得降，即

火运以至之。火运承之不下，即天清而肃，赤气乃彰，暄热反作。民皆昏倦，夜卧不安，咽干引饮，懊热内烦，天清朝暮，暄还复作。久而不降，伏之化郁，天清薄寒，远生白气。民病掉眩，手足直而不仁，两胁作痛，满目晾晾。

[白话解] 因此在巳年、亥年，阳明燥金应从上一年司天的右间，下降为本年在泉的左间。如果遇到火气过胜，则阳明燥金不得下降入地。遇到太阳司天不得退位，则阳明燥金不得降入在泉的左间，或火运按时到来。火运居于司天之下而承其气，阳明燥金降之不下，于是天气应见清冷肃降的气候，反而火气显露，使气候变得温热反常。人们感到昏沉困倦，夜卧不安，易患咽喉干燥、懊恼烦热等病证。早晚虽有寒凉之气，而湿热之气仍会发作。如果阳明燥金日久不降，伏而不布则化为郁气，郁极而发作，于是天气清凉而寒冷，远处有白气发生。人们易患眩晕、振颤动摇、手足强直麻木不仁、两胁作痛、视物不清等病证。

[原文] 是故子午之年，太阳降地，主窒地阜

胜之，降而不入。又或遇土运太过，先天而至。土运承之，降而不入，即天彰黑气，瞑暗凄惨，才施黄埃而布湿，寒化令气，蒸湿复令。久而不降，伏之化郁，民病大厥，四肢重怠，阴萎少力，天布沉阴，蒸湿间作。

[白话解] 因此在子年、午年，太阳寒水应从上年司天的右间，降为本年在泉的左间。如果遇到地阜土气过胜，则太阳寒水不得下降入地。遇到土运太过，则先于时令到来。土运居中承之，太阳寒水欲降而不得降下，则出现天空暴露黑气，昏暗凄惨。黄色尘埃弥漫，湿气布散，寒水之气刚发生，又出现湿热之气。如果太阳寒水日久不得降下，伏而不布则化为郁气。人们易患大厥、四肢沉重倦怠、阴痿少力等病证。天气阴沉，热气与湿气交替发作。

[原文] 帝曰：升降不前，晰知其宗，愿闻迁正，可得明乎？

岐伯曰：正司中位，是谓迁正位，司天不得其迁正者，即前司天以过交司之日。即遇司天太过有余日也，即仍旧治天数，新司天未得迁正也。厥阴不迁正，即风暄不时，花卉萎瘁，民病淋溲，目系转，转筋喜怒，小便赤。风欲令而寒由不去，温暄不正，春正失时。少阴不迁正，即冷气不退，春冷后寒，暄暖不时。民病寒热，四肢烦痛，腰脊强直。木气虽有余，位不过于君火也。太阴不迁正，即云雨失令，万物枯焦，当生不发。民病手足肢节肿满，大腹水肿，填臆不食，飧泄胁满，四肢不举。雨化欲令，热犹治之，温煦于气，亢而不泽。少阳不迁正，即炎灼弗令，苗莠不荣，酷暑于秋，肃杀晚至，霜露不时。民病痎疟骨热，心悸惊骇，甚时血溢。阳明不迁正，则暑化于前，肃杀于后，草木反荣。民病寒热鼽嚏，皮毛折，爪甲枯焦，甚则喘嗽息高，悲伤不乐。热化乃布，燥化未令，即清劲未行，肺金复病。太阳不迁正，即冬清反寒，易令于春，杀霜在前，寒冰于后，阳光复治，凛冽不作，雾云待时。民病温疠至，喉闭嗌干，烦躁而渴，喘息而有音也。寒化待燥，犹治天气，过失序，与民作灾。

[白话解] 黄帝说：我已经明白了关于间气升降的问题，还想听听关于六气迁正的问题，可以讲

给我听吗？

岐伯说：六气迁居于一年的中位，叫作迁正位。司天之气不能迁居于正位，是由于上一年司天之气超过了新旧司天交移的日期。也就是上一年司天之气太过，不能按时退位，依然治理着本年的司天之数，所以使新的司天之气不得迁正。比如，厥阴风木之气不能迁正，风木的温暖之气不能按时到来，所以花卉枯萎。人们易患小便淋沥、目系转、转筋、善怒、小便赤等病证。风木之气应主持主令，而寒气不退，温暖的气候不至，则失去了春季正常的气候。

子年、午年，如果上一年厥阴风木不退位，则本年的少阴君火不得迁正，冷气不退，春天先冷而后又寒，温暖之气不能按时到来。人们易患寒热、四肢烦痛、腰脊强直等病证。上一年厥阴风木之气虽然有余，但其不能超过主气二之气君火当令的时候。

丑年、未年，如果上一年少阴君火不退位，则本年太阴湿土不得迁正，雨水不能及时下降，万物

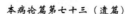

枯焦，应当生长发育的也不能生发。人们易患手足肢节肿满、大腹水肿、胸腹胀满、饮食减少、完谷不化、泄泻、胁满、四肢不能举动等病证。湿土之气应主持主令，但由于少阴君火不退位而继续发挥作用，所以温暖之气亢盛而缺少雨水。

寅年、申年，如果上一年太阴湿土不退位，则本年少阳相火不得迁正，炎热的气候不能主持时令，植物不能繁荣茂盛。酷暑见之于秋季，肃杀之气晚至，霜露不得应时令而下降。人们易患疟疾、骨热、心悸、惊骇，甚至血液外溢等病证。

卯年、酉年，如果上一年少阳相火不退位，则本年阳明燥金不得迁正，暑热之气先于时令到来，阳明燥金的肃杀之气晚至，虽然到了秋季，但草木反而繁荣茂盛。人们易患寒热、鼻塞、喷嚏、皮毛不润泽、爪甲枯焦，甚至出现喘息、咳嗽、呼吸急促而粗、悲伤不乐等病证。由于相火主持气化不退，燥令不行，不能发挥正常作用，清凉之气不能布散，因此肺脏再次患病。

辰年、戌年，如果上一年阳明燥金不退位，则本年太阳寒水不得迁正，致使冬季寒冷的气候推迟到春季才发生。肃杀的霜冻之气在前，严寒冰雪之气在后。如果阳光充足，则寒冷之气不得发作，白色云雾要到一定时间才会出现。人们易患瘟疫、喉闭咽干、烦躁口渴、喘息有音等病证。太阳寒水之气要等到燥金之气退去，才能司天主治。如果燥金之气不退，时令失去正常规律，会引发疾病。

[原文] 帝曰：迁正早晚，以命其旨，愿闻退位，可得明哉？

岐伯曰：所谓不退者，即天数未终，即天数有余，名曰复布政，故名曰再治天也，即天令如故而不退位也。厥阴不退位，即大风早举，时雨不降，湿令不化，民病温疫，疵废风生，民病皆肢节痛，头目痛，伏热内烦，咽喉干引饮。少阴不退位，即温生春冬，蛰虫早至，草木发生。民病膈热咽干，血溢惊骇，小便赤涩，丹瘤疮疡留毒。太阴不退位，而取寒暑不时，埃昏布作，湿令不去，民病四肢少力，食饮不下，泄注淋满，足胫寒，阴萎闭塞，失溺小便数。少阳不退位，即热生于春，暑乃后化，

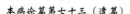

冬温不冻，流水不冰，蛰虫出见，民病少气，寒热更作，便血上热，小腹坚满，小便赤沃，甚则血溢。阳明不退位，即春生清冷，草木晚荣，寒热间作，民病呕吐暴注，食饮不下，大便干燥，四肢不举，目瞑掉眩。

[白话解] 黄帝说：对于迁正早晚的问题，你已讲得很明白了，我还想听听有关退位的情况，可以吗？

岐伯说：所谓不退位，就是指司天之数未尽，也就是司天之数有余，名叫复布政，又叫作再治天，是由于时令已经过去，而司天之数未尽，气化作用依然如故，而不得退位的缘故。厥阴风木之气不退位，则大风时作，雨水不得按时下降，湿土之气不能布散。人们易患瘟疫、斑疹偏废、肢节疼痛、头痛、目痛、伏热在内而心烦、咽喉干燥、口渴喜饮等病证。

少阴君火不退位，温暖的气候出现在春季或冬季，蛰虫提前出现，草木提前发芽生长。人们易患胸膈发热、咽干、出血、惊骇、小便赤涩、丹、瘤、疹、疮、疡、留毒等病证。

太阴湿土不退位，寒冷与暑热不时发生，尘埃昏暗弥漫于天空。湿土之气不退，人们易患四肢少力、饮食不下、泄泻如注、小便淋沥、腹部胀满、足胫寒冷、阴痿、大便闭塞不通、小便失禁或小便频数等病证。

少阳相火不退位，炎热的气候出现于春季，由于暑热之气持续时间长，冬季温暖而不冻，流水不冰，仍可见蛰虫活动。人们易患少气、寒热交替发作、便血、上部发热、小腹坚硬而胀满、小便色赤，甚至出血等病证。

阳明燥金不退位，春天出现清冷的气候，草木繁荣的时间推迟，寒气与热气交替发作。人们易患呕吐、暴泻、饮食不下、大便干燥、四肢不能举动、头目眩晕、视物不清等病证。

[原文] 帝曰：天岁早晚，余以知之，愿闻地数，可得闻乎？

岐伯曰：地下迁正升天及退位不前之法，即地土产化，万物失时之化也。

帝曰：余闻天地二甲子，十干十二支。上下经纬天地，数有迭移，失守其位，可得昭乎？

岐伯曰：失之迭位者，谓虽得岁正，未得正位之司，即四时不节，即生大疫。注《玄珠密语》云：阳年三十年，除六年天刑，计有太过二十四年，除此六年，皆作太过之用，令不然之旨。今言迭支迭位，皆可作其不及也。

[白话解] 黄帝说：岁气司天的早晚，我已经知道了。我还想听听在泉之数，可以讲给我听吗？

岐伯说：在泉之气及其左间、右间三气，每年有一气迁正，一气升天，一气退位，如果不得正常前进，则会使万物的生化失于正常的时令。

黄帝说：我听说天地二甲子，十干与十二支配合。司天与在泉，上下升降相互配合而主治天地之气，按照一定的规律互相更移，但有时也会失常而不能守其本位，您可以把这个道理讲给我听吗？

岐伯说：不能按照正常的次序迁移位置，就是说虽然已得岁时之正位，但是未得司正位之气，以致四时之气失常，出现疫病大规模流行的情况。《玄珠密语》上说过，阳年甲子有三十年，除去六年天地之气相互克制，而成为运气不及之年外，尚有二十四年，这二十四年都是运气太过之年。如果出现不同的情况，是因为司天、在泉之气不能按时迁居正位，以致虽然有太过之年，而仍可作为不及来看待。

[原文] 假令甲子阳年，土运太窒，如癸亥天数有余者，年虽交得甲子，厥阴犹尚治天，地已迁正，阳明在泉，去岁少阳以作右间，即厥阴之地阳明，故不相和奉者也。癸巳相会，土运太过，虚反受木胜，故非太过也，何以言土运太过？况黄钟不应太窒，木既胜而金还复，金既复而少阴如至，即木胜如火而金复微，如此则甲己失守，后三年化成土疫，晚至丁卯，早至丙寅，土疫至也，大小善恶，推其天地，详乎太一。又只如甲子年，如甲至子而合，应交司而治天，即下己卯未迁正，而戊寅少阳未退位者，亦甲己下有合也，即土运非太过，而木乃乘虚而胜土也，金次又行复胜之，即反邪化也。阴阳天地殊异尔，故其大小善恶，一如天地之法

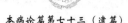

旨也。

[白话解] 假如甲子年，本为阳年，土运受到阻抑，如果上一年的癸亥年，司天的厥阴风木之气有余，虽然在时间上已交到甲子年，但厥阴风木之气仍居于司天之位，本年地气已经迁正，阳明燥金之气在泉。这样，去年司天的厥阴风木之气不退位，本年的在泉的阳明燥金之气已迁正在下，因此二者不相协调。由于在上的癸与在下的己相会，则本应太过的土运，却变虚而为木气所胜，所以就不会太过，况且应于土运的音律不应受到抑塞，现在木气既胜，则金气来复。金气报复之时，若少阴君火随之而至，则木之胜气随从君火之气，所以金之复气微弱。这样，司天与在泉失守其位，其后三年则化成土疫，晚至丁卯年，早在丙寅年，土疫就要发作，发作的大小和轻重，可以根据当年司天在泉之气的盛衰及太乙游宫的情况去推断。又如甲子年，甲年为土运，子年的司天为少阴君火，中运的土运与少阴君火相合，交于司天之位。而本年的阳明燥金未得迁正，上年在泉的少阳相火不得退位，甲己年司

天与在泉之气不能相合，也就是土运不算太过，而木气也要乘虚克土，金气又有复气，反而成为邪气。司天、在泉，阴阳属性不同，其变为疫疠之气的大小、轻重和司天在泉失守其位的变化规律是一致的。

[原文] 假令丙寅阳年太过，如乙丑天数有余者，虽交得丙寅，太阴尚治天也，地已迁正，厥阴司地，去岁太阳以作右间，即天太阴而地厥阴，故地不奉天化也。乙辛相会，水运太虚，反受土胜，故非太过，即太簇之管，太羽不应，土胜而雨化，水复即风，此者丙辛失守其会，后三年化成水疫，晚至己巳，早至戊辰，甚即速，微即徐，水疫至也，大小善恶推其天地数，乃太乙游宫。又只如丙寅年，丙至寅且合，应交司而治天，即辛巳未得迁正，而庚辰太阳未退位者，亦丙辛不合德也，即水运亦小虚而小胜，或有复，后三年化疠，名曰水疠，其状如水疫，治法如前。

[白话解] 假如丙寅年，本为阳年太过，如果上一年的乙丑年司天之气有余，虽然在时间上已交到丙寅年，但太阴湿土仍居于司天之位，本年在泉

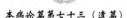

之气已经迁正，也就是厥阴风木之气进入在泉的位置，上一年的太阳寒水，已经退为在泉的右间。这样，去年司天之太阴不退位在上，本年在泉之厥阴已迁正在下。因此，在泉之气与司天之气不能相协调。由于在上的乙与在下的辛相合，则本应太过的水运，却变虚而为土气所胜，所以就不是太过了，也就是太簇的律管不能与太羽之音相协调。湿土之气胜而雨气布散主持气化，风气来复。这样，上丙与下辛失守其位而不得相会，其后三年则化成水疫，晚至己巳年，早在戊辰年，水疫甚者发作迅速，水疫微者发作徐缓，水疫发作的大小、轻重，可以根据当年司天在泉之气的盛衰及太乙游宫的情况去推断。又如丙寅年，在上的丙与寅相合，交于司天以治天之位，而在下的辛巳未得迁正，上年庚辰在泉的太阳不得退位，也属于上丙与下辛不相合，便使水运小虚而有小的胜气，或有小的复气，其后三年化而为疠，名叫水疫，其症状及治疗方法均同水疫。

[原文] 假令庚辰阳年太过，如己卯天数有余者，虽交得庚辰年也，阳明犹尚治天，地已迁正，

太阴司地，去岁少阴以作右间，即天阳明而地太阴
也，故地下奉天也。乙巳相会，金运太虚，反受火
胜，故非太过也，即姑洗之管，太商不应，火胜热
化，水复寒刑，此乙庚失守，其后三年化成金疫也，
速至壬午，徐至癸未，金疫至也，大小善恶，推本
年天数及太一也。又只如庚辰，如庚至辰，且应交
司而治天，即下乙未未得迁正者，即地甲午少阴未
退位者，且乙庚不合德也，即下乙未，干失刚，亦
金运小虚也，有小胜或无复，后三年化疠，名曰金
疠，其状如金疫也，治法如前。

[白话解] 假如庚辰之年，本为阳年太过，如
果上一年的己卯年司天之气有余，虽然在时间上已
交到庚辰年，但阳明燥金仍居于司天之位，本年地
气已经迁正，太阴湿土已经进入到在泉的位置，去
年在泉的少阴已退为本年在泉的右间，这样，去年
司天的阳明燥金不退位在上，本年在泉之太阴已迁
正在下，因此，在泉的太阴不能与司天之气相协调。
由于在上的己与在下的乙相会，则本应太过的金运，
却变虚而为火气所胜，所以就不是太过了，也就是

姑洗的律管与太商之音不相协调。火气行而热气胜，寒气来复则寒化，这样上庚与下乙失守其位而不得相会，其后三年化为金疫，甚者发作迅速，微者发作徐缓，金疫发作的大小、轻重，可以根据当年司天在泉之数的盛衰及太乙游宫的情况去推断。又如庚辰年，庚年的金运与辰年的司天太阳寒水之气相合主持天气。但如果本年在泉之气未得迁正，就是上一年的在泉少阴君火未退位，也就是司天在泉之气不协调，也可以使金运小虚，并有小的胜气与小的复气，其后三年化而为疠，名叫金疫，其症状和治疗方法均与金疫相同。

　　[原文] 假令壬午阳年太过，如辛巳天数有余者，虽交得壬午年也，厥阴犹尚治天，地已迁正，阳明在泉，去岁丙申少阳以作右间，即天厥阴而地阳明，故地不奉天者也。丁辛相合会，木运太虚，反受金胜，故非太过也，即蕤宾之管，太角不应，金行燥胜，火化热复，甚即速，微即徐，疫至大小善恶，推疫至之年天数及太一。又只如壬至午，且应交司而治之，即下丁酉未得迁正者，即地下丙申

少阳未得退位者，见丁壬不合德也，即丁柔干失刚，亦木运小虚也，有小胜小复。后三年化疠，名曰木疠，其状如风疫，法治如前。

[白话解] 假如壬午年，本为阳年太过，如果上一年的辛巳年司天之气有余，虽然在时间上已交到壬午年，但厥阴风木仍居于司天之位，本年地气已经迁正，阳明燥金已经进入到在泉的位置，去年丙申在泉的少阳已退为本年在泉的右间。这样，去年司天的厥阴不退位在上，本年在泉之阳明已迁正在下。因此，在泉的阳明不能与司天之气相协调。由于在上的辛与在下的丁相会，则本应太过的木运，却变虚而为金气所胜，所以就不是太过了，也就是蕤宾的律管与太角之音不相协调。金气行而燥气胜，火气来复则热化，其后化为木疫，甚者发作迅速，微者发作徐缓，木疫发作的大小、轻重，可以根据当年司天在泉之数的盛衰及太乙游宫的情况去推断。又如壬午年，在上的壬与午相合，交于司天以治天之位，而在下的丁酉未得迁正，也就是上年甲午在泉的少阳未得退位，也属于上庚与下乙未能合德，

也就是下丁的阴干失与上壬刚干的配合，也可以使木运小虚，并有小的胜气与小的复气，其后三年化而为疠，名叫木疠，其症状及治疗方法均与风疫相同。

[原文] 假令戊申阳年太过，如丁未天数太过者，虽交得戊申年也，太阴犹尚治天，地已迁正，厥阴在泉，去岁壬戌太阳以退位作右间，即天丁未，地癸亥，故地不奉天化也。丁癸相会，火运太虚，反受水胜，故非太过也，即夷则之管，上太徵不应，此戊癸失守其会，后三年化疫也，速至庚戌，大小善恶，推疫至之年天数及太一。又只如戊申，如戊至申，且应交司而治天，即下癸亥未得迁正者，即地下壬戌太阳未退位者，见戊癸未合德也，即下癸柔干失刚，见火运小虚也，有小胜或无复也，后三年化疠，名曰火疠也，治法如前，治之法可寒之泄之。

[白话解] 假如戊申年，本为阳年太过，如果上一年的丁未年司天之气数太过而有余，在时间上虽已交得戊申年，但太阴湿土仍居于司天之位，本

813

年地气已经迁正，厥阴风木之气已经进入在泉的位置，去年戊申在泉的太阳已经退为本年在泉的右间。这样，去年丁未司天之气不退位而仍在上，本年癸亥在泉之厥阴已迁正在下，因此在泉之气与司天之气不相协调。由于在上的丁与在下的癸相会，则本应太过的火运，却变虚而为水气所胜，所以就不是太过了，也就是夷则的律管与太徵之音不相协调。这样上戊与下癸失守其位而不得相会，其后三年化而为疫，迅速的至庚戌年便要发作，发作的大小、轻重，可以根据当年司天之气的盛衰及太乙游宫的情况去推断。又如戊申年，在上的戊与申相会，且应交于司天以治天之位，而在下的癸亥未得迁正，也就是上年壬戌在泉的太阳未得退位，属于上戊与下癸未能合德，即下癸的柔干失与戊壬刚干的配合，使火运小虚，有小胜气，或虽有胜气而无复气，其后三年化而为疠，名叫火疠。治法与火疫相同，可以用寒法、泄法治疗。

[原文] 黄帝曰：人气不足，天气如虚，人神失守，神光不聚，邪鬼干人，致有夭亡，可得闻乎？

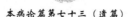

本病论篇第七十三（遗篇）

岐伯曰：人之五脏，一脏不足，又会天虚，感邪之至也。人忧愁思虑即伤心，又或遇少阴司天，天数不及，太阴作接间至，即谓天虚也，此即人气天气同虚也。又遇惊而夺精，汗出于心，因而三虚，神明失守。心为君主之官，神明出焉，神失守位，即神游上丹田，在帝太一帝君泥丸宫下。神既失守，神光不聚，却遇火不及之岁，有黑尸鬼见之，令人暴亡。人饮食劳倦即伤脾，又或遇太阴司天，天数不及，即少阳作接间至，即谓之虚也，此即人气虚而天气虚也。又遇饮食饱甚，汗出于胃，醉饱行房，汗出于脾，因而三虚，脾神失守。脾为谏议之官，智周出焉，神既失守，神光失位而不聚也，却遇土不及之年，或己年或甲年失守，或太阴天虚，青尸鬼见之，令人卒亡。人久坐湿地，强力入水即伤肾。肾为作强之官，伎巧出焉，因而三虚，肾神失守，神志失位，神光不聚，却遇水不及之年，或辛不会符，或丙年失守，或太阳司天虚，有黄尸鬼至，见之令人暴亡。人或恚怒，气逆上而不下，即伤肝也。又遇厥阴司天，天数不及，即少阴作接间至，是谓天虚也，此谓天虚人虚也。又遇疾走恐惧，汗出于肝。肝为将军之官，谋虑出焉，神位失守，神光不聚，又遇木不及年，或丁年不符，或壬年失守，或厥阴司天虚也，有白尸鬼见之，令人暴亡也。已上五失守者，天虚而人虚也，神游失守其位，即有五尸鬼干人，令人暴亡也，谓之曰尸厥。人犯五神易位，即神光不圆也，非但尸鬼，即一切邪犯者，皆是神失守位故也。此谓得守者生，失守者死，得神者昌，失神者亡。

[白话解] 黄帝说：人体的正气不足，遇到天地之气失常，人的神志失守，不能内藏于脏中，神气涣散，而邪气乘虚而入，伤害人体，导致暴亡，你可以讲讲这其中的道理吗？

岐伯说：人体五脏，只要有一脏虚弱不足，遇到运气不及，就会感受邪气而使病情加重。人如果过度忧愁思虑就会损伤心脏，又遇到少阴司天之气不及，间气太阴接之而至，这就是所谓天虚，也就是人气与天气同虚。又遇因惊而劫夺精气，汗出而伤心之液，因而形成天气、人气、邪气三虚。心为

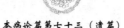

一身之主，产生精神智慧，心脏受伤，则神明失守其位，浮游于印堂穴，即脑下。心神不得聚敛，又遇到火运不及的年份，就会有水疫之邪的产生，使人突然死亡。人如果饮食不节，劳倦过度就要损伤脾脏，遇到太阴司天之气不及，则间气少阳接之而至，这就是所谓天虚，也就是人气与天气同虚。如果饮食过饱，汗出伤胃之液，或酒醉饱食后行房事，汗出伤脾之液，因而形成天气、人气、邪气三虚。人的精神活动中的"意"藏于脾脏，成为脾神，脾受伤则意不能藏。脾脏为谏议之官，智谋周密由此而出。脾神不能守其位而不得聚敛，又遇土运不及的年份，或己年或甲年失守其位而天地不能合德，或太阴司天不及之年，必有木疫之邪气发病，使人突然死亡。如果久坐湿地，或强力劳动而又入水则伤肾脏。肾的作用强大而有力，人的一切技术灵巧都由此而出，由于人气、天气、邪气三虚，使肾的神志失守，神志失守其位而不得聚敛，又遇水运不及的年份，或上辛与下丙不相符合，或上丙与下辛失守其位，或太阳司天不及之年，必有土疫之邪发生，使人突然死亡。人如果忿怒，肝气上逆而不下，就会损伤肝脏。遇到厥阴司天之气不及，则司天的左间气少阴之气，接替司天的位置，这就是所谓天虚，也就是天气与人气同虚。如果加之奔跑恐惧，则汗出而伤肝之液。肝的作用，如同将军，人的谋虑自此而出，神志失守其位而不聚敛，又遇木运不及的年份，或丁年司天在泉不相符合，或上壬与下丁失守其位，或厥阴司天之气不及，必有金疫之邪的发生，使人突然死亡。上述五种失守其位，都是由于天气虚，加上人气虚，致使神志游离失守本位，五疫之邪侵犯人体，使人突然死亡，名叫尸厥。如果人的五脏不能藏神，就会使神气亏损，不但疫疠之邪侵犯，其他邪均可乘虚而入。所以说，神志内守的就可以生，神志失守的就要死亡，神气充沛的身体健康，神气涣散的就会死亡。

至真要大论篇第七十四

[原文] 黄帝问曰：五气交合，盈虚更作，余知之矣。六气分治，司天地者，其至何如？

岐伯再拜对曰：明乎哉问也！天地之大纪，人神之通应也。

帝曰：愿闻上合昭昭，下合冥冥，奈何？

岐伯曰：此道之所主，工之所疑也。

帝曰：愿闻其道也。

岐伯曰：厥阴司天，其化以风；少阴司天，其化以热；太阴司天，其化以湿；少阳司天，其化以火；阳明司天，其化以燥；太阳司天，其化以寒。以所临脏位，命其病者也。

帝曰：地化奈何？

岐伯曰：司天同候，间气皆然。

帝曰：间气何谓？

岐伯曰：司左右者，是谓间气也。

帝曰：何以异之？

岐伯曰：主岁者纪岁，间气者纪步也。

帝曰：善。岁主奈何？

岐伯曰：厥阴司天为风化，在泉为酸化，司气为苍化，间气为动化。少阴司天为热化，在泉为苦化，不司气化，居气为灼化。太阴司天为湿化，在泉为甘化，司气为黅化，间气为柔化。少阳司天为火化，在泉为苦化，司气为丹化，间气为明化。阳明司天为燥化，在泉为辛化，司气为素化，间气为清化。太阳司天为寒化，在泉为咸化，司气为玄化，间气为藏化。故治病者，必明六化分治，五味五色所生，五脏所宜，乃可以言盈虚病生之绪也。

[白话解] 黄帝问道：五运之气交相配合，太过不及交替为用，我已经知道了。六气分治一年中，主管司天在泉，他们到来时会引起哪些变化呢？

岐伯再次行礼后回答：您问得多么清楚啊！这是自然变化的基本规律，人体的功能活动是与天地变化相适应的。

黄帝问道：我想听听司天之气应于明显的天气，在泉之气应于幽深的地气是怎样的呢？

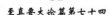
岐伯说：这是有关医学理论的重要内容，是一般医生疑惑难明的。

黄帝说：我想知道它的道理。

岐伯说：厥阴司天，气从风化；少阴司天，气从热化；太阴司天，气从湿化；少阳司天，气从火化；阳明司天，气从燥化；太阳司天，气从寒化。我们可以根据六气所主持气候的特点及与脏腑的相应关系，来判断病变的所在位置，并对疾病进行命名。

黄帝问道：在泉之气的气化是怎样的？

岐伯说：与司天同一规律，间气也是如此。

黄帝问道：什么是间气呢？

岐伯说：六气分六步主持各时令的气化，在上叫司天，在下叫在泉，其余分别主持司天、在泉左右的四个气，就叫作间气。

黄帝问道：间气与司天在泉有何分别？

岐伯说：司天在泉主岁之气，主管一年的气化，间气之气，主一步的气化，也就是各主六十天八十七刻半。

黄帝说：讲得好。一年之中气化的情况是怎样的呢？

岐伯说：厥阴司天则气从风化，在泉则味从酸化，司运则色从苍化，间气则气从动化；少阴司天则气从热化，在泉则味从苦化，岁运不司气化，间气则气从灼化；太阴司天则气从湿化，在泉则味从甘化，司运则色从黄化，间气则气从柔化；少阳司天则气从火化，在泉则味从苦化，司运则色从丹化，间气则气从明化；阳明司天则气从燥化，在泉则味从辛化，司运则色从素化，间气则气从清化；太阳司天则气从寒化，在泉则味从咸化，司运则色从玄化，间气则气从藏化。所以作为医生，在诊察疾病时，必须明确六气所司的气化，以及五味、五色的产生与五脏之所宜，然后才可以掌握气化的太过、不及和疾病发生的关系。

[原文] 帝曰：厥阴在泉而酸化先，余知之矣。风化之行也何如？

岐伯曰：风行于地，所谓本也，余气同法。本乎天者，天之气也；本乎地者，地之气也，天地合气，六节分而万物化生矣。故曰：谨候气宜，无失病机。此之谓也。

帝曰：其主病何如？

岐伯曰：司岁备物，则无遗主矣。

帝曰：先岁物何也？

岐伯曰：天地之专精也。

帝曰：司气者何如？

岐伯曰：司气者主岁同，然有余不足也。

帝曰：非司岁物何谓也？

岐伯曰：散也，故质同而异等也，气味有薄厚，性用有躁静，治保有多少，力化有浅深，此之谓也。

帝曰：岁主脏害何谓？

岐伯曰：以所不胜命之，则其要也。

帝曰：治之奈何？

岐伯曰：上淫于下，所胜平之，外淫于内，所胜治之。

帝曰：善。平气何如？

岐伯曰：谨察阴阳所在而调之，以平为期，正者正治，反者反治。

帝曰：夫子言察阴阳所在而调之，论言人迎与寸口相应，若引绳小大齐等，命曰平，阴之所在寸口何如？

岐伯曰：视岁南北可知之矣。

帝曰：愿卒闻之。

岐伯曰：北政之岁，少阴在泉，则寸口不应；厥阴在泉，则右不应；太阴在泉，则左不应。南政之岁，少阴司天，则寸口不应；厥阴司天，则右不应；太阴司天，则左不应。诸不应者，反其诊则见矣。

帝曰：尺候何如？

岐伯曰：北政之岁，三阴在下，则寸不应；三阴在上，则尺不应。南政之岁，三阴在天，则寸不应；三阴在泉，则尺不应，左右同。故曰：知其要者，一言而终，不知其要，流散无穷。此之谓也。

[白话解] 黄帝说：厥阴在泉而味从酸化，我早就知道了。那风的气化运行又是怎样的呢？

岐伯说：风气运行于地者，为地气之本，其他各气，也与这一规律相同。因为本属于天的，是天

之气，本属于地的，是地之气，天地之气相互交合产生了六气变化的节序，于是自然万物就有了生化过程。所以说：要谨慎地观察气宜，不要违背疾病发展变化的内在规律，说的就是这个意思。

黄帝说：怎样选择主治疾病的药物呢？

岐伯说：根据每年司岁之气以备取药物，就不会有所遗漏了。

黄帝说：每年司岁气的药物是怎样的呢？

岐伯说：得岁气之物，独得其气之专，为天地之精。

黄帝说：每年司岁运的药物是怎样的呢？

岐伯说：司岁运的药物与主岁气者相同，然而要注意有太过与不及的区别。

黄帝说：非司岁的药物如何呢？

岐伯说：非司岁的药物气散而不专。所以不司岁和司岁的药物比较，形质虽一样，却有等级上的差别，气味有厚薄之分，性能有躁静之别，疗效有多少的不同，药力所及也有深浅差异，说的就是这个道理。

黄帝说：主岁之气伤害五脏，应当怎样来说明？

岐伯说：以脏气所不胜之气来说明，就是这个问题的要领。

黄帝说：治疗的方法是怎样的呢？

岐伯说：司天之气淫胜伤人的，以其所胜之气来平调之；在泉之气淫胜伤人的，以其所胜之气来治疗之。

黄帝说：讲得好。岁气平和之年怎样呢？

岐伯说：仔细观察阴阳病变的所在，来加以调整，以达到平衡为目的。疾病的本质与症状表现一致的，用正治法治疗；疾病的本质与某些症状表现不一致的，用反治法治疗。

黄帝说：先生说观察阴阳之所在来调治，医论中说人迎和寸口脉相应，如同牵引绳索一样大小相等的，称为平脉。那么少阴脉之所在寸口脉应该怎样呢？

岐伯说：看主岁是南政还是北政，就可以知道了。

黄帝说：请您详尽地讲给我听。

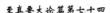

岐伯说：北政的年份，少阴在泉，则寸口不应；厥阴在泉，则右寸不应；太阴在泉，则左寸不应。南政的年份，少阴司天，则寸口不应；厥阴司天，则右寸不应；太阴司天，则左寸不应。凡是寸口脉不应于手指的，用相反的诊法脉象就可以应指了。

黄帝说：尺部之候是怎样呢？

岐伯说：北政的年份，三阴在泉，则寸部不应；三阴司天，则尺部不应于手指。南政的年份，三阴司天，则寸部不应于手指；三阴在泉，则尺部不应于手指。左右尺部不应于手指的情况，与前面所述相同。所以说：能掌握其要领的，用很少的语言就可以介绍完了，如果不知其要领，就会毫无头绪，说的就是这个道理。

[原文] 帝曰：善。天地之气，内淫而病何如？

岐伯曰：岁厥阴在泉，风淫所胜，则地气不明，平野昧，草乃早秀。民病洒洒振寒，善伸数欠，心痛支满，两胁里急，饮食不下，鬲咽不通，食则呕，腹胀善噫，得后与气，则快然如衰，身体皆重。

岁少阴在泉，热淫所胜，则焰浮川泽，阴处反明。民病腹中常鸣，气上冲胸，喘不能久立，寒热皮肤痛，目瞑齿痛，颐肿，恶寒发热如疟，少腹中痛腹大，蛰虫不藏。

岁太阴在泉，草乃早荣，湿淫所胜，则埃昏岩谷，黄反见黑，至阴之交。民病饮积，心痛，耳聋浑浑焞焞，嗌肿喉痹，阴病血见，少腹痛肿，不得小便，病冲头痛，目似脱，项似拔，腰似折，髀不可以回，腘如结，腨如别。

岁少阳在泉，火淫所胜，则焰明郊野，寒热更至。民病注泄赤白，少腹痛溺赤，甚则血便，少阴同候。

岁阳明在泉，燥淫所胜，则霿雾清瞑。民病喜呕，呕有苦，善大息，心胁痛不能反侧，甚则嗌干面尘，身无膏泽，足外反热。

岁太阳在泉，寒淫所胜，则凝肃惨栗。民病少腹控睾，引腰脊，上冲心痛，血见，嗌痛颔肿。

[白话解] 黄帝说：讲得好。那司天、在泉之气淫胜于内而发病的情况是怎样的？

岐伯说：厥阴在泉之年，风气淫盛，则地气不

明，原野昏暗不清，草类提早结实。人们易患洒洒然振栗恶寒，时常伸腰呵欠，心痛而有支撑满，两侧胁肋拘急不舒，饮食不下，胸膈咽部不利，食入则呕吐，腹胀，多嗳气，大便或失气后觉得畅快，身体沉重等症状。

少阴在泉之年，热气淫盛，水面上出现热气蒸腾，阴暗处也显得明亮了。人们易患腹中时常鸣响，气逆上冲胸脘，气喘不能久立，皮肤疼痛，视物模糊，腮旁疼痛，恶寒发热如疟疾，少腹疼痛，腹部胀大等病证。气候温热，蛰虫不得伏藏。

太阴在泉之年，草类提早开花，湿气淫盛，则山石峡谷之中雾气昏暗浑浊，黄色见于水位，与至阴之气色相交和。人们易患饮邪积聚，心痛，耳聋，头目不清，咽肿，喉痹，阴病而有出血症状，少腹疼痛，小便不通，气上冲头痛，眼睛胀痛，项部疼痛似拔，腰痛如折断，大腿不能转动，膝弯凝结不灵活，小腿疼痛如裂等病证。

少阳在泉之年，火气淫盛，则郊野焰明，时寒时热。人们易患泄泻如注，下利赤白，少腹痛，小便赤色，甚则血便等病证。其余症状与少阴在泉之年相同。

阳明在泉之年，燥气淫盛，则雾气清冷昏暗。人们易患喜呕，呕吐苦水，常叹息，心胁部疼痛不能转侧，甚至咽喉干，面暗如蒙尘，身体干枯而不润泽，足外侧反热等病证。

太阳在泉之年，寒气淫盛，则天地间肃杀惨栗。人们易患少腹疼痛牵引睾丸、腰脊，寒气上冲而心痛，出血，咽喉疼痛，颌部肿痛等病证。

[原文] 帝曰：善。治之奈何？

岐伯曰：诸气在泉，风淫于内，治以辛凉，佐以苦；以甘缓之，以辛散之。热淫于内，治以咸寒，佐以甘苦，以酸收之，以苦发之。湿淫于内，治以苦热，佐以酸淡，以苦燥之，以淡泄之。火淫于内，治以咸冷，佐以苦辛，以酸收之，以苦发之。燥淫于内，治以苦温，佐以甘辛，以苦下之。寒淫于内，治以甘热，佐以苦辛，以咸泻之，以辛润之，以苦坚之。

[白话解] 黄帝说：讲得好。应该怎样治疗呢？

岐伯说：凡是在泉之气，风气太过而侵淫体内的，主治用辛凉药物，辅佐用苦味药物，用甘味药物来缓和肝木，用辛味药物来散其风邪。热气太过而侵淫体内的，主治用咸寒药物，辅佐用甘苦药物，以酸味药物来收敛阴气，用苦味药物来发泄热邪。湿气太过而侵淫体内的，主治用苦热药物，辅佐用酸淡药物，用苦味药物以燥湿，用淡味药物以渗泄湿邪。火气太过而侵淫体内的，主治用咸凉药物，辅佐用苦辛药物，用酸味药物来收敛阴气，以苦味药物来发散火邪。燥气太过而侵淫体内的，主治用苦温药物，辅佐用甘辛药物，以苦味药物泄下。寒气太过而侵淫体内的，主治用甘热药物，辅佐用苦辛药物，用咸味药物以泻水，用辛味药物以温润，用苦味药物以坚其气。

[原文] 帝曰：善。天气之变何如？

岐伯曰：厥阴司天，风淫所胜，则太虚埃昏，云物以扰，寒生春气，流水不冰。民病胃脘当心而痛，上支两胁，鬲咽不通，饮食不下，舌本强，食则呕，冷泄腹胀，溏泄瘕水闭，蛰虫不去，病本于脾。冲阳绝，死不治。

少阴司天，热淫所胜，怫热至，火行其政。民病胸中烦热，嗌干，右胠满，皮肤痛，寒热咳喘，大雨且至，唾血血泄，鼽衄嚏呕，溺色变，甚则疮疡胕肿、肩背臂臑及缺盆中痛，心痛肺䐜，腹大满，膨膨而喘咳，病本于肺。尺泽绝，死不治。

太阴司天，湿淫所胜，则沉阴且布，雨变枯槁，胕肿骨痛阴痹，阴痹者按之不得，腰脊头项痛，时眩，大便难，阴气不用，饥不欲食，咳唾则有血，心如悬，病本于肾。太溪绝，死不治。

少阳司天，火淫所胜，则温气流行，金政不平。民病头痛，发热恶寒而疟，热上皮肤痛，色变黄赤，传而为水，身面胕肿，腹满仰息，泄注赤白，疮疡咳唾血，烦心胸中热，甚则鼽衄，病本于肺。天府绝，死不治。

阳明司天，燥淫所胜，则木乃晚荣，草乃晚生，筋骨内变。民病左胠胁痛，寒清于中，感而疟，大凉革候，咳，腹中鸣，注泄鹜溏，名木敛，生菀于下，草焦上首，心胁暴痛，不可反侧，嗌干面尘腰痛，丈夫癫疝，妇人少腹痛，目昧眦，疡疮痤痈，蛰虫来见，病本于肝。太冲绝，死不治。

太阳司天，寒淫所胜，则寒气反至，水且冰，血变于中，发为痈疡，民病厥心痛，呕血血泄鼽衄，善悲时眩仆。运火炎烈，雨暴乃雹，胸腹满，手热肘挛掖肿，心澹澹大动，胸胁胃脘不安，面赤目黄，善噫嗌干，甚则色炲，渴而欲饮，病本于心。神门绝，死不治。所谓动气，知其脏也。

[白话解] 黄帝说：讲得好。司天之气的变化会引起什么病变呢？

岐伯说：厥阴司天，风气淫胜，则天空尘埃昏暗，云雾扰动不宁，寒季行春令，流水不能结冰。人们多患胃脘、心部疼痛，上撑两胁，咽膈不利，饮食不下，舌本强硬，食则呕吐，冷泻，腹胀，便溏泄，瘕证，小便不通等病证。蛰虫不去，引起这些病变的根本在脾脏。如冲阳脉绝，多属不治的死证。

少阴司天，热气淫胜，则天气郁热，君火行其政令，人们多患胸中烦热，咽喉干燥，右胁胀满，皮肤疼痛，恶寒发热，咳喘，唾血，便血，衄血，鼻塞流涕，喷嚏，呕吐，小便颜色发生改变，甚则疮疡，浮肿，肩、背、上肢及缺盆等处疼痛，心痛，肺胀，腹胀满，胸部胀满，气喘咳嗽等病证。引起这些病变的根本在肺脏。如尺泽脉绝，多属不治的死证。

太阴司天，湿气淫胜，则天气阴沉，乌云满布，雨多反使草木枯槁。人们多患浮肿，骨痛，寒湿之邪阻滞经脉而引起的阴痹等病证。阴痹之病按之不知痛处，腰脊头项疼痛，时时眩晕，大便困难，阳痿，饥饿而不欲进食，咳唾则有血，心悸如悬等，引起这些病变的根本在肾脏。如太溪脉绝，多属不治的死证。

少阳司天，火气淫胜，则温热之气流行，秋金之令不平。人们多病头痛，发热恶寒而发疟疾，热气在上，皮肤疼痛，小便黄赤，如果进一步传于里则为水病，身面浮肿，腹部胀满，仰面喘息，泄泻暴注，赤白下利，疮疡，咳嗽吐血，心烦，胸中发热，甚至鼻塞流涕，衄血。引起这些病变的根本在肺脏。如天府脉绝，多属不治的死证。

阳明司天，燥气淫胜，则树木繁荣推迟，草类生长较晚。筋骨发生变化，大凉之气使天气反常，树木生发之气被抑制而郁伏于下，草类的花叶均现焦枯，应该蛰伏的虫类反而出动。人们多患胠胁疼痛等病证，寒凉清肃之气感受之后则发为疟疾，咳嗽，腹中鸣响，暴注泄泻，大便稀溏，心胁突发剧痛，不能转侧，咽喉干燥，面色如蒙尘，腰痛，男子颓疝，妇女少腹疼痛，眼目昏昧不明，眼角疼痛，疮疡痈痤等病证。引起这些病变的根本在肝脏。如太冲脉绝，多属不治的死证。

太阳司天，寒气淫胜，则寒气非时而至，水多结冰，如遇戊癸火运炎烈，则有暴雨冰雹。寒气使人血脉发生病变而成为痈疽疮疡。人们易患厥逆心痛，呕血，便血，衄血，鼻塞流涕，善悲，时常眩晕仆倒，胸腹胀满，手热，肘臂挛急，腋部肿痛，心悸，胸胁胃脘不舒，面赤，目黄，善噫气，咽喉干燥，甚至面黑如炲，口渴欲饮等病证。引起这些病变的根本在心脏。如神门脉绝，多属不治的死证。

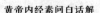

所以说，观察脉气的搏动可以测知其五脏之气的存亡。

[原文] 帝曰：善。治之奈何？

岐伯曰：司天之气，风淫所胜，平以辛凉，佐以苦甘，以甘缓之，以酸泻之。热淫所胜，平以咸寒，佐以苦甘，以酸收之。湿淫所胜，平以苦热，佐以酸辛，以苦燥之，以淡泄之。湿上甚而热，治以苦温，佐以甘辛，以汗为故而止。火淫所胜，平以酸冷，佐以苦甘，以酸收之，以苦发之，以酸复之。热淫同。燥淫所胜，平以苦湿，佐以酸辛，以苦下之。寒淫所胜，平以辛热，佐以甘苦，以咸泻之。

[白话解] 黄帝说：讲得好。怎样治疗呢？

岐伯说：司天之气，风气淫胜，治以辛凉药物，佐以甘苦药物，以甘味药物缓其急，以酸味药物泻其邪；热气淫胜，治以咸寒药物，佐以甘苦药物，以酸味药物收敛阴气；湿气淫胜，治以苦热药物，佐以酸淡药物，以苦味药物燥湿，以淡味药物渗利湿邪；如果湿邪郁于上部而有热，治以苦味温性之

药，佐以甘辛药物，使用汗解法恢复其常态而止；火气淫胜，治以酸冷药物，佐以苦甘药物，以酸味药物收敛阴气，以苦味药物发泄火邪，以酸味药物恢复津液，热淫与火淫所胜相同；燥气淫胜，治以苦温药物，佐以酸味药物，以苦味药物泻其上逆之气；寒气淫胜，治以辛热药物，佐以甘味苦味药物，以咸味药物泄其邪。

[原文] 帝曰：善。邪气反胜，治之奈何？

岐伯曰：风司于地，清反胜之，治以酸温，佐以苦甘，以辛平之。热司于地，寒反胜之，治以甘热，佐以苦辛，以咸平之。湿司于地，热反胜之，治以苦冷，佐以咸甘，以苦平之。火司于地，寒反胜之，治以甘热，佐以苦辛，以咸平之。燥司于地，热反胜之，治以平寒，佐以苦甘，以酸平之，以和为利。寒司于地，热反胜之，治以咸冷，佐以甘辛，以苦平之。

帝曰：其司天邪胜何如？

岐伯曰：风化于天，清反胜之，治以酸温，佐以甘苦。热化于天，寒反胜之，治以甘温，佐以苦酸辛。湿化于天，热反胜之，治以苦寒，佐以苦酸。火化于天，寒反胜之，治以甘热，佐以苦辛。燥化于天，热反胜之，治以辛寒，佐以苦甘。寒化于天，热反胜之，治以咸冷，佐以苦辛。

[白话解] 黄帝：讲得好。本气不足而邪气反胜所致之病，应当怎样治疗呢？

岐伯说：风气在泉，而反被清气胜的，治以酸温，佐以苦甘，以辛味药平之；热气在泉，而寒气反胜的，治以甘热，佐以苦辛，以咸味药平之；湿气在泉，而热气反胜的，治以苦冷，佐以咸甘，以苦味药平之；火气在泉，而寒气反胜的，治以甘热，佐以苦辛，以咸味药平之；燥气在泉，而热气反胜的，治以平寒，佐以苦甘，以酸味之药平之；以冷热平和为方制所宜；寒气在泉，而热气反胜的，治以咸冷，佐以甘辛，以苦味药平之。

黄帝问道：司天之气被邪气反胜所致之病，应当怎样治疗呢？

岐伯说：风气司天而清凉之气反胜的，治以酸温，佐以甘苦；热气司天而寒水之气反胜的，治以

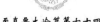

甘温，佐以苦酸辛；湿气司天而热气反胜的，治以苦寒，佐以苦酸；火气司天而寒气反胜的，治以甘热，佐以苦辛；燥气司天而热气反胜的，治以辛寒，佐以苦甘；寒气司天而热气反胜的，治以咸冷，佐以苦辛。

[原文] 帝曰：六气相胜奈何？

岐伯曰：厥阴之胜，耳鸣头眩，愦愦欲吐，胃鬲如寒，大风数举，倮虫不滋，胠胁气并，化而为热，小便黄赤，胃脘当心而痛，上支两胁，肠鸣飧泄，少腹痛，注下赤白，甚则呕吐，鬲咽不通。

少阴之胜，心下热善饥，脐下反动，气游三焦，炎暑至，木乃津，草乃萎，呕逆躁烦，腹满痛溏泄，传为赤沃。

太阴之胜，火气内郁，疮疡于中，流散于外，病在胠胁，甚则心痛热格，头痛喉痹项强，独胜则湿气内郁，寒迫下焦，痛留顶，互引眉间，胃满，雨数至，燥化乃见，少腹满，腰脽重强，内不便，善注泄，足下温，头重足胫胕肿，饮发于中，胕肿于上。

少阳之胜，热客于胃，烦心心痛，目赤欲呕，呕酸善饥，耳痛溺赤，善惊谵妄，暴热消烁，草萎水涸，介虫乃屈，少腹痛，下沃赤白。

阳明之胜，清发于中，左胠胁痛溏泄，内为嗌塞，外发癫疝，大凉肃杀，华英改容，毛虫乃殃，胸中不便，嗌塞而咳。

太阳之胜，凝溧且至，非时水冰，羽乃后化，痔疟发，寒厥入胃，则内生心痛，阴中乃疡，隐曲不利，互引阴股，筋肉拘苛，血脉凝泣，络满色变，或为血泄，皮肤否肿，腹满食减，热反上行，头项囟顶脑户中痛，目如脱，寒入下焦，传为濡泻。

帝曰：治之奈何？

岐伯曰：厥阴之胜，治以甘清，佐以苦辛，以酸泻之。少阴之胜，治以辛寒，佐以苦咸，以甘泻之。太阴之胜，治以咸热，佐以辛甘，以苦泻之。少阳之胜，治以辛寒，佐以甘咸，以甘泻之。阳明之胜，治以酸温，佐以辛甘，以苦泄之。太阳之胜，治以甘热，佐以辛酸，以咸泻之。

[**白话解**] 黄帝说：六气偏胜引起人体发病等情况是怎样的？

岐伯说：厥阴风气偏胜，发为耳鸣，头晕，目眩，胃中翻腾混乱而欲吐，胃脘横膈处寒冷；大风时起，倮虫不能滋生，人们多病胠胁气滞，化而成热，则小便黄赤，胃脘当心处疼痛，上肢两胁，肠鸣，飧泄，少腹疼痛，利下赤白，病甚则呕吐，咽膈之间阻塞不通。

少阴热气偏胜，则病心下热，常觉饥饿，脐下有动气上逆，热气游走三焦；炎暑到来，树木津液外流，草类因之枯萎。人们出现呕逆，烦躁，腹部胀满而痛，大便溏泻，传变为血痢等病证。

太阴热湿偏胜，火气郁于内则蕴藏酿成疮疡，流散在外则病生于胠胁，甚则心痛，热气阻隔在上部，所以发生头痛、喉痹、项强。单纯由于湿气偏胜而致内郁，寒迫下焦，痛于头顶，牵引至眉间，胃中胀满；多雨之后，鳞虫类出现于陆地，燥化之令后期得行；发生少腹满胀，腰臀部重而强直，时时泄泻如注，足下温暖，头部沉重，足胫浮肿，水饮发于内而浮肿见于上部等病证。

少阳火气偏胜，则出现热气客于胃，见心烦、心痛、目赤、欲吐、呕吐酸水、易饥饿、耳痛、小便赤色、易惊、谵言妄语等病证；暴热之气消烁津液，草木萎枯，水流干涸，介虫类退缩而不长，人们易患少腹疼痛、下利赤白等病证。

阳明燥金偏胜，会出现清凉之气发于内，见左胠胁疼痛、大便溏泄、内则咽喉滞塞、外为㿉疝等病证；大凉肃杀之气施布，草木之花叶改变颜色，有毛的虫类死亡，人们易患胸中呼吸不畅、咽喉滞塞、咳嗽等病证。

太阳寒气偏胜，凝冽之气时至，有非时之冰冻，羽类之虫延迟生化。人们易发痔疮，疟疾，寒气入胃则生心痛，阴部生疮疡，小便不利，连及两股内侧，筋肉拘急麻木，血脉凝滞，络脉郁滞充盈而色变，或为大便泄血，皮肤肿胀，腹中痞满，饮食减少，热气上逆，而头、项、囟、顶、脑户等处疼痛，眼珠痛得像要脱出，寒气入于下焦，传变成为水泻等病证。

黄帝说：怎样治疗呢？

岐伯说：厥阴风气偏胜致病，治以甘凉之药物，

佐以苦辛，用酸味泻其胜气；少阴君火偏胜致病，治以辛寒之药物，佐以苦咸，用甘味泻其胜气；太阴湿气偏胜致病，治以咸热之药物，佐以辛甘，用苦味泻其胜气；少阳相火偏胜致病，治以辛寒之药物，佐以甘咸，用甘味泻其胜气；阳明燥金偏胜致病，治以酸温之药物，佐以辛甘，用苦味泻其胜气；太阳寒气偏胜致病，治以甘热之药物，佐以辛酸，用咸味泻其胜气。

[原文] 帝曰：六气之复何如？

岐伯曰：悉乎哉问也！厥阴之复，少腹坚满，里急暴痛，偃木飞沙，倮虫不荣，厥心痛，汗发呕吐，饮食不入，入而复出，筋骨掉眩清厥，甚则入脾，食痹而吐。冲阳绝，死不治。

少阴之复，懊热内作，烦躁鼽嚏，少腹绞痛，火见燔焫，嗌燥，分注时止，气动于左，上行于右，咳，皮肤痛，暴喑心痛，郁冒不知人，乃洒淅恶寒，振栗谵妄，寒已而热，渴而欲饮，少气骨痿，隔肠不便，外为浮肿哕噫，赤气后化，流水不冰，热气大行，介虫不复，病痱胗疮疡，痈疽痤痔，甚则入肺，咳而鼻渊。天府绝，死不治。

太阴之复，湿变乃举，体重中满，食饮不化，阴气上厥，胸中不便，饮发于中，咳喘有声，大雨时行，鳞见于陆，头顶痛重，而掉瘛尤甚，呕而密默，唾吐清液，甚则入肾，窍泻无度。太溪绝，死不治。

少阳之复，大热将至，枯燥燔爇，介虫乃耗，惊瘛咳衄，心热烦躁，便数憎风，厥气上行，面如浮埃，目乃瞤瘛，火气内发，上为口糜呕逆，血溢血泄，发而为疟，恶寒鼓栗，寒极反热，嗌络焦槁，渴引水浆，色变黄赤，少气脉萎，化而为水，传为胕肿，甚则入肺，咳而血泄。尺泽绝，死不治。

阳明之复，清气大举，森木苍干，毛虫乃厉，病生胠胁，气归于左，善太息，甚则心痛否满，腹胀而泄，呕苦咳哕烦心，病在鬲中头痛，甚则入肝，惊骇筋挛。太冲绝，死不治。

太阳之复，厥气上行，水凝雨冰，羽虫乃死，心胃生寒，胸膈不利，心痛否满，头痛善悲，时眩仆，食减，腰脽反痛，屈伸不便，地裂冰坚，阳光不治，少腹控睾，引腰脊，上冲心，唾出清水，及为哕噫，甚则入心，善忘善悲。神门绝，死不治。

[白话解] 黄帝说：六气报复引起人体发病等情况是怎样的？

岐伯说：您问得真详细啊！厥阴风气之复气，则发为少腹部坚满、腹胁部拘急暴痛等病证，树木倒伏，尘沙飞扬，倮虫不得繁荣。人们易发生厥心痛、多汗、呕吐、饮食不下或食入后又吐出、筋脉抽痛、眩晕、手足逆冷，甚至风邪入脾，食入痹阻不能消化、呕吐等病证。如果冲阳脉绝，多属不治的死证。

少阴君火之复气，郁热从内部发生，发生烦躁、鼻塞流涕、喷嚏、少腹绞痛、咽喉干燥、大小便时利时止，动气生于左腹部而向上逆行于右侧，以及咳嗽、皮肤痛、突然失音、心痛、昏迷不省人事，继则洒淅恶寒、振栗寒战、谵言妄语、寒罢而发热、口渴欲饮水、少气、骨软痿弱、肠道梗塞而大便不通、肌肤浮肿、呃逆、嗳气等病证；火化之令后至，则流水不会结冰，热气流行过甚，介虫不蛰伏，人们易患痱疹疮疡、痈疽痤痔等病证，甚至热邪入肺，出现咳嗽、鼻渊等病证。如果天府脉绝，多属不治的死证。

太阴湿气之复气，则湿气变化而流行，于是发生身体沉重、胸腹满闷、饮食不消化、阴气上逆、胸中憋闷不畅、水饮生于内、咳喘有声等病证。大雨时常下降，洪水淹没田地，鱼类游行于陆地，人们易患头顶重痛，振颤抽搐更加严重，呕吐，神情默默，口吐清水，甚则湿邪入肾，泄泻不止等病证。如果太溪脉绝，多属不治的死证。

少阳相火之复气，则大热将至，干燥灼热，介虫类死亡。人们易患惊厥抽搐，咳嗽，衄血，心热烦躁，小便频数，怕风，厥逆之气上行，面色如蒙浮尘，两目抽动，火气内生则在上表现为口糜、呕逆、吐血，在下则表现为便血。还会发为疟疾，则恶寒战栗，寒极转热则见咽喉部干燥、渴而善饮、小便变为黄赤，少气，血脉虚弱，水饮内停，传变为浮肿，甚则邪气入肺，发生咳嗽、便血等病证。如果尺泽脉绝，多属不治的死证。

阳明燥金之复气，则清肃之气大行，树木苍老干枯，毛虫类多发生疫病。人们的病变多发生在胁肋部，燥气偏行于左侧，时常叹息，甚则心痛痞满、腹胀而泄泻、呕吐苦水、咳嗽、呃逆、心烦、病在膈中、头痛，甚则邪气入肝，发生惊骇、筋挛拘急等病证。如果太冲脉绝，多属不治的死证。

太阳寒气之复气，则寒气上行，水结成雨与冰雹，羽虫类因此死亡。人们易患心胃生寒，胸膈阻隔不利，心痛痞满，头痛，容易伤悲，时常眩仆，饮食减少，腰臀部疼痛，屈伸不便等病证。地裂，冰厚而坚，阳光不温。人们出现少腹痛牵引睾丸，并连及腰脊，气逆上冲于心，以致唾出清水或呃逆嗳气，甚则邪气入心、善忘善悲等病证。如果神门脉绝，多属不治的死证。

[原文] 帝曰：善。治之奈何？

岐伯曰：厥阴之复，治以酸寒，佐以甘辛，以酸泻之，以甘缓之。少阴之复，治以咸寒，佐以苦辛，以甘泻之，以酸收之，辛苦发之，以咸耎之。太阴之复，治以苦热，佐以酸辛，以苦泻之，燥之，泄。少阳之复，治以咸冷，佐以苦辛，以咸耎之，以酸收之，辛苦发之。发不远热，无犯温凉，少阴同法。阳明之复，治以辛温，佐以苦甘，以苦泄之，以苦下之，以酸补之。太阳之复，治以咸热，佐以甘辛，以苦坚之。治诸胜复，寒者热之，热者寒之，温者清之，清者温之，散者收之，抑者散之，燥者润之，急者缓之，坚者耎之，脆者坚之，衰者补之，强者泻之，各安其气，必清必静，则病气衰去，归其所宗，此治之大体也。

帝曰：善。气之上下何谓也？

岐伯曰：身半以上，其气三矣，天之分也，天气主之。身半以下，其气三矣，地之分也，地气主之。以名命气，以气命处，而言其病。半，所谓天枢也。故上胜而下俱病者，以地名之。下胜而上俱病者，以天名之。所谓胜至，报气屈伏而未发也。复至则不以天地异名，皆如复气为法也。

[白话解] 黄帝说：讲得好。复气所致之病应该怎样治疗呢？

岐伯说：厥阴复气所致的病，治以酸寒之药物，佐以甘辛，以酸泻其邪，以甘缓其急；少阴复气所致的病，治以咸寒之药物，佐以苦辛，以甘泻其邪，以酸味收敛，以辛苦发散，以咸味软坚；太阴复气所致的病，治以苦热之药物，佐以酸辛，以苦味泻其邪，燥其湿、渗其湿；少阳复气所致的病，治以咸冷之药物，佐以苦辛，以咸味软坚，以酸味收敛，以辛苦发汗。发汗之药不必避忌辛热的药物，但不要触犯温凉的药物。少阴复气所致的病，与此法相同；阳明复气所致的病，治以辛温之药物，佐以苦甘，以苦味渗泄，以苦味通下，以酸味补虚；太阳复气所致的病，治以咸热之药物，佐以甘辛，以苦味坚其气。凡治各种胜气复气所致之病，寒的用热法，热的用寒法，温的用清法，清的用温法，气散的用收敛法，气抑的用发散法，燥的使用润泽法，急的使用缓和法，坚硬的使用柔软法，脆弱的使用坚固法，衰弱的补法，亢盛的泻法。用各种方法安定正气，使其清静安宁，于是病气衰退，各归其类属，自然无偏盛之害。这是治疗上的基本方法。

黄帝说：讲得好。气有上下之分，是什么意思？

岐伯说：身半以上，其气有三，是人身应天的部分，所以是司天之气所主持的；身半以下，其气亦有三，是人身应地的部分，所以是在泉之气所主持的。以司天在泉六步名称以名其所主之气，用六气来指明人身部位而说明疾病。"半"就是指天枢穴的部位。所以上部的三气胜而下部的三气有病的，以地气来命名；下部的三气胜而上部的三气有病的，以天气来命名。以上所说，是指胜气已经到来，而复气潜伏未发者而言；若复气已经到来，则不能以司天在泉之名加以区别，当以复气的情况为准则。

[原文] 帝曰：胜复之动，时有常乎？气有必乎？

岐伯曰：时有常位，而气无必也。

帝曰：愿闻其道也。

岐伯曰：初气终三气，天气主之，胜之常也。四气尽终气，地气主之，复之常也。有胜则复，无胜则否。

帝曰：善。复已而胜何如？

岐伯曰：胜至而复，无常数也，衰乃止耳。复已而胜，不复则害，此伤生也。

帝曰：复而反病何也？

岐伯曰：居非其位，不相得也。大复其胜则主胜之，故反病也。所谓火燥热也。

帝曰：治之何如？

岐伯曰：夫气之胜也，微者随之，甚者制之。气之复也，和者平之，暴者夺之。皆随胜气，安其屈伏，无问其数，以平为期，此其道也。

帝曰：善。客主之胜复奈何？

岐伯曰：客主之气，胜而无复也。

帝曰：其逆从何如？

岐伯曰：主胜逆，客胜从，天之道也。

帝曰：其生病何如？

岐伯曰：厥阴司天，客胜则耳鸣掉眩，甚则咳；主胜则胸胁痛，舌难以言。少阴司天，客胜则鼽嚏，颈项强，肩背瞀热，头痛少气，发热耳聋目瞑，甚则胕肿血溢，疮疡咳喘；主胜则心热烦躁，甚则胁痛支满。太阴司天，客胜则首面胕肿，呼吸气喘；主胜则胸腹满，食已而瞀。少阳司天，客胜则丹胗外发，及为丹熛疮疡，呕逆喉痹，头痛溢肿，耳聋血溢，内为瘀疹；主胜则胸满咳仰息，甚而有血，手热。阳明司天，清复内余，则咳衄嗌塞，心鬲中热，咳不止而白血出者死。太阳司天，客胜则胸中不利，出清涕，感寒则咳；主胜则喉嗌中鸣。厥阴在泉，客胜则大关节不利，内为痉强拘瘛，外为不便；主胜则筋骨繇并，腰腹时痛。少阴在泉，客胜则腰痛，尻股膝髀腨胻足痛，瞥热以酸，胕肿不能久立，溲便变；主胜则厥气上行，心痛发热，鬲中，众痹皆作，发于胠胁，魄汗不藏，四逆而起。太阴在泉，客胜则足痿下重，便溲不时，湿客下焦，发而濡泻，及为肿隐曲之疾；主胜则寒气逆满，食饮不下，甚则为疝。少阳在泉，客胜则腰腹痛而反恶寒，甚则下白溺白。主胜则热反上行而客于心，心痛发热，格中而呕。少阴同候。阳明在泉，客胜则清气动下，少腹坚满而数便泻；主胜则腰重腹痛，少腹生寒，下为鹜溏，则寒厥于肠，上冲胸中，甚则喘不能久立。太阳在泉，寒复内余，则腰尻痛，屈伸不利，股胫足膝中痛。

[白话解] 黄帝说：胜复之气的运动，有固定的时间吗？其气之来有必然的规律吗？

岐伯说：四时有一定的常位，而胜复之气却没有必然的规律。

黄帝说：请问是何道理？

岐伯说：初之气至三之气，司天之气所主，是胜气常见的时位；四之气到终之气，是在泉之气所主，是复气常见的时位。有胜气才有复气，没有胜气就没有复气。

黄帝说：讲得好。复气已退而又有胜气发生，怎么解释呢？

岐伯说：有胜气就会有复气，没有一定的次数限制，直到气衰减才会停止。因之复气之后又有胜气发生，而胜气之后没有相应的复气发生，就会有灾害，这是由于生机被伤的缘故。

黄帝说：复气反而致病，又是什么道理呢？

岐伯说：复气所到来之时，不是其时令的正位，与主时之气不相融洽。复气过分的报复胜气，而反被主时之气所胜，因此复气反而致病。这是指火、燥、热三气为复气的时候。

黄帝说：应该如何治疗呢？

岐伯说：对于六气为胜气所致的疾病，轻微的顺从它，严重的制止它；复气所致的，和缓的平调它，暴烈的削弱它。都宜根据病气的轻微与严重程度来进行治疗，不论胜气与复气更替辗转多少次，总以达到和平为目的。这是治疗的一般规律。

黄帝说：好。客气与主气的胜复关系是怎样的呢？

岐伯说：客气与主气二者之间，只有胜没有复。

黄帝说：客气与主气的逆顺是怎样的呢？

岐伯说：主气胜是逆，客气胜是顺，这是自然规律。

黄帝说：客气与主气相胜所致之病是怎样的呢？

岐伯说：厥阴司天，客气胜则病耳鸣，振颤，眩晕，甚至咳嗽；主气胜则病胸胁疼痛，舌强难以说话。

少阴司天，客气胜则病鼻塞流涕，喷嚏，颈项强硬，肩背部闷热，头痛，神疲无力，发热，耳聋，视物不清，甚至浮肿，出血，疮疡，咳嗽气喘；主气胜则心热烦躁，甚则胁痛，支撑胀满。

太阴司天，客气胜则病头面浮肿，呼吸气喘；主气胜则病胸腹胀满，食后胸腹闷乱。

少阳司天，客气胜就会发生皮肤丹疹，以及丹毒、疮疡、呕吐气逆、喉痹、头痛、咽喉肿、耳聋、血溢、肢体抽搐等病证；主气胜则会出现胸满、咳嗽、仰面呼吸，甚至咳而有血、两手发热等病证。

阳明司天，清气复胜而有余于内，就会发生咳嗽、衄血、咽喉窒塞、心膈中热等病证。若见咳嗽不止而白血出者，多属于难以治愈的死证。

太阳司天，客气胜就会出现呼吸不畅、胸中不利、鼻流清涕、感受寒邪发生咳嗽等病证；主气胜则会出现呼吸而咽喉发出声响的病证。

厥阴在泉，客气胜则发生大关节不利，内为筋脉拘挛抽搐，外为运动不便；主气胜则病筋骨振摇强直，腰腹时时疼痛等病证。

少阴在泉，客气胜则患腰痛，臀、大腿、膝、髋、小腿肚、小腿骨、足等部位闷热酸痛，浮肿不

855

能久立，二便失常等病证；主气胜则出现逆气上冲、心痛发热，中脘阻隔不畅，诸痹病发作，病发于胠肋部，自汗不收，四肢厥冷等病证。

太阴在泉，客气胜就会发生两足痿软无力、下肢沉重、大小便不时而下等病证；若湿客下焦，则发为濡泻以及浮肿、前阴处疾患的病证。主气胜就会发生寒气上逆而痞满、饮食不下，甚至发为疝痛。

少阳在泉，客气胜就会发生腰腹疼痛，反出现恶寒，甚至下利白沫、小便色白；主气胜则热反上行而侵犯到心胸，出现心痛、发热、中焦格拒不通而呕吐。其他各种症状与少阴在泉所致者相同。

阳明在泉，客气胜则清凉之气动于下部，症见少腹坚满而频频腹泻；主气胜则症见腰部沉重、腹痛、少腹生寒、大便溏泄、寒气逆于肠、上冲胸中，甚则气喘不能久立。

太阳在泉，客气寒水加于寒水位置之上，寒气有余于内，则腰、臀部疼痛，屈伸不利，大腿、小腿、足、膝疼痛。

[原文] 帝曰：善。治之奈何？

岐伯曰：高者抑之，下者举之，有余折之，不足补之，佐以所利，和以所宜，必安其主客，适其寒温，同者逆之，异者从之。

帝曰：治寒以热，治热以寒，气相得者逆之，不相得者从之，余以知之矣。其于正味何如？

岐伯曰：木位之主，其泻以酸，其补以辛。火位之主，其泻以甘，其补以咸。土位之主，其泻以苦，其补以甘。金位之主，其泻以辛，其补以酸。水位之主，其泻以咸，其补以苦。厥阴之客，以辛补之，以酸泻之，以甘缓之，少阴之客，以咸补之，以甘泻之，以咸收之。太阴之客，以甘补之，以苦泻之，以甘缓之。少阳之客，以咸补之，以甘泻之，以咸软之。阳明之客，以酸补之，以辛泻之，以苦泄之；太阳之客，以苦补之，以咸泻之，以苦坚之，以辛润之。开发腠理，致津液通气也。

[白话解] 黄帝说：讲得好。应该如何治疗呢？

岐伯说：邪气上冲的抑之使其下降，气下陷的举之使其上升，有余的折其势，不足的补其虚，用利于脏腑经脉的药物作为辅佐，以适宜的药食来调和，必须使主客之气安泰互不相胜，根据其寒温以治之，客主之气相同的用逆治法，相反的用从治法。

黄帝说：治寒用热，治热用寒，主客之气性质相同的用逆治法，相反的用从治法，这些我已经知道了。那应该用哪些适宜的药物性味呢？

岐伯说：厥阴风木主气之时，其泻用酸，其补用辛；少阴君火与少阳相火主气之时，其泻用甘，其补用咸；太阴湿土主气之时，其泻用苦，其补用甘；阳明燥金主气之时，其泻用辛，其补用酸；太阳寒水主气之时，其泻用咸，其补用苦；厥阴客气为病，补用辛，泻用酸，缓用甘；少阴客气为病，补用咸，泻用甘，收用酸；太阴客气为病，补用甘，泻用苦，缓用甘；少阳客气为病，补用咸，泻用甘，软坚用咸；阳明客气为病，补用酸，泻用辛，泄用苦；太阳客气为病，补用苦，泻用咸，坚用苦，润用辛。总之，以达到开发腠理，使津液得到布散，气血畅通无阻为目的。

[原文] 帝曰：善。愿闻阴阳之三也何谓？

岐伯曰：气有多少，异用也。

帝曰：阳明何谓也？

岐伯曰：两阳合明也。

帝曰：厥阴何也？

岐伯曰：两阴交尽也。

帝曰：气有多少，病有盛衰，治有缓急，方有大小，愿闻其约奈何？

岐伯曰：气有高下，病有远近，证有中外，治有轻重，适其至所为故也。大要曰：君一臣二，奇之制也；君二臣四，偶之制也；君二臣三，奇之制也；君二臣六，偶之制也。故曰：近者奇之，远者偶之；汗者不以奇，下者不以偶，补上治上制以缓，补下治下制以急，急则气味厚，缓则气味薄，适其至所，此之谓也。病所远而中道气味之者，食而过之，无越其制度也。是故平气之道，近而奇偶，制小其服也。远而奇偶，制大其服也。大则数少，小则数多。多则九之，少则二之。奇之不去则偶之，是谓重方。偶之不去，则反佐以取之，所谓寒热温凉，反从其病也。

[白话解] 黄帝说：讲得好。请问阴阳各分之

为三，是什么意思？

岐伯说：因为阴阳之气各有多少，作用各有不同的缘故。

黄帝说：何以称为阳明？

岐伯说：两阳相合而明，故称阳明。

黄帝说：何以称为厥阴？

岐伯说：两阴交尽，故称为厥阴。

黄帝说：气有多少，病有盛衰，治疗有缓急，方剂有大有小，请问其中的一般规律是怎样的呢？

岐伯说：病气有高下之别，病位有远近之分，症状有内外之异，治法有轻重的不同，总之以药力恰好达到病变所在部位为准。《大要》说：君药一味，臣药二味，是奇方的制度；君药二味，臣药四味，是偶方的制度；君药二味，臣药三味，是奇方的制度；君药二味，臣药六味，是偶方的制度。病变部位近的用奇方治疗，病变部位远的用偶方治疗，发汗时不用奇方，攻下时不用偶方；补益与治疗上部的方制宜缓，攻邪与治疗下部的方制宜急。急的药物气味厚，缓的药物气味薄。方制用药要恰好到

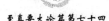

达病处，就是指此而言。如果病所在的部位远，服药后药力未达到病所而在中途发挥了作用，这是不好的，为解决这个问题，可以在饭前服药，以利用饮食之气推动药力到达病变部位；如果病位近的，可以在饭后服药。应根据病变部位的远近，来确定服药时间，不要违背这个原则。所以适当的治疗方法，病位近用奇方或偶方，宜制小方来服用；病位远的，不论用奇偶之方，宜制大方来服用，方剂大的是药味数少而量重，方剂小的是药味数多而量轻。味数多的可至九味，味数少的可用两味。用一个方而病不去，则用另一个方治疗，这就是重方，也叫作复方。如果用重方而病不去，则用相反的药味来反佐，以达治疗之目的。所谓反佐，就是佐药的性味与病情的寒热温凉相同。

[原文] 帝曰：善。病生于本，余知之矣。生于标者，治之奈何？

岐伯曰：病反其本，得标之病，治反其本，得标之方。

帝曰：善。六气之胜，何以候之？

岐伯曰：乘其至也，清气大来，燥之胜也，风木受邪，肝病生焉。热气大来，火之胜也，金燥受邪，肺病生焉。寒气大来，水之胜也，火热受邪，心病生焉。湿气大来，土之胜也，寒水受邪，肾病生焉。风气大来，木之胜也，土湿受邪，脾病生焉。所谓感邪而生病也。乘年之虚，则邪甚也。失时之和，亦邪甚也。遇月之空，亦邪甚也。重感于邪，则病危矣。有胜之气，其来必来复也。

帝曰：其脉至何如？

岐伯曰：厥阴之至其脉弦，少阴之至其脉钩，太阴之至其脉沉，少阳之至大而浮，阳明之至短而涩，太阳之至大而长。至而和则平，至而甚则病，至而反者病，至而不至者病，未至而至者病，阴阳易者危。

[白话解] 黄帝说：讲得好。病生于六气之本的，我已经知道了。那生于三阴三阳之标的，应当怎样治疗呢？

岐伯说：懂得病生于本，反过来就会明白病生于标，知晓治疗病生于本的方法，反过来就是治疗病生于标的方法。

黄帝说：讲得好。六气偏盛，应该怎样观察呢？

岐伯说：乘其不及而至者为胜气。清气大来，是燥金之气偏胜，风木受邪，肝病发作；热气大来，是火热之气偏胜，燥金受邪，肺病发作；寒气大来，是寒水之气偏胜，火热受邪，心病发作；湿气大来，是湿土之气偏胜，水气受邪，肾病发作；风气大来，是风木之气偏胜，土气受邪，脾病发作。这些都是感受胜气之邪而生病的。如果遇到运气不足之年，则邪气更甚；如果主客之气不和，也会使邪气加重；在月亮亏缺的时候，感受邪气也很严重。再次感受邪气，则病情危重。有了胜气，其后必然会有复气。

黄帝说：六气为病其脉象是怎样的？

岐伯说：厥阴之气到来，其脉象弦；少阴之气到来，其脉象钩；太阴之气到来，其脉象沉；少阳之气到来，其脉象大而浮；阳明之气到来，其脉象短而涩；太阳之气到来，其脉象大而长。气至而脉和缓的是无病的平脉；气至而脉象盛的是病态的表现；气至而脉象相反的，也是病态的表现；气至而脉象不至的是有病的表现；气未至而脉象已至的，也是有病的表现；如果三阳之气到来而见阴脉，三阴之气到来而见阳脉，阴阳变易交错，则是病情危重的表现。

[**原文**] 帝曰：六气标本，所从不同奈何？

岐伯曰：气有从本者，有从标本者，有不从标本者也。

帝曰：愿卒闻之。

岐伯曰：少阳太阴从本，少阴太阳从本从标，阳明厥阴，不从标本从乎中也。故从本者化生于本，从标本者有标本之化，从中者以中气为化也。

帝曰：脉从而病反者，其诊何如？

岐伯曰：脉至而从，按之不鼓，诸阳皆然。

帝曰：诸阴之反，其脉何如？

岐伯曰：脉至而从，按之鼓甚而盛也。是故百病之起，有生于本者，有生于标者，有生于中气者，有取本而得者，有取标而得者，有取中气而得者，有取标本而得者，有逆取而得者，有从取而得者。逆，正顺也。若顺，逆也。故曰：知标与本，用之不殆，明知逆顺，正行无问。此之谓也。不知是者，不足以言诊，足以乱经。故《大要》曰：粗工嘻嘻，以为可知，言热末已，寒病复始，同气异形，迷诊乱经。此之谓也。夫标本之道，要而博，小而大，可以言一而知百病之害，言标与本，易而勿损，察本与标，气可令调，明知胜复，为万民式，天之道毕矣。

[白话解] 黄帝说：六气各有标本，所引起的变化也不同，为什么会这样呢？

岐伯说：六气有从六气之本而变化的，有从三阴三阳之标而变化的，有不从标本而从中气变化的。

黄帝说：我希望听您详细地讲讲。

岐伯说：少阳、太阴从六气之本而变化；少阴、太阳既从六气之本而变化，又从三阴三阳之标而变化；阳明、厥阴不从标本而从其中气变化。所以从六气之本而变化的化生于本；从三阴三阳之标而变化的化生于标；从中气而变化的化生于中气。

黄帝说：脉与病看似相同而实质却又相反，应怎样诊察呢？

岐伯说：如果表现出发热的症状又见到浮洪滑大等阳脉，是病与脉相一致；但如果再按其脉，却并不鼓动有力，这就是各种似乎是阳证而为非阳证的疾病的共同特点。

黄帝说：各种像似阴证的疾病，其脉象是怎样的？

岐伯说：像似阴寒的病证，脉象沉伏，是病与脉相一致；但如果重按其脉，却发现鼓动有力而且应手明显的，就是像似阴证而非阴证的疾病的脉象特点。所以各种疾病开始发生，有生于本的，有生于标的，有生于中气；治疗时有治其本而愈的，有治其标而愈的，有治其中气而愈的，有既治其标又治其标而得愈的，有逆治而愈的，有从治而愈的。所谓逆其病气而治，其实是顺治；所谓顺其病气而治，其实就是逆治。所以说：知道了标与本的理论，用之于临床就不会有困难；明白了逆与顺的治法，就可正确地进行治疗而不会产生疑问。就是这个意思。不知道这些理论，就不足以谈论诊法的问题，却能扰乱正常的诊断与治疗。所以《大要》说：技术粗浅的医生，沾沾自喜，以为什么疾病都可以做出诊断，结果他认为是热证，在还没有说完诊断为热病时，寒病的症状就开始显露出来了。他不了解同是一气所生的病变而有完全不同的证候。不明白这些道理，就会对疾病诊断迷惑不清，使正常治疗受到干扰。标本的理论，扼要而广博，从小可及大，可以抓住要点而得知百病为害之由。所以懂得了标与本，对病情的分析就比较容易而不致有所损害；察之属本与属标，就可以使六气调和；明确胜复之气的规律，就可以为民众做出养生、治疗方面的示范。这就是掌握天地变化规律的根本目的和意义所在。

[原文] 帝曰：胜复之变，早晏何如？

岐伯曰：夫所胜者，胜至已病，病已愠愠，而复已萌也。夫所复者，胜尽而起，得位而甚，胜有微甚，复有少多，胜和而和，胜虚而虚，天之常也。

帝曰：胜复之作，动不当位，或后时而至，其故何也？

岐伯曰：夫气之生，与其化衰盛异也。寒暑温

凉盛衰之用，其在四维，故阳之动，始于温，盛于
暑；阴之动，始于清，盛于寒。春夏秋冬，各差其
分。故《大要》曰：彼春之暖，为夏之暑，彼秋之
忿，为冬之怒，谨按四维，斥候皆归，其终可见，
其始可知。此之谓也。

帝曰：差有数乎？

岐伯曰：又凡三十度也。

帝曰：其脉应皆何如？

岐伯曰：差同正法，待时而去也。脉要曰：春
不沉，夏不弦，冬不涩，秋不数，是谓四塞。沉甚
曰病，弦甚曰病，涩甚曰病，数甚曰病，参见曰病，
复见曰病，未去而去曰病，去而不去曰病，反者死。
故曰：气之相守司也，如权衡之不得相失也。夫阴
阳之气，清净则生化治，动则苛疾起，此之谓也。

帝曰：幽明何如？

岐伯曰：两阴交尽故曰幽，两阳合明故曰明，
幽明之配，寒暑之异也。

帝曰：分至何如？

岐伯曰：气至之谓至，气分之谓分。至则气同，

分则气异，所谓天地之正纪也。

帝曰：夫子言春秋气始于前，冬夏气始于后，余已知之矣。然六气往复，主岁不常也，其补泻奈何？

岐伯曰：上下所主，随其攸利，正其味，则其要也。左右同法。《大要》曰：少阳之主，先甘后咸；阳明之主，先辛后酸；太阳之主，先咸后苦；厥阴之主，先酸后辛；少阴之主，先甘后咸；太阴之主，先苦后甘。佐以所利，资以所生，是谓得气。

[白话解] 黄帝说：胜气复气的变化，时间的早晚是怎样的呢？

岐伯说：大凡六气成为胜气，胜气到来就会发病，待病气积聚之时，而复气就开始萌动了。六气成为复气，则胜气终了的时候才开始发作，得其气之时令则加剧。胜气有轻重，复气也有多少，胜气和缓，复气也就和缓，胜气虚衰，复气也就虚衰，这是自然变化的常规。

黄帝说：胜复之气的发作，有时并不在它所主持的时令与位置，而在其时位之后发生，这是什么原因呢?

岐伯说:因为六气的发生和变化,盛和衰有所不同。寒暑温凉盛衰的作用,表现在春夏秋冬四季中的最后一个月,这就是所谓的"四维"月。阳气的发动,始于温而盛于暑;阴气的发动,始于凉而盛于寒。春夏秋冬四季之间,有一定的时差。《大要》说:因春天的温暖,成为夏天的暑热,因秋天的肃杀,成为冬天的凛冽。仔细观察"四维"的气候变化,就可以了解阴阳之气盛衰开始与终止的时间,从而知道该年春夏秋冬各个季节的气候变化。

黄帝说:四时气候的变迁,在时间上有一定的差数吗?

岐伯说:大约是三十天。

黄帝说:其在脉象上的反映是怎样的?

岐伯说:四时气候的变迁可以有三十天的差数,脉搏的变化也与此相同,等到新的气候到来时,原有的脉象才会退去。《脉要》说:春脉无沉象,夏脉无弦象,冬脉无涩象,秋脉无数象,是四时生气闭塞,属不正常的脉象。沉而太过的是病脉,弦而太过的是病脉，涩而太过的是病脉，数而太过的是病脉，参差互见的是病脉，去而复见的是病脉，气未去而脉象先去的是病脉，气去而脉象不去的是病脉，脉与气相反的则是死脉。所以说：气与脉息息相关，像秤杆与秤砣一样不可失于平衡。如果自然界的阴阳之气清净、平和，万物生化就可以正常；如果阴阳之气扰动失常，人们就会发生疾病，说的就是这个意思。

黄帝说：幽和明是什么意思？

岐伯说：太阴、少阴两阴交尽，叫作幽；太阳、少阳两阳和明，叫作明。幽和明配合阴阳，就有寒暑的不同。

黄帝说：分和至是什么意思？

岐伯说：气来叫作至，气分叫作分。气至之时其气同，气分之时其气异。所以春分秋分的二分和夏至冬至的二至，是天地正常气化纪时的纲领。

黄帝说：先生所说的春秋之气开始在前，冬夏之气开始于后，我已知道了。然而六气往复运动，主岁之气经常变化，怎样对其进行补泻治疗呢？

岐伯说：根据司天、在泉之气所主之时，随其所宜，正确选用药味，是治疗上的主要准则。左右间气的治法与此相同。《大要》说：少阳主岁，先用甘味药物，后用咸味药物；阳明主岁，先用辛味药物，后用酸味药物；太阳主岁，先用咸味药物，后用苦味药物；厥阴主岁，先用酸味药物，后用辛味药物；少阴主岁，先用甘味药物，后用咸味药物；太阴主岁，先用苦味药物，后用甘味药物。佐以所宜的药物，助其生化之源泉，这就叫得气。

[原文] 帝曰：善。夫百病之生也，皆生于风寒暑湿燥火，以之化之变也。经言盛者泻之，虚则补之，余锡以方士，而方士用之尚未能十全，余欲令要道必行，桴鼓相应，犹拔刺雪污，工巧神圣，可得闻乎？

岐伯曰：审察病机，无失气宜，此之谓也。

帝曰：愿闻病机何如？

岐伯曰：诸风掉眩，皆属于肝。诸寒收引，皆属于肾。诸气膹郁，皆属于肺。诸湿肿满，皆属于脾。诸热瞀瘛，皆属于火。诸痛痒疮，皆属于心。

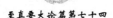

诸厥固泄，皆属于下。诸痿喘呕，皆属于上。诸禁鼓栗，如丧神守，皆属于火。诸痉项强，皆属于湿。诸逆冲上，皆属于火。诸胀腹大，皆属于热。诸躁狂越，皆属于火。诸暴强直，皆属于风。诸病有声，鼓之如鼓，皆属于热。诸病胕肿，疼酸惊骇，皆属于火。诸转反戾，水液浑浊，皆属于热。诸病水液，澄彻清冷，皆属于寒。诸呕吐酸，暴注下迫，皆属于热。故大要曰：谨守病机，各司其属，有者求之，无者求之，盛者责之，虚者责之，必先五胜，疏其血气，令其调达，而致和平。此之谓也。

[白话解] 黄帝说：讲得好。许多疾病的发生，都是由于风寒暑湿燥火六气的变化。医经上说：实证用泻法治疗，虚证用补法治疗，我把它告诉了医生们，但是医生们在运用的时候，还不能收到十全的效果。我想使这些重要的理论得到普遍运用，并且能够收到如同用鼓槌敲击到鼓上立刻发出声响那样迅速的效果，如拔掉肉上的刺、洗去衣物上污浊那样立竿见影，对于望闻问切的诊察方法和技术，可以告诉我吗？

岐伯说：审察疾病和发展变化的机制，切勿失却六气的忌宜。这样做就可以了。

黄帝说：请问疾病发生和发展变化机制是怎样的？

岐伯说：凡是风病，振摇眩晕，大都与肝脏有关。凡是寒病，收引拘急，大都与肾脏有关。凡是气病，喘急胸闷，大都与肺脏有关。凡是湿病，浮肿胀满，大都与脾脏有关。凡是热病，神识昏乱，肢体抽搐，大都与火气有关。凡是疼痛、瘙痒、疮疡，大都与心脏有关。凡是厥逆，二便不通或失禁，大都与下焦有关。凡是痿病，喘逆呕吐，大都与上焦有关。凡是口噤不开，寒战颤抖，神志不安，大都与火气有关。凡是痉病，颈项强急，大都与湿气有关。凡是气逆上冲，大都与火气有关。凡是胀满腹大，大都与热气有关。凡是躁动不安，发狂越常，大都与火气有关。凡是突然发生肢体强直，大都与风气有关。凡是发出声响，或敲击时声音如鼓，大都与热气有关。凡是浮肿、疼痛酸楚、惊骇不宁，大都与火气有关。凡是转筋反折、角弓反张、肢体屈伸不利、排出的代谢水液浑浊不清，大都与热气有关。凡是排泄的水液澄明清冷，大都与寒气有关。凡是呕吐酸水，暴泻如注，大都与热气有关。所以《大要》说：谨慎地掌握病机，分别观察其所属关系，对于已出现的症状，要分析它出现的原因，对于应该出现却没有出现的症状，也要分析它没有出现的原因。实证、虚证都要详细研究，首先分析五脏之气中何气所胜，然后疏通其血气，使之调达舒畅，而归于和平，说的就是这个意思。

[原文] 帝曰：善。五味阴阳之用何如？

岐伯曰：辛甘发散为阳，酸苦涌泄为阴，咸味涌泄为阴，淡味渗泄为阳。六者或收或散，或缓或急，或燥或润，或耎或坚，以所利而行之，调其气使其平也。

帝曰：非调气而得者，治之奈何？有毒无毒，何先何后？愿闻其道。

岐伯曰：有毒无毒，所治为主，适大小为制也。

帝曰：请言其制。

岐伯曰：君一臣二，制之小也；君一臣三佐五，制之中也；君一臣三佐九，制之大也。寒者热之，热者寒之，微者逆之，甚者从之，坚者削之，客者除之，劳者温之，结者散之，留者攻之，燥者濡之，急者缓之，散者收之，损者温之，逸者行之，惊者平之，上之下之，摩之浴之，薄之劫之，开之发之，适事为故。

帝曰：何谓逆从？

岐伯曰：逆者正治，从者反治，从少从多，观其事也。

帝曰：反治何谓？

岐伯曰：热因热用，寒因寒用，塞因塞用，通因通用，必伏其所主，而先其所因，其始则同，其终则异，可使破积，可使溃坚，可使气和，可使必已。

帝曰：善。气调而得者何如？

岐伯曰：逆之从之，逆而从之，从而逆之，疏气令调，则其道也。

帝曰：善。病之中外何如？

岐伯曰：从内之外者，调其内；从外之内者，

治其外；从内之外而盛于外者，先调其内而后治其外；从外之内而盛于内者，先治其外而后调其内；中外不相及，则治主病。

[**白话解**] 黄帝说：讲得好。药物五味有阴阳之分，它们的作用分别是怎样的呢？

岐伯说：辛甘发散的属阳，酸苦涌泄的属阴，咸味涌泄的属阴，淡味渗泄的属阳。辛甘酸苦咸淡六者，或收敛，或发散，或缓和，或急暴，或燥湿，或润泽，或柔软，或坚实，根据病情之所宜运用，以调理气机，使阴阳归于平衡。

黄帝说：有的病不是用调气之法所能治愈的，应该怎样治疗呢？有毒和无毒的药物，哪种先用，哪种后用？我想知道它的方法。

岐伯说：有毒和无毒药物的使用，以适应所治病证的需要为原则，根据病情的轻重制定方剂大小。

黄帝说：请您讲讲制定方剂的原则。

岐伯说：君药一味，臣药二味，是小方的组成法；君药一味，臣药三味，佐药五味，是中等方的组成法；君药一味，臣药三味，佐药九味，是大方的组成法。寒病用热药治疗，热病用寒药治疗。病势轻的，逆其病气而治；病势重的，从其病气而治。邪气坚实的用削弱法，有客邪的用驱除法，因劳伤所致的用温养法，邪气积聚的用发散法，邪气留存的用攻破法，邪气燥结的用濡润法，急症用缓和法，正气耗散的用收敛法，精气虚损的温补法，气血迟滞的用活血法，惊悸不安的用平静法。在上者使之上越，在下者使之下夺，或用按摩，或用汤浴，或迫使其外出，或劫截其发作，或用开导，或用发泄，以适合病情为原则。

黄帝说：什么叫逆从？

岐伯说：逆就是正治法，从就是反治法。反治药的多少，要根据病情而定。

黄帝说：反治是怎样的？

岐伯说：疾病中出现热的现象，治疗时仍使用热性药；疾病中出现有寒象，治疗时仍使用寒性药；疾病中有阻塞不通的现象，治疗时仍使用补益的药物；疾病中有通利的现象，治疗时仍使用通利的药物。这样做的目的，就是要从根本上治疗疾病。因而，使用从治法时首先要抓住疾病的病因。从表面上看，从治法好像是药性与疾病的性质相同，但实质上药性与疾病的性质仍然是相反的。使用这种治疗方法，可以用来破除积滞，消散坚块，调畅气机，使疾病痊愈。

黄帝说：讲得好。通过调畅气机而使疾病痊愈的是怎样的呢？

岐伯说：或用逆治，或用从治，或先逆后从，或先从后逆，疏通气机，使其调达，这就是调气的治法。

黄帝说：讲得好。病有内脏与体表相互影响的，如何治疗？

岐伯说：从内脏影响到体表的，先治其内脏的病；从体表影响到内脏的，先治其体表的病；病生于内脏而到达体表，与体表邪气相合，而使病势盛于体表的，要先调内脏的病，然后治疗体表的病；病生于体表而到达内脏，与内脏原有的疾病相合，而使病势盛于内脏的，要首先治疗体表的疾病，然后调治内脏的病变。如果内脏有病不影响体表，体表有病也不影响内脏，内与外不相涉及的，只要治疗主要的病证就可以了。

[原文] 帝曰：善。火热复，恶寒发热，有如疟状，或一日发，或间数日发，其故何也？

岐伯曰：胜复之气，会遇之时，有多少也。阴气多而阳气少，则其发日远；阳气多而阴气少，则其发日近。此胜复相薄，盛衰之节，疟亦同法。

帝曰：论言治寒以热，治热以寒，而方士不能废绳墨而更其道也。有病热者寒之而热，有病寒者热之而寒，二者皆在，新病复起，奈何治？

岐伯曰：诸寒之而热者取之阴；热之而寒者取之阳，所谓求其属也。

帝曰：善。服寒而反热，服热而反寒，其故何也？

岐伯曰：治其王气，是以反也。

帝曰：不治王而然者何也？

岐伯曰：悉乎哉问也！不治五味属也。夫五味入胃，各归所喜，故酸先入肝，苦先入心，甘先入脾，辛先入肺，咸先入肾，久而增气，物化之常也。气增而久，夭之由也。

帝曰：善。方制君臣何谓也？

岐伯曰：主病之谓君，佐君之谓臣，应臣之谓使，非上下三品之谓也。

帝曰：三品何谓？

岐伯曰：所以明善恶之殊贯也。

帝曰：善。病之中外何如？

岐伯曰：调气之方，必别阴阳，定其中外，各守其乡，内者内治，外者外治，微者调之，其次平之，盛者夺之，汗之下之，寒热温凉，衰之以属，随其攸利，谨道如法，万举万全，气血正平，长有天命。

帝曰：善。

[白话解] 黄帝说：对。火热之病，又见恶寒发热，像疟疾一样，或一天一发，或间隔数天一发，这是什么缘故？

岐伯说：因为胜复之气相遇的时候，阴阳之气有多有少的缘故。阴气多而阳气少，则发作的间隔时日就长；阳气多而阴气少，则发作的间隔时日就短。这是胜气与复气的相互搏斗，也是寒热盛衰的关键。疟疾的原理也是这样的。

黄帝说：医学论著上说，治寒证当用热药，治热证当用寒药，医生们尽管没有违背这个原则而更换治疗方法。但是有些热病，服寒药后更热；有些寒病，服热药后更寒。不但原有的寒与热仍旧存在，而且更有新病增加，这应该怎样治疗呢？

岐伯说：凡是用寒药而反热的，应该滋其阴，用热药而反寒的，应该补其阳，这就是探求其根本而治的方法。

黄帝说：对。服寒药而反热，服热药而反寒，是什么原因呢？

岐伯说：这是因为没有抓住疾病的本质进行治疗，单纯治疗虚假的旺盛之气，所以导致了相反的结果。

黄帝说：有的并不是虚假的旺盛之气，也发生了这种现象，是什么原因呢？

岐伯说：您问得真详尽啊！如果不是这种状况，那就是由于不知道五味所属的关系。大凡五味入胃后，各归入所喜的脏。所以酸味先入肝，苦味先入心，甘味先入脾，辛味先入肺，咸味先入肾。服用日久便能

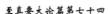

使内脏之气增长，这就是气化作用的一般规律。脏气增长过久就会偏盛，这便是导致疾病的原因。

黄帝说：好。方剂的制度分君臣，是什么意思？

岐伯说：主治疾病的药叫作君，辅助君药的叫作臣，应顺臣药的叫作使，并不是指上、中、下三品的意思。

黄帝说：什么叫三品？

岐伯说：三品是用来说明药性有毒无毒的分类法。

黄帝说：好。疾病是怎样辨别内外的呢？

岐伯说：调治病气的方法，必须辨别阴阳，确定它在内还是在外，根据病之所在，在内的治内，在外的治外。病情轻微的，就使用调理法；病情稍重的，就使用平定法；邪气亢盛的，就使用攻泻法。此外，在表的用发汗法，在里的用泻下法，根据寒热温凉的不同属性，而衰减其所属的病证，随其所宜为准。谨慎地遵守如上的法则，可以万治万全，而使人们的气血平和、健康长寿。

黄帝说：讲得好极了。

著至教论篇第七十五

[原文] 黄帝坐明堂，召雷公而问之曰：子知医之道乎？

雷公对曰：诵而未能解，解而未能别，别而未能明，明而未能彰，足以治群僚，不足治侯王。愿得受树天之度，四时阴阳合之，别星辰与日月光，以彰经术，后世益明，上通神农，著至教疑于二皇。

帝曰：善。无失之，此皆阴阳表里上下雌雄相输应也，而道上知天文，下知地理，中知人事，可以长久，以教众庶，亦不疑殆，医道论篇，可传后世，可以为宝。

[白话解] 黄帝坐在明堂之上，召见雷公问道：您懂得医学的道理吗？

雷公回答：我读过一些医书，但不能完全理解其中的意义；有的虽能粗浅地理解，但不能分析辨别清楚；有的虽能分析辨别，但不能深入了解其中的原因；有的虽能了解其精奥，但不能在临证实践中加以广泛应用。所以，我也只能治疗一般官吏的病，没有治疗侯王之疾的资格。我很希望您能给我讲授天地运动的法则，以及结合四时阴阳、日月星辰运动变化的学问，以进一步阐发其道理，并加以发扬光大传给后人，使后世更加明了。这是可以与伏羲、神农二皇相媲美的功德。

黄帝说：好！不要忘掉，这些都是阴阳、表里、上下、雌雄相互联系的道理，就医学而言，必须上知天文，下知地理，中知人事，才能长久地流传下去，用以教导群众，也不致发生疑惑，只有这样的医学书籍，才能流传于后世，成为宝贵的遗产。

[原文] 雷公曰：请受道，讽诵用解。

帝曰：子不闻《阴阳传》乎？

曰：不知。

曰：夫三阳天为业，上下无常，合而病至，偏害阴阳。

雷公曰：三阳莫当，请闻其解。

帝曰：三阳独至者，是三阳并至，并至如风雨，上为颠疾，下为漏病。外无期，内无正，不中经纪，诊无上下，以书别。

雷公曰：臣治疏愈，说意而已。

帝曰：三阳者，至阳也，积并则为惊，病起疾风，至如砺砺，九窍皆塞，阳气滂溢，干嗌喉塞。并于阴，则上下无常，薄为肠澼。此谓三阳直心，坐不得起，卧者便身全，三阳之病。且以知天下，何以别阴阳，应四时，合之五行。

雷公曰：阳言不别，阴言不理，请起受解，以为至道。

帝曰：子若受传，不知合至道以惑师教，语子至道之要。病伤五脏，筋骨以消，子言不明不别，是世主学尽矣。肾且绝，慌慌日暮，从容不出，人事不殷。

[**白话解**] 雷公说：请把这些医学道理传授给我，以便我进一步背诵和理解。

黄帝说：您没有听说过《阴阳传》这部书吗？

雷公说：我没听说过。

黄帝说：三阳之气，护卫着人身的表层，以适应天气的变化，如果人的上下经脉循行失常，就会使内外之邪相合而产生疾病，并使阴阳有所偏盛而对人体造成损害。

雷公说："三阳之气到来不可阻挡"这句话，应当怎样理解？

黄帝说：所谓三阳之气独自到来，实际上是三阳之气合并而到来，三阳之气一起到来则阳气过于亢盛，其来势疾如风雨，若犯于人体的上部，则发为头顶部疾病，若犯于人体的下部，则发为大小便失禁的漏病。由于这种病变化无常，在身体外表没有明显的气色变化等症状可察，在身体内部没有一定的征象可以预期，即与一般疾病的变化规律不同，所以在诊断时也就无法记录分辨其病变的部位是在上还是在下。

雷公说：我很少治愈这类病人，请您详尽地解释一下，以解除我的疑惑。

黄帝说：三阳经自身就有很强的阳气，若三阳之气积聚并一起到来，则会发生令人惊骇的病变，病起迅如疾风，病至猛如霹雳，人体九窍闭塞不通，阳气亢盛而盈溢就会损伤津液，表现为咽干喉塞。

这种过分亢盛的阳气侵犯到阴经，就会使阴经之气上下运行紊乱，如果迫于肠道，则发为"肠澼"。若三阳之气直冲心膈，使人坐而不能站立，躺着觉得舒适，这些都是三阳之气积聚合并造成的病变。由此而知，欲通晓人与天地相应的关系，必须知道如何区别阴阳，及其上应天之四时，下合地之五行等道理。

雷公说：对于这些道理，您这样讲解，我还不能够分辨清楚，如果您隐晦地说我就更不能领会了，请您再解释一下其中的细节，使我能更好地领会这一深奥的道理。

黄帝说：你尽管接受了老师的传授，如果不能领会其精神实质，反而会对老师的传授产生疑惑，我现在告诉你这些深刻道理的要点。如果病人患病伤及了五脏，那么病人的筋骨就会日渐瘦削，就像你说的那样，连这样的道理也不明白，世上的医学岂不要失传了吗！例如肾气将要绝断时，病人终日心中郁闷不安，在天黑的时候更加严重，想留在安静的地方而不想出门，更不想频繁的人事往来。

示从容论篇第七十六

[原文] 黄帝燕坐，召雷公而问之曰：汝受术诵书者，若能览观杂学，及于比类，通合道理，为余言子所长，五脏六腑，胆胃大小肠脾胞膀胱，脑髓涕唾，哭泣悲哀，水所从行，此皆人之所生，治之过失，子务明之，可以十全，即不能知，为世所怨。

雷公曰：臣请诵《脉经·上下篇》甚众多矣。别异比类，犹未能以十全，又安足以明之。

[白话解] 黄帝悠闲地坐着休息，召唤雷公问道：您学过医术，诵读过医书，还能博览群书，掌握了取类比象的方法，可以说已经将医学道理融会贯通了。现在对我讲讲你的心得和体会吧。比如五脏、六腑，或胆、胃、大小肠，或脾、胞宫、膀胱，或脑髓、涕唾，或哭泣、悲哀，或人体水液的运行等，这一切都是人赖以生存的最基本的物质基础，也是治疗中容易出现差错的地方，所以您务必明了

这些道理，只有这样，治病时才不会出错，做到十全十美。若不能通晓，就会在诊治疾病时经常出现差错从而被世人抱怨。

雷公回答：我诵读过《脉经·上下篇》中的许多内容，但在取类比象、诊治疾病方面还不能做到完全正确，又怎么能说是完全明白了呢？

[原文] 帝曰：子别试通五脏之过，六腑之所不和，针石之败，毒药所宜，汤液滋味，具言其状，悉言以对，请问不知。

雷公曰：肝虚肾虚脾虚，皆令人体重烦冤，当投毒药刺灸砭石汤液，或已或不已，愿闻其解。

帝曰：公何年之长而问之少，余真问以自谬也。吾问子窈冥，子言上下篇以对，何也？夫脾虚浮似肺，肾小浮似脾，肝急沉散似肾，此皆工之所时乱也，然从容得之。若夫三脏土木水参居，此童子之所知，问之何也？

雷公曰：于此有人，头痛筋挛骨重，怯然少气，哕噫腹满，时惊不嗜卧，此何脏之发也？脉浮而弦，切之石坚，不知其解，复问所以三脏者，以知其比

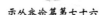
类也。

帝曰：夫从容之谓也。夫年长则求之于腑，年少则求之于经，年壮则求之于脏。今子所言皆失，八风菀熟，五脏消烁，传邪相受。夫浮而弦者，是肾不足也。沉而石者，是肾气内著也。怯然少气者，是水道不行，形气消索也。咳嗽烦冤者，是肾气之逆也。一人之气，病在一脏也。若言三脏俱行，不在法也。

[白话解] 黄帝说：请你在《脉经·上下篇》之外，根据所知道的理论，来解释五脏的病变、六腑的不和、针刺砭石治疗的失败、毒药治疗的适宜，以及汤液的滋味等方面的内容，并具体说明它们的状况，尽量详尽地解释我所提出的问题，如果有不知道的地方，请提出来。

雷公说：肝虚、肾虚、脾虚都能使人身体沉重和烦冤，我曾用过药物、刺灸、砭石、汤液等方法治疗，有的治愈了，有的没有治愈，这是什么原因呢？

黄帝说：为什么你年纪这么大，提出的问题却这么幼稚呢？也可能是我提的问题不太恰当吧。我本来想问你比较深奥的道理，而你却以《脉经·上下篇》中的内容来回答我，是什么缘故呢？脾脉本应微软，现在病变而虚浮，与肺脉相似；肾脉本应微沉，现在病变而小浮，与脾脉相似；肝脉本应微弦，现在病变而急沉散，与肾脉相似，这些都是医生时常所易于混乱的，但是如果能够从容不迫地去诊视，还是可以分辨清楚的。至于脾、肝、肾三脏，分属于土、木、水，三者均居膈下，部位相近，这是小孩子都知道的问题，你问它有什么意义呢？

雷公说：有这样一位病人，头痛、筋脉拘挛、骨节沉重、畏怯少气、干哕噫气、腹部胀满、时常惊骇、不能安卧，这是哪一脏所发生了病变呢？他的脉搏轻按则弦，重按则坚硬如石，我不知应如何解释，所以就再次提出肝、脾、肾三脏的问题，就是想知道怎么样进行类比区别。

黄帝说：这应从容地进行分析。一般的说，老年人的病，应从六腑来探求；少年的病，应从经络来探求；壮年的病，应从五脏来探求。现在您只讲脉证，不谈致病的根由。自然界的病邪侵入人体，

郁结停留不去，都会化为热而损伤五脏的阴精，邪气在体内流传，就会引起各种病理变化。病人的脉象轻按如弦，是肾气不足的表现。用力按脉沉而坚硬如石的，是肾气内著而不行的表现。畏怯少气的，是因为水液通行的道路不通，而形气消散。咳嗽烦闷的，是肾气上逆所致。以上所说的这个人，其病变在肾脏，如果说是三脏俱病，是不符合诊病法则的。

[原文] 雷公曰：于此有人，四肢解墯，喘咳血泄，而愚诊之，以为伤肺，切脉浮大而紧，愚不敢治，粗工下砭石，病愈多出血，血止身轻，此何物也？

帝曰：子所能治，知亦众多，与此病失矣。譬以鸿飞，亦冲于天。夫圣人之治病，循法守度，援物比类，化之冥冥，循上及下，何必守经。今夫脉浮大虚者，是脾气之外绝，去胃外归阳明也。夫二火不胜三水，是以脉乱而无常也。四肢解墯，此脾精之不行也。喘咳者，是水气并阳明也。血泄者，脉急血无所行也。若夫以为伤肺者，由失以狂也。

不引比类，是知不明也。夫伤肺者，脾气不守，胃气不清，经气不为使，真脏坏决，经脉傍绝，五脏漏泄，不衄则呕，此二者不相类也。譬如天之无形，地之无理，白与黑相去远矣。是失吾过矣，以子知之，故不告子，明引比类《从容》，是以名曰诊轻，是谓至道也。

[白话解] 雷公问：还有这样一个病人，四肢懈怠无力、气喘咳嗽、大便带血，我诊断了一下，以为是肺气受到了损伤，切按病人的脉搏，脉浮大而紧，我未敢治疗，一个技术不高的医生用砭石给他治疗，病愈，但出血多，血止以后，身体觉得轻快，病也就好了，这是什么病呢？

黄帝说：你所能治的和知道的病已经很多了，但对这个病的诊断却错了。至于那个医术并不高明的医生能够治愈此病，就好比鸿雁平时飞得很低，但偶尔也会飞到高空。高明的医生治疗疾病，遵循法度，引物比类，掌握变化于冥冥莫测之中，察上可以及下，不一定拘泥于常法。这个病人的脉浮大而虚，是病人脾阳虚弱的表现，脾气虚不能正常输送水液，水液停留于阳明经中，胃中阳气受损，脾虚不能运化精微，经脉得不到胃摄入的食物精华的营养，导致脉象紊乱，失去正常的状态。四肢懈怠无力，是脾精不能输布的缘故。气喘咳嗽，是水气泛滥于胃所致。大便出血，是由于血脉不通利，血液不循正常途径运行溢出脉外而引起的。假如把本病诊断为肺伤，是毫无根据的妄言。诊病不能做到引物比类，诊断就不能明确。如果肺气受伤而引起脾气不能内守，致胃气的功能紊乱，经气也不为其所使，反过来又使肺脏损坏，经脉之气也因而衰竭，最终导致五脏之气俱漏泄，出现鼻出血和皮下出血的症状，或者出现呕血的症状，而不是大小便出血，所以病在肺在脾，二者是不相类同的。如果不能辨别，就如天之无形可求，地之无位可理，黑白不分，未免相距太远了。这个失误是我的过错，我以为你已经知道了，所以没有告诉你。现在我明确地用《从容》中的内容，用类比的方法，分析给你听。由于这些内容是有关诊断方面的理论，所以也称作"诊经"，这些都是很高明和很重要的理论。

疏五过论篇第七十七

[原文] 黄帝曰：呜呼远哉！闵闵乎若视深渊，若迎浮云，视深渊尚可测，迎浮云莫知其际。圣人之术，为万民式，论裁志意，必有法则，循经守数，按循医事，为万民副。故事有五过四德，汝知之乎？

雷公避席再拜曰：臣年幼小，蒙愚以惑，不闻五过与四德，比类形名，虚引其经，心无所对。

帝曰：凡未诊病者，必问尝贵后贱，虽不中邪，病从内生，名曰脱营。尝富后贫，名曰失精，五气留连，病有所并。医工诊之，不在脏腑，不变躯形，诊之而疑，不知病名。身体日减，气虚无精，病深无气，洒洒然时惊，病深者，以其外耗于卫，内夺于荣。良工所失，不知病情，此亦治之一过也。凡欲诊病者，必问饮食居处，暴乐暴苦，始乐后苦，皆伤精气，精气竭绝，形体毁沮。暴怒伤阴，暴喜伤阳。厥气上行，满脉去形。愚医治之，不知补泻，不知病情，精华日脱，邪气乃并，此治之二过也。

善为脉者，必以比类奇恒从容知之，为工而不知道，此诊之不足贵，此治之三过也。诊有三常，必问贵贱，封君败伤，及欲侯王。故贵脱势，虽不中邪，精神内伤，身必败亡。始富后贫，虽不伤邪，皮焦筋屈，痿躄为挛。医不能严，不能动神，外为柔弱，乱至失常，病不能移，则医事不行，此治之四过也。凡诊者，必知终始，有知余绪，切脉问名，当合男女。离绝菀结，忧恐喜怒，五脏空虚，血气离守，工不能知，何术之语。尝富大伤，斩筋绝脉，身体复行，令泽不息。故伤败结，留薄归阳，脓积寒炅。粗工治之，亟刺阴阳，身体解散，四肢转筋，死日有期，医不能明，不问所发，唯言死日，亦为粗工，此治之五过也。凡此五者，皆受术不通，人事不明也。

[白话解] 黄帝说：医学理论真是太深奥了！研究医学理论就好像是探视万丈深渊，又好像迎看浮云，深渊尚可探测，而飘游的云彩却摸不到其边际。圣人的医术，是众人学习的榜样，论载人的志意必然有一定的法则，只有遵守医学的常规和法则

治疗疾病，才能给众人造福，所以，对医生来说有
"五过"和"四德"，您知道吗？

雷公离开席位再拜回答：我年幼小，蒙昧无知，
不曾听说过"五过"和"四德"，虽然也能从病的
症状和现象上来比类，但只是空洞的引用经典医书
上的理论而已，但心里还不明白，所以不能回答。

黄帝说：在没有诊病前，应询问病人的生活改
变情况，如果病人以前地位高贵而后来失势变得卑
贱了，虽然没有感受外邪，疾病会从身体内部产生，
这种病叫"脱营"。如果是以前富有后来贫困了，
发病叫作"失精"，这是由于五脏之气留连不运郁
结而成。一般医生诊察这种病，病的初期，由于病
不在脏腑，形体也无改变，而常常发生疑惑，不知
道是什么病。但是病人日久则身体逐渐消瘦，精气
衰竭，病势深重，病人感到疲乏无力并且怕冷，常
感到惊恐不安。病人之所以病势日益深重，是因为
在外耗损了卫气，在内劫夺了营血。这种病即便是
技术高明的医生，若不问明病人的情况，不知其致
病的原因，同样也不能治愈，这是诊治上的第一个

过失。凡给病人诊治疾病时，一定要问病人的饮食和居住环境，以及是否有精神上的突然欢乐，或突然忧苦，或先乐后苦等情况，因为突然的苦乐改变都会损伤精气，使精气竭绝，形体败坏。暴怒则会损伤人体的阴气，暴喜则会损伤人体的阳气，造成气的运行紊乱，向上逆行，形成经脉胀满、躯体消瘦的症状。技术低劣的医生，在诊治这种疾病时，既不能恰当地运用泻法，又不了解病情，致使精气日渐耗散，邪气就会乘虚而入，这是诊治上的第二个过失。善于诊脉的医生，必定要把病人的脉象进行分类归纳，用正常的脉象与病人的脉象进行比较，并从容地判断病情。如果医生不懂得这个道理，他的诊治技术就没有什么可贵之处，他作出的诊断就不会被重视。这是诊病上的第三个过失。诊病时须注意三种情况，即必须问其社会地位的贵贱，是否经历过挫折，是否有当官的欲望。因为原来地位高贵，失势以后，其情志必抑郁不舒，这种人虽然未中外邪，但由于精神已经内伤，身体必然败坏甚至死亡。如果原来很富有，一旦贫困，虽未伤于邪气，也会发生皮毛憔枯，筋脉拘屈，足痿软弱不能行走。对这类病人，医生如果不能严肃地对他进行开导，不能说服他改变其精神面貌，而一味的对其柔弱顺从，任其发展下去，这不但违背了诊治的常规，病人的疾病也一定不会得到解除，医治也不会有效果，这是诊治上的第四个过失。凡诊治疾病，必须了解其发病初期和现在的病情，又要了解其他与疾病有关的事情，只有这样，才能掌握疾病的未来。在诊脉问证时，应结合男女在生理及脉证上的特点。如因亲爱之人分离而怀念不绝，致情志郁结难解，及忧恐喜怒等，都可使五脏空虚，血气离守，医生若不知道这些道理，还有什么诊治技术可言。有的病人曾经受过严重的创伤，使筋骨受损，营养断绝，病人又不注意休养，这样就会消耗精华物质从而影响到创伤的康复，使气血停留在经脉的局部，日久就会腐烂成脓，而产生发热寒战等症状。粗心的医生治疗这种病，由于他不了解疾病发生的原因，而多次刺其阴经或阳经，使其气血更虚，致身体虚弱，四肢转筋，这样的病人就快要死亡了。医生如果不能了解整个病变过程的机制，又不问其发病原因，只是说病已危重，那就是一个庸医，此为诊治上的第五个过失。上述的五种过失，都是由于医生的学术不精及人情事理不明所造成的。

[原文] 故曰：圣人之治病也，必知天地阴阳，四时经纪，五脏六腑，雌雄表里，刺灸砭石，毒药所主，从容人事，以明经道，贵贱贫富，各异品理，问年少长，勇怯之理，审于分部，知病本始，八正九候，诊必副矣。治病之道，气内为宝，循求其理，求之不得，过在表里。守数据治，无失俞理，能行此术，终身不殆。不知俞理，五脏菀熟，痈发六腑。诊病不审，是谓失常，谨守此治，与经相明，《上经》《下经》，揆度阴阳，奇恒五中，决以明堂，审于终始，可以横行。

[白话解] 所以说：高明的医生诊治疾病，必须知道自然界阴阳的变化，四时寒暑的规律，五脏六腑之间的关系，经脉的阴阳表里，刺灸、砭石、药物治疗的适应证，能周密详细地审察人情事理，明白诊治疾病的常规。人有贵贱贫富之分，又各有

不同的品质和个性，年龄的长幼不同，体制的强弱也有区别，医生都要予以注意。医生还要谨慎地审察疾病发生的部位，了解疾病的根本原因及其症状表现，结合全年八个重要节气的气候特点，并参照人体三部九候的脉象，只有这样做了才能说诊断是比较全面的。治疗疾病的关键在于保护人体的正气，这是最重要的。从其正气的强弱变化中，探求其病，如果人体正气强弱变化不明显，其病便是在阴阳表里之间。治病时应遵守一定的规范进行治疗，并且不违背针灸取穴的原则，能这样来进行医疗，则终生可不发生差错。如果不知取穴的理法，妄施针石，就会使五脏功能紊乱，气郁化热，或使六腑发生痈肿。若诊病不能详审周密，便是违背了医疗常规，医生应谨守这些诊治法则，遵循《上经》《下经》中的有关理论，推断疾病是发生在阴还是发生在阳，并通过视察鼻部及整个面部的色泽变化辨明五脏内的病变。只有仔细观察研究了疾病的全过程，才可能在治疗上得心应手，而广为行医了。

征四失论篇第七十八

[原文] 黄帝在明堂，雷公侍坐。黄帝曰：夫子所通书受事众多矣。试言得失之意，所以得之，所以失之。

雷公对曰：循经受业，皆言十全，其时有过失者，请闻其事解也。

帝曰：子年少智未及邪？将言以杂合耶。夫经脉十二，络脉三百六十五，此皆人之所明知，工之所循用也。所以不十全者。精神不专，志意不理，外内相失，故时疑殆。诊不知阴阳逆从之理，此治之一失矣。受师不卒，妄作杂术，谬言为道，更名自功，妄用砭石，后遗身咎，此治之二失也。不适贫富贵贱之居，坐之薄厚，形之寒温，不适饮食之宜，不别人之勇怯，不知比类，足以自乱，不足以自明，此治之三失也。诊病不问其始，忧患饮食之失节，起居之过度，或伤于毒，不先言此，卒持寸口，何病能中，妄言作名，为粗所穷，此治之四失

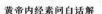

也。是以世人之语者，驰千里之外，不明尺寸之论，诊无人事。治数之道，从容之葆，坐持寸口，诊不中五脉，百病所起，始以自怨，遗师其咎，是故治不能循理，弃术于市，妄治时愈，愚心自得。呜呼！窈窈冥冥，孰知其道。道之大者，拟于天地，配于四海，汝不知道之谕，受以明为晦。

[白话解] 黄帝坐在明堂，雷公侍坐于旁，黄帝说：先生所通晓的医书和所从事的医疗工作，已经有很长时间了，您能不能谈谈治疗疾病成功和失败的经验或教训呢？为什么能成功，为什么会失败？

雷公说：我遵循医经学习医术，书上都说这样可以得到十全的效果，但在医疗中有时还是有过失的，请问这应该怎样解释呢？

黄帝说：这是因为您年纪轻并且知识不够全面的原因呢？还是受到了众人各种学说的影响而缺乏分析呢？经脉有十二，络脉有三百六十五，这是人们所知道的，也是医生所遵循应用的。治病之所以不能收到十全的疗效，是由于医生在治疗时精神不够专一，又没有认真地分析思考，不能将外在的脉

证与内在的病情综合一起分析，所以时常发生疑惑
从而造成治疗上的过失。诊病不知阴阳逆从的道理，
这是治病失败的第一个原因。随老师学习没有达到
毕业的水平就半途而废，学术未精，随便用旁门杂
术，把荒谬的东西当作真理，变易其说，好大喜功，
乱施砭石，就会造成病人身体的损害，这是治病失
败的第二个原因。治病不能了解病人的贫富贵贱生
活特点、居处环境的好坏、病人体质的强弱、不能
适合饮食之所宜，不知道用比类的方法进行分析，
这种做法，只能扰乱自己的思路，不能保持清醒认
识，这是治病失败的第三个原因。诊病时不问病人
开始发病的情况，是由于忧患等精神上的刺激，还
是由于饮食上失于节制，或是生活起居无正常规律，
是否被毒药所伤的原因，如果诊病时不首先问清楚
这些情况，便仓促去切按病人的脉搏，怎么能正确
地诊断出疾病呢，只能是乱言疾病名，使疾病被这种
粗枝大叶的治疗作风所困，这是治病失败的第四个
原因。所以社会上的一些医生，虽学道于千里之外，
但却不明白尺寸的道理，诊治疾病时，也不了解社

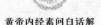

会环境和人事关系对疾病的影响。更不知诊病之道
以能作到比类从容为最宝贵。只知道切按寸口脉象，
这种做法，既诊不中五脏之脉，更不知疾病的起因，
就开始埋怨自己的学术不精，继而归罪于老师传授
不明。所以治病如果不能遵循医理，仅一知半解，
必为群众所不信任，即使乱治中偶然治愈疾病，也
不知道这只是侥幸的成功，反而自以为是。医学的
道理真是太深奥微妙了，有谁能彻底了解其中的真
谛呢？医道之大，可以比拟于天地，配于四海，所
以一定要深入刻苦地学习钻研。如果不明白这个道
理，即使老师讲得很清楚，你也仍然不能明白医学
的奥秘。

阴阳类论篇第七十九

[原文] 孟春始至，黄帝燕坐，临观八极，正八风之气，而问雷公曰：阴阳之类，经脉之道，五中所主，何脏最贵。

雷公对曰：春甲乙青，中主肝，治七十二日，是脉之主时，臣以其脏最贵。

帝曰：却念上下经阴阳从容，子所言贵，最其下也。雷公致斋七日，旦复侍坐。帝曰：三阳为经，二阳为维，一阳为游部，此知五脏终始。三阳为表，二阴为里，一阴至绝作朔晦，却具合以正其理。

雷公曰：受业未能明？

帝曰：所谓三阳者，太阳为经。三阳脉至手太阴，弦浮而不沉，决以度，察以心，合之阴阳之论。所谓二阳者，阳明也，至手太阴，弦而沉急不鼓，炅至以病皆死。一阳者，少阳也，至手太阴，上连人迎，弦急悬不绝，此少阳之病也，专阴则死。三阴者，六经之所主也，交于太阴，伏鼓不浮，上空志心。二阴至肺，其气归膀胱，外连脾胃。一阴独至，经绝，气浮不鼓，钩而滑。此六脉者，乍阴乍阳，交属相并，缪通五脏，合于阴阳。先至为主，后至为客。

[白话解] 立春的这一天，黄帝很安然地坐着，一边观看八方的远景、观察八风的方向，一边向雷公问道：按照阴阳的分类方法和经脉理论，以及五脏和季节相对应的关系看，您认为哪一脏最珍贵？

雷公回答：春季为一年之首，属甲乙木，其色青，五脏中和肝脏相对应，肝气旺于春季七十二日，此时也是肝脉当令的时候，所以我认为肝脏最珍贵。

黄帝说：如果依据《上经》《下经》及阴阳、从容等篇所说，你认为最珍贵的，却是其中最次要的。雷公斋戒了七天，早晨又侍坐于黄帝的一旁。黄帝说：三阳为经，二阳为维，一阳为游部，懂得这些，就可以知道五脏之气运行的终始了。三阴为表，二阴为里，一阴是阴尽，阴尽则阳生，如朔晦的交界，与自然界阴阳之气的消长变化规律相符。

雷公说：我还没有明白其中的意义。

黄帝说：所谓"三阳"，是指太阳经，其脉至于手太阴肺经的寸口部位，脉象应该是洪大的，如果见弦而沉象，应当根据气候变化的规律来判断，用心体察，再依据阴阳理论，以明好坏。所谓"二阳"，就是阳明经，其脉也至于手太阴肺经寸口脉，脉象应该是浮大而短，如果见弦而沉急、应指无力的脉象，同时出现火热症状，大都有死亡的危险。"一阳"就是少阳经，其脉也至于手太阴肺经寸口部位，上连颈部人迎脉，正常的脉象是微弦而调和的，如果出现弦急并且悬而不断的脉象，这是少阳经的病脉，如见有阴而无阳的真脏脉象，那么病人就要死亡。"三阴"为手太阴肺经和足太阴脾经，肺主管全身之气并且朝会百脉，脾主管消化吸收和输送饮食精华，所以三阴经为六经之主，其气交于手太阴肺经寸口，脉象沉伏鼓动而不浮，是太阴之气陷下而不能上升，以致心气空虚。"二阴"是少阴，其脉至于手太阴肺经寸口部，其气归于膀胱，

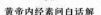

外与脾胃相连。"一阴"是厥阴经，其脉独至于手太阴肺经寸口部，是有阴无阳，经气内绝，其脉气虽浮而不鼓指，如钩而滑。以上六种脉象，或阳脏见阴脉，或阴脏见阳脉，相互交错，会聚于寸口，都和五脏相通，诊脉也就能知五脏阴阳之合与不合，如出现此种脉象，那么以先出现的脉象为主，后出现的脉象为客。

[原文]雷公曰：臣悉尽意，受传经脉，颂得从容之道，以合《从容》，不知阴阳，不知雌雄。

帝曰：三阳为父，二阳为卫，一阳为纪；三阴为母，二阴为雌，一阴为独使。二阳一阴，阳明主病，不胜一阴，脉耎而动，九窍皆沉。三阳一阴，太阳脉胜，一阴不为止，内乱五脏，外为惊骇。二阴二阳，病在肺，少阴脉沉，胜肺伤脾，外伤四支。二阴二阳皆交至，病在肾，骂詈妄行，颠疾为狂。二阴一阳，病出于肾。阴气客游于心，脘下空窍，堤闭塞不通，四肢别离。一阴一阳代绝，此阴气至心，上下无常，出入不知，喉咽干燥，病在土脾。

二阳三阴，至阴皆在，阴不过阳，阳气不能止阴，阴阳并绝，浮为血瘕，沉为脓胕。阴阳皆壮，下至阴阳，上合昭昭，下合冥冥，诊决死生之期，遂合岁首。

[白话解] 雷公说：我已经完全懂得您的意思了，把您以前传授给我的经脉道理，以及我自己从书本上读到的从容之道，使之能合于古经《从容》之旨，但我还不明白其中阴阳与雌雄的意义。

黄帝说：三阳如父亲那样高尊，二阳如外卫，一阳如枢纽；三阴如母亲那样善于养育，二阴如雌雄那样内守，一阴如使者一般，能交通阴阳。二阳一阴是阳明主病，二阳不胜一阴，则阳明脉软而动，九窍之气沉滞不利。三阳一阴为病，则太阳脉胜，寒水之气大盛，一阴肝气不能制止寒水，故内乱五脏，外现惊骇。二阴二阳则病在肺，少阴脉沉，少阴之气胜肺伤脾，在外伤及四肢。二阴与二阳交互为患，则土邪侮水，其病在肾，骂詈妄行，癫疾狂乱。二阴一阳，其病出于肾，阴气上逆于

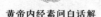

心，并使下脘如被堤坝阻隔一样闭塞不通，四肢好像离开身体一样不能为用。一阴一阳为病，其脉代绝，这是厥阴之气上至于心发生的病变，或在上部，或在下部，而无定处，饮食无味，泄泻无度，咽喉干燥，病在脾土。二阳三阴为病，包括至阴脾土在内，阴气不能至于阳，阳气不能达于阴，阴阳相互隔绝，出现脉与证相反的现象，如脉浮者病当在外为血瘕，脉沉者病当在内为脓肿；若阴阳之气都盛壮，而病变趋向于下，会使男女病人下部发生病变。上观天道，下察地理，必以阴阳之理来决断病人死生之期，同时还要参合一岁之中何气为首。

[原文] 雷公曰：请问短期，黄帝不应。雷公复问。

黄帝曰：在经论中。

雷公曰：请闻短期。

黄帝曰：冬三月之病，病合于阳者，至春正月脉有死徵，皆归出春。冬三月之病，在理已尽，草与柳叶皆杀，春阴阳皆绝，期在孟春。春三月之

病，日阳杀，阴阳皆绝，期在草干。夏三月之病，至阴不过十日，阴阳交，期在溓水。秋三月之病，三阳俱起，不治自己。阴阳交合者，立不能坐，坐不能起。三阳独至，期在石水。二阴独至，期在盛水。

[白话解] 雷公说：请问疾病的死亡日期。黄帝没有回答。雷公又问。

黄帝说：在医书上已有说明。

雷公又说：我想请您谈谈短期内就会死亡的疾病。

黄帝说：冬季三个月发生的病变，如果病见阳证阳脉，到春季正月如果脉象有死征，到春尽夏来之时，阳气更加旺盛，病人便会有死亡的危险。在冬季三个月里，如果脉象已经表现出死亡的征兆，病人生命势必将尽，在草和柳叶发芽的时候就会死亡。如果交春之后，脉阴阳皆绝，那么其死期就在正月。春天的三个月阳气初生，此时病变往往损伤阳气，因而名为"阳杀"。如果脉阴阳皆绝，那么

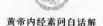

死期往往在枯草还没有返青之时。夏天三个月是阳气最旺盛的季节，如果病人表现出一派阳气极度衰竭的症状和脉象，那么死期不超过十日；如果阴阳脉交错出现，那么死期在冬初之时。秋天三个月是阴气逐渐旺盛的季节，三阴经气不足的病变，在此时往往能不经治疗而自行痊愈。如果是阴阳交错为病，那么就会表现出不能坐下，坐下又不能立起的症状。如果三阳之脉独至，那么死期就在水冰如石之时；如果二阴之脉独至，那么死期在正月雨水之时。

方盛衰论篇第八十

[原文] 雷公请问：气之多少，何者为逆，何者为从？

黄帝答曰：阳从左，阴从右，老从上，少从下，是以春夏归阳为生，归秋冬为死，反之，则归秋冬为生，是以气多少逆皆为厥。

问曰：有余者厥耶？

答曰：一上不下，寒厥到膝，少者秋冬死，老者秋冬生。气上不下，头痛颠疾，求阳不得，求阴不审，五部隔无徵，若居旷野，若伏空室，绵绵乎属不满日。是以少气之厥，令人妄梦，其极至迷。三阳绝，三阴微，是为少气。是以肺气虚则使人梦见白物，见人斩血借借，得其时则梦见兵战。肾气虚则使人梦见舟船溺人，得其时则梦伏水中，若有畏恐。肝气虚则梦见菌香生草，得其时则梦伏树下不敢起。心气虚则梦救火阳物，得其时则梦燔灼。脾气虚则梦饮食不足，得其时则梦筑垣盖屋。此皆

五脏气虚，阳气有余，阴气不足，合之五诊，调之阴阳，以在《经脉》。

[白话解] 雷公问道：气多和气少哪种是逆？哪种是顺？

黄帝回答：阳气从左上升为顺，阴气从右边下降为顺，相反就是逆。老年人的气从上而下为顺，少年的气从下而上为顺，相反就是逆。因此春夏之病见阳证阳脉，则为顺为生，若见阴证阴脉，则为逆为死，反之，秋冬之病见阴证阴脉，则为顺为生，若见阳证阳脉，则为逆为死。所以不论气盛或气衰，气逆行不通就会形成厥病。

雷公又问：气有余也能造成厥病吗？

黄帝答道：阳气上逆而不下，阴阳两气不相顺接，则足部发冷一直到膝盖，如果是少壮人患此病，到秋冬则死，而老年人患此病，在秋冬可生。阳气上而不下，则上实下虚，会出现头痛等头顶部位的疾患，这种厥病，很难诊断，看起来好像是阳证，但又不是阳证，说它属阴，又查不出证据，五脏之气隔绝，没有显著征象，好像置身于旷野中又好像居住在空室里面，视物不清，而病势绵绵不息。所以，气虚不足引起的厥病，使人梦多荒诞；厥逆盛极，就会产生迷乱昏昧的现象。三阳之脉悬而绝，三阴之脉细而微，就是少气之候。肺气虚就会梦见白色物品，或梦见人被杀流血，尸体狼藉，到了肺气旺盛的秋季，就会梦见战争。肾气虚就会梦见舟船淹死人，到了肾气旺盛的冬季就会梦见自己潜入水中，好像遇到让人害怕的事情。肝气虚，就会做梦见菌香草木，到了肝气旺盛的春季，就会梦见自己在树下不敢起来。心气虚，就会梦到救火的情景和属火的事物，像太阳雷电，到了心气旺盛的夏季，就会梦到大火在燃烧。脾气虚就会梦到饮食不足，到了脾气旺盛的长夏季节，就会梦见砌墙盖屋。这些都是由于五脏气虚，阳气有余，阴气不足所致。当参合五脏见证，调其阴阳，其内容已在《经脉》篇中论述过了。

[原文] 诊有十度，度人脉度、脏度、肉度、筋度、俞度。阴阳气尽，人病自具。脉动无常，散阴颇阳，脉脱不具，诊无常行，诊必上下，度民君

卿，受师不卒，使术不明，不察逆从，是为妄行，持雌失雄，弃阴附阳，不知并合，诊故不明，传之后世，反论自章。至阴虚，天气绝；至阳盛，地气不足。阴阳并交，至人之所行。阴阳并交者，阳气先至，阴气后至。是以圣人持诊之道，先后阴阳而持之，奇恒之势乃六十首，诊合微之事，追阴阳之变，章五中之情，其中之论，取虚实之要，定五度之事，知此乃足以诊。是以切阴不得阳，诊消亡，得阳不得阴，守学不湛，知左不知右，知右不知左，知上不知下，知先不知后，故治不久。知丑知善，知病知不病，知高知下，知坐知起，知行知止，用之有纪，诊道乃具，万世不殆。起所有余，知所不足，度事上下，脉事因格。是以形弱气虚，死；形气有余，脉气不足，死；脉气有余，形气不足，生。是以诊有大方，坐起有常，出入有行，以转神明，必清必净，上观下观，司八正邪，别五中部，按脉动静，循尺滑涩，寒温之意，视其大小，合之病能，逆从以得，复知病名，诊可十全，不失人情，故诊之或视息视意，故不失条理，道甚明察，故能长久。

不知此道，失经绝理，亡言妄期，此谓失道。

[**白话解**] 诊法有十度，就是衡量人的脉度、脏度、肉度、筋度、俞度。揆度它的阴阳虚实，对病情就可以得到全面了解。脉息之动本无常体，或脉阴阳散乱而有偏颇，或脉象搏动不明显，所以诊察时也就没有固定的常规。诊病时必须知道病人身份的高低，是平民还是君卿。如果对老师传授的知识不能全部接受，医术不高明，不仅不能辨别逆从，而且会使诊治带有盲目性和片面性，看到了一面，看不到另一面，抓住了一点，放弃了另一点，不知道结合全面情况加以综合分析，所以诊断也就不能明确，如以这种诊断方法传给后人，在实际工作中自会明显地暴露出它的错误。至阴虚，则天之阳气离绝；至阳盛，则地之阴气不足。能使阴阳互济交通，这是有修养的医生的能事。阴阳之气互济交通，是阳气先至，阴气后至。所以，高明的医生诊病时，能够掌握阴阳先后的规律，根据《奇恒之势》六十首辨明正常和异常，把各种诊察所得的点滴细微的临床资料综合起来，追寻阴阳的变化，了解五脏的

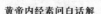

病情，做出中肯的结论，并根据虚实纲要及五诊十度来加以判断，知道了这些，方可以诊病。所以切其阴而不能了解其阳，这种诊法是不能行于世上的；切其阳而不能了解其阴，其所学的技术也是不高明的。知左而不知其右，知右而不知其左，知上而不知其下，知先而不知其后，他的医道就不会长久。要知道不好的，也要知道好的；要知道有病的，也要知道无病的；既知道高，亦知道下，既知道坐，也要知道起；既知道行，也要知道止。能做到这样有条不紊，反复推求诊断的步骤，才算全备，也才能永远不出差错。疾病的初期，见到邪气有余，就应考虑其正气不足，因虚而受邪；检查病人的上下各部，脉证参合，以探究其病理。例如形弱气虚的，主死；形气有余的，脉气不足的，亦死；脉气有余，形气不足的，主生。所以，诊病有一定的大法，医生应该注意起坐有常，一举一动，保持很好的品德；思维敏捷，头脑清静，上下观察，分别四时八节之邪，辨别邪气中于五脏的何部；触按其脉息的动静，探切尺肤滑涩寒温的概况；视其大小便的变化，与症状相参合，从而知道是逆是顺，同时也知道了病名，这样诊察疾病，可以十不失一，也不会违背人情。所以诊病之时，或视其呼吸，或看其神情，都能不失于条理，技术高明，能保持永久不出差错；假如不知道这些，违反了原则真理，乱谈病情，妄下结论，这是不符合治病救人的医道的。

解精微论篇第八十一

[原文] 黄帝在明堂，雷公请曰：臣授业传之，行教以经论，从容形法，阴阳刺灸，汤液所滋。行治有肾不肖，未必能十全。若先言悲哀喜怒，燥湿寒暑，阴阳妇女，请问其所以然者，卑贱富贵，人之形体，所从群下通使，临事以适道术，谨闻命矣。请问有毚愚仆漏之问，不在经者，欲闻其状。

帝曰：大矣。

公请问：哭泣而泪不出者，若出而少涕，其故何也？

帝曰：在经有也。

复问：不知水所从生，涕所从出也。

帝曰：若问此者，无益于治也，工之所知，道之所生也。夫心者，五脏之专精也，目者其窍也，华色者其荣也，是以人有德也，则气和于目，有亡忧知于色。是以悲哀则泣下，泣下水所由生。水宗

922

者积水也，积水者至阴也，至阴者肾之精也。宗精之水所以不出者，是精持之也，辅之裹之，故水不行也。夫水之精为志，火之精为神，水火相感，神志俱悲，是以目之水生也。故谚言曰：心悲名曰志悲。志与心精，共凑于目也。是以俱悲则神气传于心，精上不传于志而志独悲，故泣出也。泣涕者脑也，脑者阴也，髓者骨之充也，故脑渗为涕。志者骨之主也，是以水流而涕从之者，其行类也。夫涕之与泣者，譬如人之兄弟，急则俱死，生则俱生，其志以早悲，是以涕泣俱出而横行也。夫人涕泣俱出而相从者，所属之类也。

雷公曰：大矣。请问人哭泣而泪不出者，若出而少，涕不从之何也？

帝曰：夫泣不出者，哭不悲也。不泣者，神不慈也。神不慈则志不悲，阴阳相持，泣安能独来。夫志悲者惋，惋则冲阴，冲阴则志去目，志去则神不守精，精神去目，涕泣出也。且子独不诵不念夫经言乎，厥则目无所见。夫人厥则阳气并于上，阴

气并于下。阳并于上，则火独光也；阴并于下，则
足寒，足寒则胀也。夫一水不胜五火，故目眦盲。
是以冲风，泣下而不止。夫风之中目也，阳气内守
于精，是火气燔目，故见风则泣下也。有以比之，
夫火疾风生乃能雨，此之类也。

[白话解] 黄帝坐在明堂中，雷公向黄帝请教
说：我接受了您传给我的医道，再教给我的学生，
教的内容是经典所论，如《从容》《形法》《阴阳》
《刺灸》《汤液》《药滋》等。然而他们在临证上，
因有贤愚之别，所以未必能十全。至于教的方法，
是先告诉他们悲哀喜怒，燥湿寒暑，阴阳以及女性
的生理病理特点等方面的理论，让他们回答其中的
道理，并向他们讲述贫贱富贵及人之形体的适从等，
使他们通晓这些理论，再通过临证适当地运用，这
些内容我已经听您讲过了。现在我还有一些粗浅愚
陋的问题，因在经典中找不到，所以想请您解释
一下。

黄帝说：你钻研的问题实在太大了。

雷公问道：有哭泣而泪不出的，或泪出而很少有鼻涕的，这是什么道理？

黄帝说：这在医学经典中有记载。

雷公又问：眼泪是怎样产生的？鼻涕是从哪里来的？

黄帝说：你问的这些问题，对治疗没有多大帮助，但也是医生应该知道的，因为这些是正常的生理现象。心为五脏之专精，是五脏六腑的主宰，两目是心神外现的孔窍，光华色泽是它的外荣。所以一个人健康愉快，则两眼表现为和悦有神；假如一个人心有所失意，则面部会表现出忧愁之色。因此，悲哀就会哭泣，泪水是由水液所产生的。这些水的来源是体内积聚的水液；积聚的水液，是至阴。所谓至阴，就是肾藏之精。来源于肾精的水液，平时之所以不排出，是受肾气的约制。水火相互交感，心肾相互影响，心神与肾志俱悲，泪水就会流出来。所以俗语说：心悲叫作志悲。因为肾志与心神，同时上注于目，所以心肾俱悲，则神气传于心精，心的功能就会受到影响，心肾之间的平衡也会受到破坏，阴精失去了约制，阴精化生水液而从眼中流出。鼻涕和眼泪属于"脑"，脑属阴，髓充于骨并且藏于脑，而鼻窍通于脑，所以脑髓渗漏而成涕。肾志是骨之主，所以泪水出时鼻涕也随之而出，是因为涕与泪是同类物质。涕与泪，譬如兄弟，危急则同死，安乐则共存，肾志先悲而脑髓随之，所以涕随泪出而涕泪横流。涕泪所以俱出而相随，是由于涕泪同属水类的缘故。

雷公说：您讲的道理太深奥博大了！请问有人哭泣时没有眼泪流出，或虽出而量少，且涕不随出的，这是什么道理？

黄帝说：哭而没有眼泪，是内心上并不悲伤。不出眼泪，是心神没有被感动；神不感动，则志亦不悲，心神与肾志相持而不能相互交感，因而眼泪就不会流出。大凡志悲就会有凄惨之意，凄惨之意冲动于脑，而神志离开眼睛，眼睛失去神志的控制，所以眼泪和鼻涕才能流出。你难道没有读过医经上的话吗？医经上说：气厥则目无所见。当一个人因气逆而罹患厥病时，阳气并走于上部，阴气并走于下部，阳并于上，则上部亢热；阴并于下，则足冷并且发胀。因为一水不胜五火，所以双目就不能视物。迎风就会流泪不止，是因为风邪侵于目，阳气亢于上部，遇风吹后，如同火势遇风加剧，因而会遇风流泪。这就好像自然界中火热过极就要生风，疾风过后往往要下雨一样。